휘틀의 보행분석

우 영 근 외 옮김

Whittle's Gait Analysis

Fifth Edition

Edited by
David Levine PT PhD DPT OCS
Professor and Walter M. Cline Chair of Excellence, The University of Tennessee at Chattanooga, Chattanooga, Tennessee, USA

Jim Richards BEng MSc PhD
Professor of Biomechanics & Research Lead for Allied Health; School of Sport, Tourism & the Outdoors, University of Central Lancashire, UK

Michael W. Whittle BSc MSc MB BS PhD
Formerly Walter M. Cline Jr Chair of Rehabilitation Technology, The University of Tennessee at Chattanooga, Chattanooga, Tennessee, USA; Director, H. Carey Hanlin Motion Analysis Laboratory, The University of Tennessee at Chattanooga, Chattanooga, TN, USA; Formerly Acting Director, Oxford Orthopaedic Engineering Centre, University of Oxford, Oxford, UK

CHURCHILL LIVINGSTONE
ELSEVIER

영 문 출 판 사

■ **옮긴이** (가나다 순)

박소연 상지대학교 물리치료학과 교수
성기석 서울특별시 걷기연맹 회장
우영근 전주대학교 물리치료학과 교수
황수진 백석대학교 물리치료학과 교수

Whittle's Gait Analysis, fifth edition

ISBN 978-0-7020-4265-2 by David Levine, PhD, PT, Jim Richards, BEng, MSc, PhD & Michael W.Whittle, BSc, MSc, MB, BS, PhD.

주의(notice)
이 분야의 지식과 최고의 실기 내용은 지속적으로 변화하고 있다. 연구방법, 전문적인 실기, 또는 의학적 치료 변화가 필요하고 있으며, 새로운 연구와 경험은 독자의 이해를 넓히게 해준다.

임상가와 연구자는 평가를 하는데 있어 자신의 경험과 지식에 의존하게 되며, 필요한 정보, 방법, 여러 복합적 지식 또는 여기서 설명한 실험 등을 사용한다. 이러한 정보 또는 방법은 자신들만의 안전한 방법으로 사용하게 하며, 전문적인 책임감을 가지도록 하고 있다.

어떠한 약물 또는 약물학적 물품을 주의 깊게 살펴보기를 권하며, 독자에게 대부분의 필요한 정보 (1) 진행절차의 특성 (2) 각 생산품의 제조 정보를 제공하여 사용 용량 또는 사용 방식을 추천하게 되며, 사용기간과 금기증을 제공한다. 이러한 것은 임상가의 책임감이며 환자를 위한 자신의 경험과 지식에 의존하여 진단을 하고 각각의 환자를 위한 최고의 치료 용량을 결정하게 하며 안전한 주의사항을 제공하게 된다.

법의 모든 부분에서 출판사나 저자, 공헌자 또는 편집자는 어떠한 손상 그리고/또는 생산품에 대한 어떠한 법적 책임도 없으며, 어떠한 방법, 생산, 지시 또는 여기서 사용한 어떠한 아이디어를 사용하는데 있어서도 법적 책임은 없다.

휘틀의 보행분석 개정 5판

2016년 11월 10일 초판인쇄
2016년 11월 17일 초판발행

지은이 : David Levine, Jim Richards, Michael W. Whittle
옮긴이 : 우 영 근 외
발행인 : 박 병 조
발행처 : 도서출판 영문출판사
등 록 : 1987년 12월 21일 제2-419호
주 소 : 서울시 강남구 삼성동 69-1
전 화 : (02) 514-5590, 776-5590
팩 스 : (02) 756-8943
홈페이지 : www.ymsbook.net
E-mail : yeongmunsa@empal.com
정 가 : 20,000원
ISBN 978-89-7224-394-6 98510

※ 파본은 교환해 드립니다.

휘틀의 보행분석

Whittle's Gait Analysis

목차

감사의 말

책 한 권을 최종적으로 완성하기까지 수 년 동안 많은 이들에게 감사함을 느낍니다. 내가 일일이 언급할 수 없을 정도로 많은 사람들이 자신의 시간과 생각으로 나에게 도움을 주었지만, 특별히 몇 명의 사람들에게 그들의 지지와 격려에 감사를 전하고자 합니다. 나의 동료편집자이자 친구인 짐 리차드와 본 교재의 제목에도 쓰인 마이크 휘틀에게 감사의 마음을 전합니다. 그들은 뛰어난 선생이고 연구자이며 뛰어난 인성을 가진 사람들입니다. 또한 항상 즐겁게 집필에 임할 수 있도록 도와준 많은 참여자들에게 감사의 마음을 표합니다. 나는 동료들, 학생들 그리고 환자들을 통해서 매번 지속적으로 배웁니다. 지난 25년 이상 나와 함께 웃음을 나누었던 오랜 된 내 친구들인 케빈, 이반, 데니스, 데릴, 랜디, 좋은 시절을 계속 하자. 가족의 의미가 무엇인지 생각하게 만드는 우리나라 전역에 퍼져 있는 많은 가족들과 나와 아버지 제이콥 레빈(1913-2011)을 위하여, 내가 갚을 수 없을 만큼 큰 빚을 진, 나의 어머니 메리를 위하여. 나의 부모님으로 인하여 나는 인생의 황금률에 따라서 생활하며 살아가는 것이 가장 바람직한 것임을 깨닫고 성장하였습니다. 부모님의 강한 직업윤리와 충성심은 없어서는 안될 삶의 교훈이었습니다. 내 아이들 로렌, 사라, 하들러와 에바는 매일 새로운 모험을 나와 함께 합니다. 나를 완전히 이해하고 전적으로 지원하는 나의 최고의 친구 엘리스에게. 그리고 내가 태어나기 전 나와 함께 했던 한 사람에게.

데이비드 레빈

나는 자신의 훌륭한 책의 5판 작업을 우리에게 위탁한 마이클 휘틀에게 진심으로 감사하며 그가 우리의 결과물을 함께 기뻐하기를 진심으로 소망합니다. 또한 데이비드 레빈과 모든 참여자들의 지칠 줄 모르는 작업과 공헌에 깊이 감사합니다. 또한 내가 너무나 많은 것을 배울 수 있었던 과거와 현재의 내 동료들과 학생들에게 너무나 큰 빚을 진 느낌입니다. 변함없이 나를 지지하는 나의 아내 재키와 항상 내 주변을 맴도는 나의 아이들 이모젠과 조에게 감사합니다.

짐 리차드

머리말

보행분석은 경험 있는 관찰자의 눈과 뇌에 인체의 움직임, 인체 역학 및 근육의 활동을 측정하는 장비에 의해서 보강되는 인간 보행의 체계적인 연구 분야이다. 보행능력에 영향을 미치는 질환을 가진 자들에서, 보행분석은 정밀한 진단을 하고 최적의 치료를 계획하는데 사용된다. 현재 편집자와 참여자들의 지지하에 보행분석 분야에서 널리 사용되는 중요한 족적을 남긴 본 교재의 4개의 편집본들은 모두 마이클 휘틀 교수님의 이전 편집본에 영향을 받았다. 우리는 최종본인 본 교재가 이전 버전과 마찬가지로 높은 수준의 학문적 학습을 필요로 하지 않는 범위 안에서 이해할 수 있도록 작성하였지만, 보행분석의 과학 및 적용에 대해서는 좋은 기초자료를 제공하고 있다. 5판에서 우리는 몇몇 임상인이 보행분석의 전문분야에서 경험한 내용을 추가하였다. 최근 10년동안, 보행분석은 '때가 되었다' 고 하며, 많은 임상인들은 많은 환자군에게 가능한 최선의 케어를 제공하기 위하여 정기적으로 보행분석을 사용하고 있다. 보행분석은 뇌성마비 관리에서 사용이 가장 두드러지지만, 다른 신경계와 근육뼈대계 질환에서 더 폭넓게 사용되기 시작하였다. 이 때문에, 본 교재에서는 '신경계질환의 보행평가' 와 '근육뼈대계질환, 보조기 및 의족의 보행분석' 이란 내용을 추가하였다. 보행분석의 이점이 잘 확립된 이후에, 널리 사용되어서, 보행분석의 이용이 치료내용 결정에 도움이 되길 바라는 마음이다. 보행 자료의 수집과 해석의 용이성 및 진행력 향상은 보행분석을 활용하는데 필요한 기기와 기술 수준의 비용감소를 야기하므로 4판 이후에 보행분석의 중요한 발전을 이끌어 왔다. 5판은 더 광범위한 환자군에 보행분석을 적용하는 방법에 대한 지침서를 제공하는 것이 목적이다. 또한 우리가 현재 달성할 수 있는 분석수준을 더 향상시킬 수 있는 새롭고 진화하는 방법의 예를 포함하고 있다. 본 교재는 의사, 물리치료사, 보조기사, 의수족사, 그리고 인간의 보행분석에 관심 있는 모든 사람들에게 추천한다. 또한 우리는 다양한 임상사례연구에 관한 '실제' 보행자료의 예제를 포함하고 있어서 이 매혹적인 대상자와 그들의 임상적 영향에 대하여 우리가 얻을 수 있는 더 큰 기회를 독자들에게 제공할 것이다. 본 교재의 편집자로 임명되었다는 것은 우리에게 참으로 영광이었다.

짐 리차드와 데이비드 레빈, 2012

역자 서문

좋은 책을 번역한다는 것은 번역을 위하여 한 줄 한 줄 읽어 나가는 것만으로도 참으로 행복한 일입니다. 처음 본 교재의 1판 역서를 읽어 내려갈 때처럼 본 교재의 5판을 번역하는 시간도 참으로 호기심 가득하고 기쁨으로 매료되는 행복한 시간이었습니다. 또한 바쁜 시간을 쪼개어 번역을 함으로써 연구자이며 교수자로서 재학습을 하게 되고, 다른 연구자의 의견을 찬찬히 살필 수 있다는 점에서 전공서적의 번역은 감사한 시간입니다. 이 글을 빌어 본 교재의 번역을 의뢰해 주신 영문출판사 사장님과 번역팀 그리고 함께 번역에 참여해 주신 교수님들께도 감사의 인사를 전합니다.

인간에게 걸음이란 가장 기본적인 삶의 구성요소입니다. 일상생활뿐만 아니라 직업수행까지 인간의 모든 이동의 기본은 걸음입니다. 인간은 아침에 눈을 떠서 밤에 잠자리에 들 때까지 걸음을 지속합니다. 따라서 걸음이란 인간의 삶에서 떼어낼 수 없는 일부분이며 가장 기본적인 요소라고 하는 것입니다. 그러나 인간의 삶의 가장 기본적인 걸음을 중요하다고 생각하는 인간들은 얼마나 될까요?

보행분석은 동물의 이동을 검사하는 일로 시작하여 19세기 후반에 카메라와 영화촬영기술이 개발되고 발전해 나가면서 본격적으로 시작되었다고 볼 수 있습니다. 또한 1970년대 비디오 촬영기술이 보행분석에 적용되면서 다양한 질환에 대한 보행분석 방법과 기술들이 소개되었고, 현재는 최첨단 카메라 등을 이용하여 3차원 보행분석 및 보행에 작용하는 힘의 원리 및 크기까지 분석하게 되었습니다. 또한 보행분석의 적용범위도 신경계질환자뿐만 아니라 근육뼈대계질환자 그리고 보조기나 의수족을 처방하는데 까지 응용되고 있습니다. 그러한 부분을 본 교재를 포괄적이고 쉽게 읽어 내려갈 수 있는 내용으로 가장 잘 다루고 있다고 생각합니다. 본 교재가 국내의 보행분석관련 연구진, 임상인 그리고 관련 학과 학생들에게 큰 도움이 되리라 생각되며, 꼼꼼히 읽혀지기를 기대합니다.

감사합니다.

선비의 마을, 서쪽 자락에서

역자대표 우 영 근

마이클 휘틀 박사의 일생

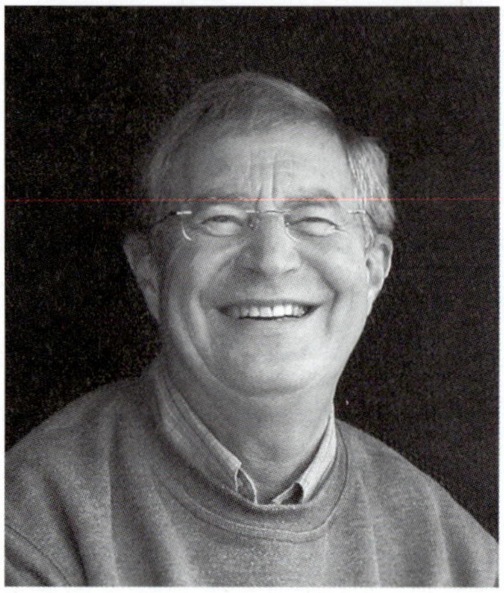

마이클 휘틀은 본 교재의 4판까지 단독 저자이자 편집자였다. 그는 의사이지만, Surrey대학에서 인간 생물학과 건강 분야에서 생체역학을 전공하여 이학박사를 받은 연구 과학자이다. 영국공군의 의무장교인 그는 NASA에 파견되어서 1970년대에 Skylab space program에서 의학 실험 6개를 지도 감독하였다. 그는 옥스퍼드대학교 연구진에 합류하여 보행분석의 과학적 측정에 관한 선구적인 작업을 수행하였다. 마이크는 1989년 Chattanooga에 있는 Tennessee대학교 물리치료학과와 Tennessee대학교 의과대학 정형외과에서 교수로 재직하였다. 그는 보행분석연구를 지속하였고, 그가 관심있어 하는 운동분석실험실 중 하나로 H. Carey Hanlin motion analysis laboratory를 설립하였다. 그는 15년 동안 자신의 작업에 특권을 가지고 탁월한 연구자, 선생님, 과학자로 활동하였으며 이는 그의 가장 큰 자산인 유쾌한 성격과도 일치하는 것이다. 현재는 은퇴하여 잉글랜드 남쪽에서 그의 아내 웬디, 자녀, 그리고 손자녀와 함께 시간을 보내며 여행과 항해 그리고 하이킹을 즐기면 생활하고 있다. 그의 명예로, 본 교재의 제목을 휘틀의 보행분석으로 변경하였다.

공헌자들

Julie Bage PT DPT OCS
Adjunct Faculty, University of Tennessee at Chattanooga, Department of Physical Therapy, Chattanooga, Tennessee, USA

Richard Baker PhD CEng CSci
Professor of Clinical Gait Analysis, University of Salford, Salford, UK

Gabor Barton Dr MD
Reader in Biomechanics, Research Institute for Sport and Exercise Sciences, Liverpool John Moores University, Liverpool, UK

Douglas Daniel DPT
Physical Therapist, Patrick Rehab-Wellness Center, Fayetteville, Tennessee, USA

Nancy Fell PhD PT NCS
Associate Professor, Department of Physical Therapy and University of Tennessee at Chattanooga, Chattanooga, Tennessee, USA

David Levine PT PhD DPT OCS
Professor and Walter M. Cline Chair of Excellence, The University of Tennessee at Chattanooga, Chattanooga, Tennessee, USA

Jim Richards BEng MSc PhD
Professor of Biomechanics & Research Lead for Allied Health; School of Sport, Tourism & the Outdoors, University of Central Lancashire, UK

Cathie Smith PhD DPT PCS
Associate Professor, Department of Physical Therapy, University of Tennessee at Chattanooga, Chattanooga, Tennessee, USA

Jeremiah Tate PhD PT
Assistant Professor, Department of Physical Therapy, University of Tennessee at Chattanooga, Chattanooga, Tennessee, USA

Natalie Vanicek PhD
Senior Lecturer in Clinical Biomechanics, Exercise and Sport Science, Faculty of Health Sciences, The University of Sydney, Australia

기초과학

(Basic sciences)

1

걷기를 포함한 모든 수의적인 움직임은 뇌, 척수, 말초신경, 근육, 뼈 그리고 관절 등이 관여하는 복잡한 과정에 의하여 이루어진다. 무엇이 잘못된 걸음인지, 그것을 어떻게 연구할지 걷기 과정에 대한 자세한 설명을 하기 이전에, 3가지 과학분야(해부학, 생리학 및 생체역학)에 대한 기본적인 이해가 필요하다. 본 장에서는 이러한 주제가 익숙치 않은 사람들에게 기초를 제공하고, 주제를 고찰하며, 유용한 참고자료를 제공할 것이다.

해부학 (Anatomy)

이 교재의 목적은 다른 책(즉, Gray's Anatomy, 2009)에서 잘 설명하고 있는 이동계통의 해부학을 자세히 가르치는 것이 아니다. 보행분석을 이해하는데 충분한 해부학적 개요를 설명할 것이다. 신체의 다른 부분에 대한 해부학적 용어는 책마다 서로 다르지만, 본 교재는 가능한 한 가장 일반적으로 통용되는 용어를 사용할 것이다. 이번 단원은 기본적인 해부학 용어를 일부 설명하고, 뼈대계, 관절계, 근육계, 그리고 신경계를 설명할 것이다. 동맥과 정맥은 이동계통의 기능에 필수적이지만, 일반적으로 신경과 근육에 산소와 영양 공급을 하고 노폐물을 제거하는 역할을 통하여 보행에는 간접적으로 영향을 미치기 때문에 여기서는 설명하지 않을 것이다.

기본적인 해부학 용어 (Basic anatomical terms)

신체의 다른 부위 사이에 관련성을 설명하는 해부학적 용어는 해부학적 자세(anatomical position)에 기초하며, 이는 양발은 모으고 팔은 손바닥이 앞으로 향하게 하여 몸통 옆에 붙이고 바로 선 자세를 말한다. 이 자세는 기준면과 함께 신체의 다른 부위 사이의 연관성을 설명하는데 함께 사용되며, 그림 1.1에서 설명하고 있다.

몸의 중심과 관련된 방향은 6개의 용어를 사용하여 설명한다. 예를 들어 정의하면 다음과 같다:

1. 배꼽은 앞쪽(anterior)이다.
2. 엉덩이는 뒤쪽(posterior)이다.
3. 머리는 위쪽(superior)이다.
4. 양발은 아래쪽(inferior)이다.
5. 왼쪽(left)은 자명하다.
6. 오른쪽(right)도 자명하다.

신체의 앞쪽 표면은 배쪽(ventral)이라고 하고 뒤쪽 표면은 등쪽(dorsal)이라고 한다. 등(dorsum)이라는 단어는 손과 등쪽과 발의 위쪽 표면을 표현할 때 사용한다. 머리쪽(cephal)라는 단어(머리를 향하여)와 꼬리쪽(caudal)이라는 단어(꼬리를 향하여)는 때때로 위쪽과 아래쪽을 설명할 때 사용한다.

신체의 단일 분절 안에서, 관련성을 설명하기 위하여 6가지 추가 용어를 사용한다:

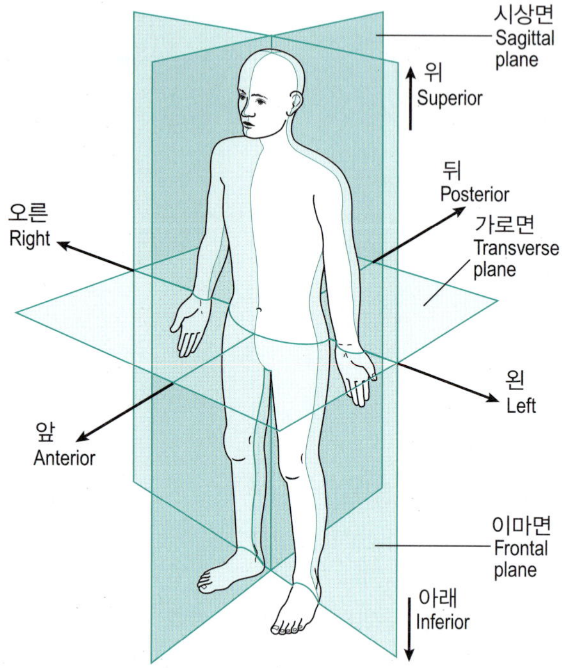

그림 1.1 • 해부학적 자세. 3개의 기준면과 6개의 기본 방향이 있음.

1. 안쪽(medial)은 몸의 중심선을 향한다는 의미로 엄지발가락은 발의 안쪽에 있다.
2. 가쪽(lateral)은 몸의 중심성에서 멀어진다는 의미로, 새끼발가락은 발의 가쪽에 있다.
3. 몸쪽(proximal)은 몸통 쪽을 향한다는 의미로, 어깨관절은 팔의 몸쪽 부분이다.
4. 먼쪽(distal)은 몸통에서 멀어진다는 의미로, 손가락은 팔의 먼쪽 부분이다.
5. 얕은(superficial) 구조는 표면에 가까운 것으로 피부는 뼈에 얕은쪽에 있다.
6. 깊은(deep) 구조는 표면에서 멀어진다는 것으로 심장은 복장뼈의 심부에 있다.

팔다리 운동은 기준면을 사용하여 설명한다:

1. 시상(sagittal)면은 신체를 좌우로 나누는 면이고, 중심(median)면은 시상면의 중심에서 신체를 좌 · 우 반으로 나누는 것이다.
2. 관상(coronal 혹은 frontal)면은 인체를 앞 · 뒤로 나누는 면이다.
3. 가로면(transverse 혹은 horizontal)은 인체를 위 · 아래로 나누는 면이다.

관상면(coronal plane)은 이마면(frontal plane)과 동의어이며 횡단면(transverse plane)은 단지 시작자세만 수평이지만, 수평면(horizontal plane)이라고도 한다. 이마면과 수평면도 임상적으로 매우 중요하지만, 대부분의 관절은 시상면에서 가장 큰 움직임을 가지고 있다. 엉덩관절과 무릎관절의 움직임 방향

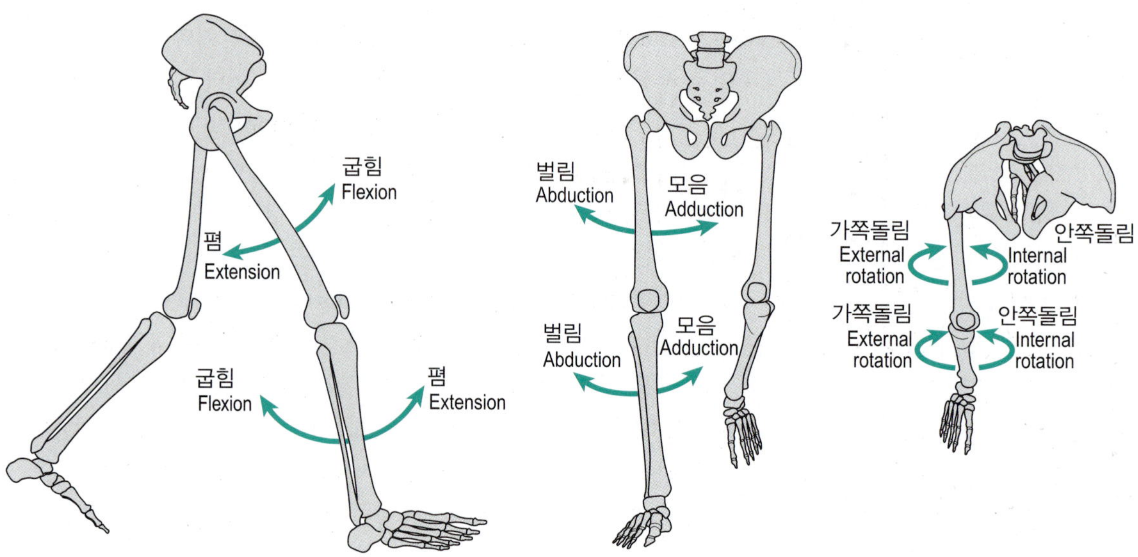

그림 1.2 • 엉덩관절(위)과 무릎관절(아래)의 움직임

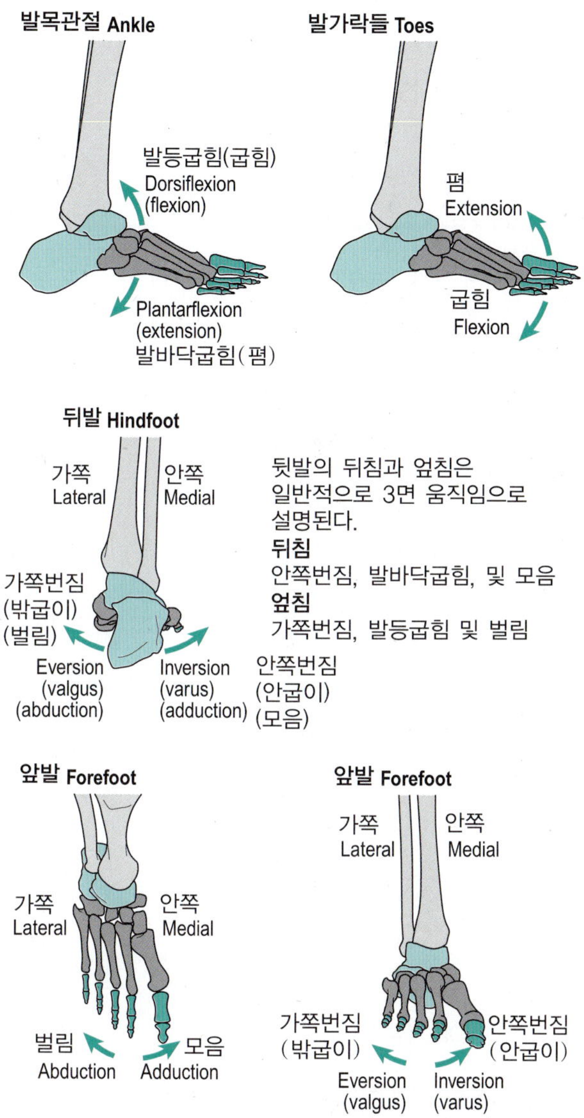

그림 1.3 • 발목관절, 발가락들, 뒤발 및 앞발의 움직임.

은 그림 1.2에서, 발목관절과 발은 그림 1.3에서 설명한다. 가능한 움직임은 다음과 같다:

1. 굽힘(flexion)과 폄(extension)은 시상면에서 발생하고, 발목관절에서 발생하는 이 운동은 발등굽힘(dorsiflexion)과 발바닥굽힘(plantarflexion)이라고 하는데, 각각 정강뼈에 대하여 위쪽으로 움직이거나 아래쪽으로 움직이는 것을 말한다.
2. 벌림(abduction)과 모음(adduction)은 이마면에서 발생하고, 각각 먼쪽 분절이 몸쪽분절과 비교하여 몸의 중심선에서 멀어지거나 가까워지는 것을 말한다.
3. 안쪽(internal)과 가쪽(external) 돌림은 수평면에서 발생하고, medial과 lateral로도 표현하며, 몸쪽에 대하여 먼쪽 분절의 앞쪽 표면이 움직이는 것을 말한다.

관절이나 신체 분절의 움직임을 설명하기 위해 사용하는 기타 용어는 다음과 같다:

1. 안굽이(varus, 모음된)와 밖굽이(valgus, 벌림된)은 한 관절의 각도가 각각 중심선을 향하거나 멀어지는 것을 설명하는 것으로 이마면에서 볼 수 있다. 따라서 안짱다리는 밖굽이를 볼 수 있고, 휜다리는 안굽이에서 볼 수 있다.
2. 엎침(pronation)과 뒤침(supination)은 아래팔의 긴축에 대하여 손이 안쪽 돌림 및 가쪽 돌림된 것을 말한다. 양손의 엎침은 엄지손가락이 모아지고, 뒤침은 새끼손가락이 모아진다(각서 : 손바닥이 위로 향하면 손에 비누를 쥘 수 있다). 정강뼈의 긴축에 대하여 발의 안쪽 돌림과 가쪽돌림은 발과 발목관절 복합체의 엎침과 뒤침이라고 한다.
3. 양발의 안쪽번짐(모음)은 발바닥이 모아지고, 가쪽번짐(벌림)은 이마면에서 볼 때 중심선으로부터 발바닥이 멀어진다.

발에 관한 용어는 종종 혼란스럽고 표준화가 부족하다. 이 교재는 가장 일반적인 규칙을 사용하는데, 엎침은 주로 가쪽번짐에 발등굽힘과 아래팔 벌림이 결합된 것 말한다. 유사하게, 뒤침은 주로 안쪽번짐에 발바닥굽힘과 아래발 모음이 결합된 것을 말한다. 이러한 움직임은 발뒤꿈치(몸쪽분절)에 대하여 아래발(먼쪽분절)이 뒤틀린 것을 말한다. 그러나 일부 저자들은 엎침과 뒤침을 기본적인 움직임으로, 가쪽번짐과 안쪽번짐을 복합된 움직임으로 생각한다. 흥미롭게도 발은 다분절 모델을 가지고 있고 더 많이 사용하지만, 가장 일반적으로 3개 혹은 4개의 분절이 있다. 다른 분절의 상대적인 움직임에 추가적인 참고내용은 본 단원의 뒷부분에서 다룰 것이다.

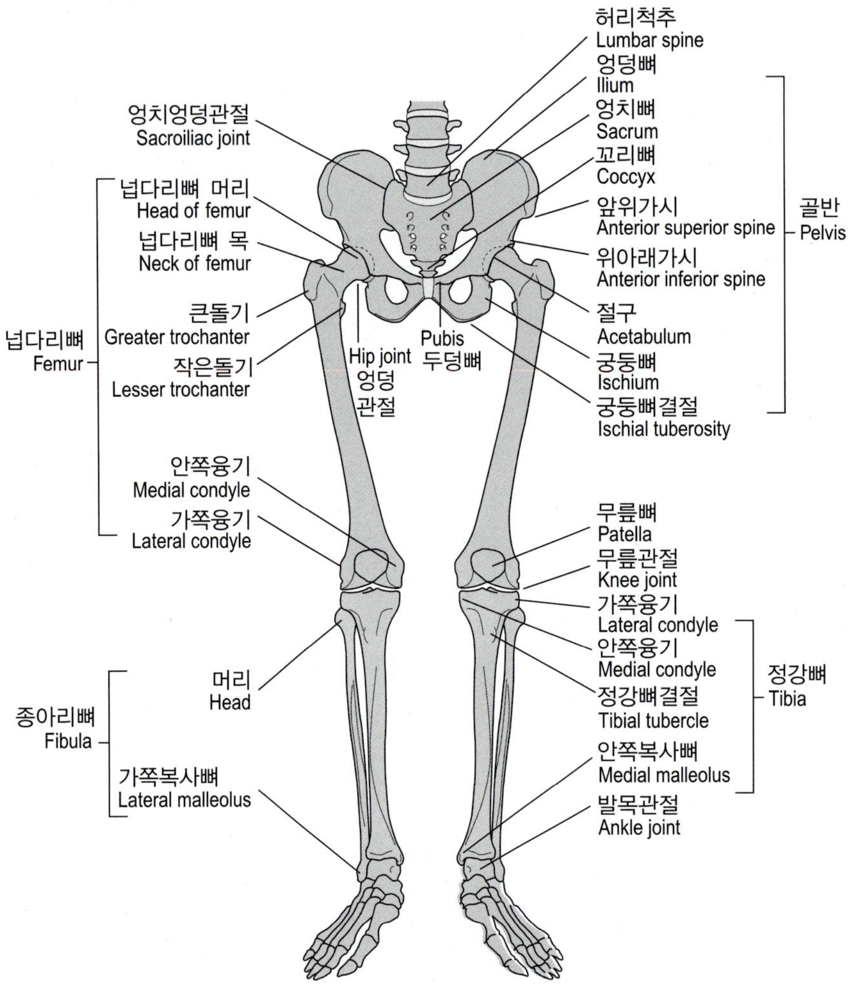

그림 1.4 • 다리의 뼈들과 관절들

뼈 (Bones)

걸을 때 거의 모든 뼈가 참여한다는 것은 동의한다. 그러나 연습적 관점에서 일반적으로 골반과 다리의 뼈가 보행에 필수적이다. 그림 1.4는 골반과 다리를 설명하고 있다.

골반(pelvis)은 엉치뼈, 꼬리뼈 그리고 2개의 볼기뼈로 구성되어 있다. 엉치뼈는 5개의 엉치척추가 서로 유합된 것이다. 꼬리뼈는 '꼬리'의 흔적으로 3개에서 5개의 잔유 척추뼈로 구성되어 있다. 각각의 볼기뼈는 엉덩뼈, 궁둥뼈 및 두덩뼈 등의 3개의 뼈가 융합되어 형성된다. 골반뼈 사이의 실제 움직임은 엉치엉덩관절에서 발생하고, 이 움직임은 일반적으로 어른에서는 매우 작다. 따라서 보행분석 목적에서는 골반을 단일의 단단한 구조로 고려하는 것이 바람직하다. 엉치뼈의 윗면은 척주의 5번 허리뼈와 관절한다. 골반의 아래부위의 한쪽은 엉덩관절의 몸쪽부분인 절구인데, 넙다리뼈 머리가 절구 안으로 들어가도록 꽂는 구멍 역할을 한다.

넙다리뼈(femur)는 인체에서 가장 긴뼈이다. 공모양 넙다리뼈 머리는 엉덩관절을 형성하기 위하여 골반 절구와 관절한다. 넙다리뼈 목은 넙다리뼈 머리의 아래와 가쪽으로 내려가서 뼈의 몸통 만나고, 아래로 계속 주행하여 무릎관절을 형성한다. 목과 몸통의 연접은 두 개 뼈융기가 있는데, 이 부위에 많은 근육이 정지한다–가쪽의 큰돌기는 피부를 통해서 촉진되고 안쪽은 작은돌기가 있다. 넙다리뼈는 밑에서 넓어져서 안쪽 관절융기와 가쪽 관절융기를 형성한다. 이것은 무릎관절의 몸쪽부분을 형성하고 양쪽 관절융기의 앞쪽으로 고랑을 형성하여 무릎뼈와 관절한다.

무릎뼈(patella)혹은 무릎덮개는 종자뼈이다. 다시 말하면, 힘줄 안에 파묻혀 있는 뼈로 이 경우에는 무릎뼈 아래에 무릎힘줄이라고 알려진 거대한 넙다리네갈래근 힘줄 속에 있다. 무릎뼈의 앞면은 피부밑(피부의 바로 아래)이고, 뒷면은 넙다리뼈의 아래 끝의 앞면과 관절하여 무릎넙다리관절을 형성한다. 무릎뼈는 중요한 역학적 기능을 하는데 넙다리네갈래힘줄을 앞으로 이동시켜서 지렛대의 기능을 증가시킨다.

정강뼈(tibia)는 무릎관절에서 발목관절까지 이어진다. 정강뼈의 위쪽 끝은 안쪽관절융기와 가쪽관절융기 안에서 넓어져서 거의 편평한 윗면을 형성하여 넙다리뼈와 관절한다. 정강뼈거친면은 무릎힘줄이 정지하는 정강뼈 앞면에 작은 뼈융기이다. 정강뼈의 앞면은 피부밑이다. 정강뼈의 아래 끝은 발목관절의 위쪽 및 안쪽 면을 형성하고 안쪽 복사뼈라고 불리는 피부밑 안쪽 돌출부를 형성한다.

종아리뼈(fibula)는 정강뼈의 가쪽에 위치한다. 정강뼈는 대부분 가늘고 양쪽 끝이 넓어져서 위쪽을 머리라고 하며, 아래쪽은 발목관절의 가쪽을 형성하는 가쪽 복사뼈라고 불리는 피부밑 가쪽 돌출부를 형성한다. 정강뼈와 종아리뼈는 위와 아래에서 서고 각각 접촉하여 정강종아리관절을 형성한다. 이 관절의 움직임은 매우 적어서 더 언급하지 않을 것이다. 뼈사이막으로 알려진 섬유조직층은 정강뼈와 종아리뼈 사이에 위치한다.

발은 매우 복잡한 구조인데(그림 1.5), 4개 부위로 구분할 수 있다:

1. 발뒤부(hindfoot)는 2개의 뼈로 구성되고, 한 뼈 위에 다른 뼈가 놓여있다.
2. 발중간부(midfoot)는 5개의 뼈로 구성되고 서로 밀접히 모여 있다.
3. 발앞부(forefoot)는 5개의 발허리뼈로 구성된다.
4. 발가락은 5세트의 발가락뼈로 구성된다.

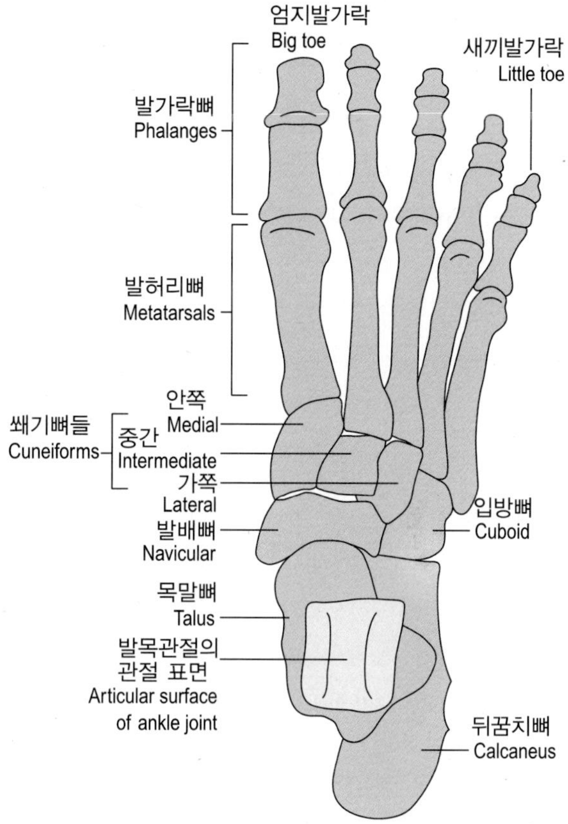

그림 1.5 • 위에서 내려다 본 오른발 뼈들

목말뼈(talus/astragalus)는 발뒤부에 있는 두 개의 뼈 중 위쪽 뼈이다. 목말뼈는 발목관절의 윗면을 형성하고, 위-안쪽은 정강뼈와 위-가쪽은 종아리뼈와 관절한다. 목말뼈의 아래는 발꿈치뼈와 관절하여 목말밑관절을 형성한다. 앞으로는 가장 안쪽과 위쪽에 있는 발중간부의 뼈들인 발배뼈와 관절한다.

발꿈치뼈(calcaneus/calcis)는 목말뼈 밑에 위치하며 목말뼈와 관절하여 목말밑관절을 형성한다. 발꿈치뼈의 아래면은 지방, 섬유조직과 피부의 두꺼운 층을 통하여 체중을 지면으로 전달한다. 발꿈치뼈의 앞면은 발중간부뼈의 가장 가쪽과 아래쪽뼈인 입방뼈와 관절한다.

발중간부는 5개의 뼈로 구성된다:

1. 발배뼈(navicular)는 안쪽과 위쪽
2. 입방뼈(cuboid)는 가쪽과 아래쪽
3. 3개의 쐐기뼈(안쪽, 중간 및 가쪽)는 발배뼈의 먼

쪽에 일렬로 나열되어 있다.

5개의 발허리뼈(metatarsals)는 서로 평행하게 위치하는데, 가쪽 2개는 입방뼈와 관절하고 안쪽 3개는 3개의 쐐기뼈들과 관절한다.

발가락뼈(phalanges)는 발가락을 형성하는 뼈이며, 2개의 엄지발가락과 각각 다른 크기의 발가락 3개를 형성한다. 또한 엄지발가락은 great toe 혹은 hallux라고도 한다.

관절과 인대 (Joints and ligaments)

관절은 두 개의 뼈가 서로 접촉하는 곳이다. 실제로 관찰하면, 의미있는 움직임이 나타나는 관절은 윤활관절이고, 다른 다양한 관절에서 단지 작은 움직임이 발생한다. 일반적으로 보행분석은 큰 움직임을 고려하기 때문에, 윤활관절에 대해서만 설명할 것이다. 윤활관절(synovial joint)에서 뼈끝은 연골(cartilage)로 덮혀있고, 그 관절은 미끄러운 윤활액(synovial fluid)을 분비하는 윤활주머니(synovial capsule)로 둘러싸여 있다. 대부분 관절은 한 뼈와 다른 뼈를 연결하는 상대적으로 비탄력성 섬유조직띠인 인대(ligaments)로 고정되어 있다. 근막은 특별한 유형의 결합조직으로 전신에서 발견되는 연속되는 거미줄 조직이다.

엉덩관절(hip joint)은 인체의 유일한 절구관절로써 넙다리뼈 머리가 공이 되고 골반의 절구가 꽂는 구멍이 된다. 과다한 운동은 골반과 넙다리뼈 사이를 주행하는 수많은 인대, 관절 주변의 주머니 및 절구중심에 넙다리뼈 머리 중심을 연결하는 작은 인대인 둥근인대에 의하여 제한된다. 엉덩관절은 굽힘, 폄, 벌림, 모음, 안쪽돌림 및 가쪽돌림이 가능하다(그림 1.2).

무릎관절(knee joint)은 위쪽은 넙다리뼈의 안쪽관절융기와 가쪽관절융기로 구성되고, 아래쪽은 정강뼈의 관절융기로 구성되어 있다. 안쪽과 가쪽의 관절면은 분리되어 있어서, 무릎관절은 실제로 양옆에 두 개의 관절을 형성하고 있다. 넙다리뼈 관절융기는 앞에서 뒤쪽으로 그리고 옆에서 옆으로 곡선을 형성하고, 정강뼈 관절융기는 거의 편평하다. 접촉부위 주위에 있는 '간격'은 각 면에 '연골'이라는 불리는 '반달'로 채워져 있고, 이것은 접촉압력의 감소와 가해진 힘을 분산시키는 역할을 한다.

관절 운동은 관절 사이에서 무릎관절의 움직임을 매우 밀접하게 조절하는 5개의 인대에 의해서 조절된다.

1. 안쪽곁인대는 관절의 안쪽이 벌어지는 것을 방지한다(즉 벌림 혹은 밖굽이).
2. 가쪽곁인대는 유사하게 모음이나 안굽이를 방지한다.
3. 뒤쪽 관절주머니는 관절의 젖힘(과도한 폄)을 방지한다.
4. 앞십자인대는 양쪽 관절융기사이인 관절의 중심에 위치하며, 앞쪽으로 정강뼈에 뒤쪽으로 넙다리뼈에 부착되어 있다. 앞십자인대는 넙다리뼈가 상대적으로 대퇴골의 앞쪽으로 이동하는 것을 방지하고, 무릎관절의 젖힘과 정강뼈의 과도한 안쪽돌림을 방지한다.
5. 뒤십자인대도 관절의 중심에 위치하며 뒤쪽으로 정강뼈와 앞쪽으로는 넙다리뼈에 부착되어 있고, 정강뼈가 상대적으로 넙다리뼈 뒤쪽으로 이동하는 것을 방지하고 정강뼈의 가쪽돌림을 제한한다.

앞십자인대와 뒤십자인대는 정강뼈에 부착되어 있는 위치에 의하여 명명되었다. 이 인대들은 서로 '4중 연결(four-bar linkage)'로 작용하고 관절의 조화로운 미끄러짐과 구르기에 관여하고 관절을 펴서 접촉점을 앞쪽으로 이동시키고 관절을 굽혀서 접촉점을 뒤쪽으로 이동시킨다. 이것은 무릎관절의 굽힘과 폄하는 축이 고정되지 않고, 굽힘 혹은 폄의 각도에 따라 변화한다는 것을 의미한다. Pollo 등(2003)은 정강뼈는 무릎관절을 굽힐 때 상대적으로 넙다리뼈의 뒤쪽으로 움직이는 것은 체중부하 없는 무릎관절과 보행할 때 흔듦기에서만 발생한다고 주장하였다.

정상인에서 무릎관절 운동은 약간의 안쪽돌림과 가쪽돌림을 동반한 굽힘과 폄이 있다. 대부분의 벌림과 모음은 손상된 무릎관절에서만 볼 수 있다. 무릎관절이 완전히 펴지면, 몇도의 가쪽돌림이 발생하는데 이것을 소위 자동돌림 혹은 '나사잠김(screw-home)'

기전이라고 한다.

무릎넙다리관절(potellofemoral joint)은 무릎뼈의 뒤쪽면과 넙다리뼈의 앞쪽면 사이에 있다. 관절면은 무릎뼈 위에 얕은 V자형 고랑으로 구성되어 있고 안쪽관절융기와 가쪽관절융기사이에 얕은 고랑으로 고정된다. 무릎관절의 폄과 굽힘 동안에 정상 움직임은 이 고랑의 위와 아래로 무릎뼈가 미끄러진다. 이것은 무릎뼈의 다른 부위가 넙다리뼈 관절면의 다른 부위와 접촉하는 원인이 된다. 또한 무릎뼈는 약간의 안쪽-가쪽 움직임이 있다.

발목관절(ankle/talocrural joint)은 위, 아래, 및 가쪽의 3개의 면이 있다. 윗면은 관절의 주요 관절이며, 위에 정강뼈와 아래는 목말뼈에 의해서 형성된 실린더 모양이다. 안쪽 관절면은 목말뼈와 정강뼈 안쪽 복사뼈의 내측사이이다. 대조적으로, 가쪽 관절면은 목말뼈와 종아리뼈 가쪽 복사뼈의 내측사이를 말한다.

발목관절의 주요 인대는 정강뼈와 종아리뼈 사이에 위치하며 두 뼈의 분리를 방지하고, 두 개의 복사뼈와 목말뼈 및 발꿈치뼈 사이에 곁인대가 있어서 관절면의 접촉을 유지한다. 발목관절은 실린더 모양으로 중요한 형태의 움직임인 발등굽힘과 발바닥굽힘-다른 관절의 굽힘과 폄에 상응하는--을 수행한다.

목말밑관절(subtalar/talocalcaneal joint)은 위에는 목말뼈 그리고 아래에는 발꿈치뼈가 있다. 목말밑관절은 3개의 관절면이 있는데, 앞쪽-안쪽에 2개가 있고 뒤쪽-가쪽에 1개가 있다. 두 뼈는 많은 인대가 각각 서로와 인접한 모든 뼈에 연결한다. 관절축은 사선으로 주로 앞쪽으로 주행하지만 위쪽-안쪽으로도 주행한다. 기능적 측면에서, 목말밑관절의 중요성은 발뒤부의 가쪽번짐/안쪽번짐(벌림과 모음 혹은 밖굽이/안굽이 움직임)를 허용한다는 것이다. 보행분석을 할 때, 보통 발목관절에서 발생하는 움직임과 목말밑관절에서 발생하는 움직임을 식별하는 것은 불가능하며 '발목/목말밑 복합체'에서 가동성이 발생하기 때문이다. 정상인에서 이 움직임은 발등굽힘/발바닥굽힘, 발뒤부 벌림/모음, 그리고 정강뼈 긴축에 대하여 안쪽/가쪽 돌림이 포함된다.

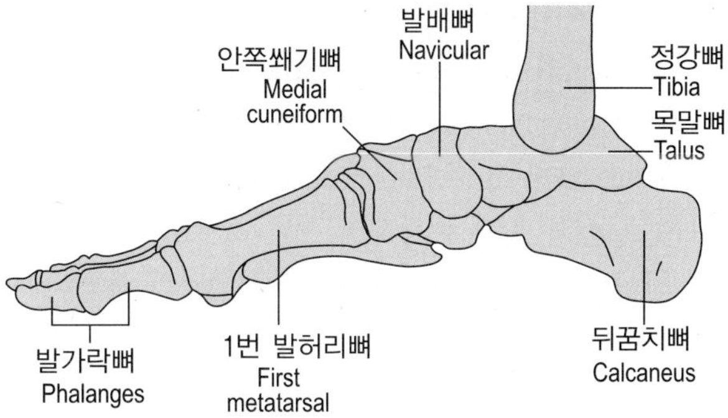

그림 1.6 • 오른발의 안쪽 모습. 안쪽 활은 뒤꿈치뼈, 목말뼈, 발배뼈, 쐐기뼈 및 안쪽 3개의 발허리뼈로 구성되어 있다.

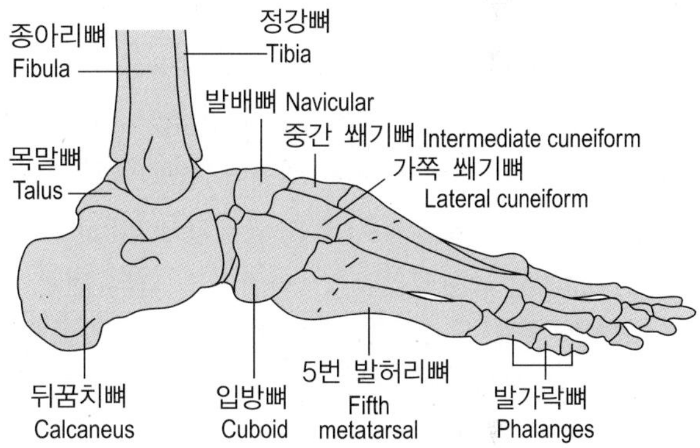

그림 1.7 • 오른 발의 가쪽 모습. 가쪽 활은 뒤꿈치뼈, 입방뼈, 및 가쪽 2개 발허리뼈로 구성되어 있다.

발목뼈중간관절(mid tarsal joints)는 각각의 발목뼈 사이를 말하며, 서로 이웃한 뼈 사이에 있고 매우 복잡한 구조를 형성한다. 대부분의 관절 움직임은 관절을 가로지르는 인대와 관절면이 큰 움직임을 위한 모양을 형성하지 못하여 매우 작다. 결과적으로 발목뼈중간관절은 모든 방향으로 약간의 움직임이 가능하도록 발뒤부와 발앞부의 유연한 연결을 지지하는 것으로 사료된다.

발목발허리관절(tarsometatarsal joint)는 몸쪽으로 입방뼈와 쐐기뼈사이와 먼쪽은 2개의 발허리뼈로 구성되었고, 상대적으로 관절면이 편평하고 각각 다른뼈와 다른 발목뼈들과 인대로 연결되어 있기 때문에 단지 작은 미끄러짐 움직임만이 가능하다. 또한 발목발허리관절은 안쪽 한 개만 제외하고는 인접한 발허리뼈 사이에 관절면이 있다.

발허리발가락(metatarsophalangeal)관절과 발가락사이(interphalangeal)관절은 몸쪽면은 볼록하고 먼쪽면은 얕게 오목하다. 발허리발가락관절은 벌림과 모음, 굽힘과 폄을 허용하며, 발가락사이관절은 굽힘과 폄이 인대로 인하여 제한되어서 폄보다 굽힘이 더 크다. 걸을 때, 이 부위의 가장 중요한 움직임은 발허리발가락관절의 폄이다.

발의 해부학에 관한 기술은 활의 언급 없이는 완전할 수 없다. 발의 뼈는 근육힘줄에 의하여 강화된 인대성 구조로 함께 묶여 있어서 옆으로 두 개의 강한 곡선 스프링처럼 작용하는 유연한 구조이다. 발은 세로활이 있어서, 뒤쪽으로 발꿈치뼈와 앞쪽으로 발허리뼈 머리를 통하여 주로 지지면에 체중이 전달되도록 한다. 발중간부는 안쪽이 들어올려지기 때문에 지지면 위에 상대적으로 작은 체중이 전달된다. 2개의 활의 뒤쪽 끝이 발꿈치뼈이다. 안쪽활(medial arch)(그림 1.6)은 목말뼈를 지나 올라가고 활의 먼쪽 끝을 형성하는 안쪽 3개의 발허리뼈 쪽으로 발배뼈와 쐐기뼈를 통하여 다시 점점 내려온다 (그림 1.7).

근육과 힘줄 (Muscles and tendons)

대부분의 근육은 다른 뼈에 부착되어 있고 한 관절(단일관절근육), 두 개 관절(양관절근육) 혹은 여러 관절(다관절근육)을 형성한다.

대부분에서, 뼈의 한쪽에 부착은 넓은 부위를 덮고, 다른 뼈에는 것은 근육이 힘줄(tendon)로 좁아진다. 항상 명확하게 정의할 수 있는 것은 아니지만, 보통 한 근육은 '시작'과 '정지' 부위를 가진다. 인대와 힘줄은 명백하게 유사하고 빈번히 융합한다. 일반적으로 인대는 두 개의 뼈를 연결하고 힘줄은 뼈에 근육은 연결한다.

다음은 주요 활동에 포함하는 골반과 다리의 근육에 대한 간략한 설명이다. 또한 대부분의 근육은 관절의 자세에 때라 다양한 2차적인 동작을 가지고 있는데 특히 양관절 근육이 그러하다. 더 크고 더 표면에 있는 근육은 그림 1.8에서 설명하고 있다.

엉덩관절에서 활동하는 근육들

(Muscles acting only at the hip joint)

1. 큰허리근(Psoas major)는 허리뼈의 앞에서 시작한다. 엉덩근은 골반의 안쪽에서 시작한다. 두 근육의 힘줄은 엉덩허리근을 형성하여 넙다리뼈의 작은돌기에 정지하며, 주요 동작은 엉덩관절 굽힘이다.
2. 큰볼기근(gluteus maximus)은 골반의 뒤에서 시작하여 넙다리뼈 몸통의 위쪽 뒷부분에서 정지하고, 엉덩관절을 폄한다.
3. 중간볼기근(gluteus medius)과 작은볼기근(gluteus minimus)은 골반의 가쪽에서 시작하여 넙다리 큰돌기에 정지하며, 주로 엉덩관절을 벌림한다.
4. 큰모음근(adductor magnus), 짧은모음근(adductor brevis), 및 긴모음근(adductor longus)은 모두 골반의 궁둥뼈와 두덩뼈에서 시작하고, 넙다리 안쪽면을 따라 일렬로 정지하고 엉덩관절을 모음한다.
5. 넙다리네모근(quadratus femoris), 궁둥구멍근(piriformis), 속폐쇄근(obturator internus), 바깥폐쇄근(obturator externus), 위쌍둥이근(gemellus superior), 및 아래쌍둥이근(gemellus inferior)는 골반에서 시작하여 넙다리뼈의 위쪽에 가까이 정지한다. 비록 대부분 이차적인 작용이지만, 모든 근육이 넙다리뼈 가쪽돌림에 관여한다.
6. 두덩근(pectineus)은 골반의 두덩뼈에서 시작하여 골반의 가쪽으로 주행하여 넙다리뼈 앞에서 작은돌기 가까이에서 정지하며, 엉덩관절의 굽힘과 모음에 관여한다.

넙다리뼈의 안쪽돌림은 위에서 언급하지 않았다. 안쪽돌림은 중간볼기근, 작은볼기근, 큰허리근, 엉덩근, 두덩근, 그리고 넙다리근막긴장근(아래에서 설명하는)에 의하여 수행된다.

엉덩관절과 무릎관절을 가로질러 작용하는 근육들

1. 넙다리곧은근(rectus femoris)은 골반의 아래앞엉덩뼈가시 주변에서 시작하여 넙다리네갈래근힘줄

에서 정지한다. 넙다리곧은근은 엉덩관절 굽힘을 하고, 넙다리네갈래근의 일부는 무릎관절 폄에 관여한다.

2. 넙다리근막긴장근(Tensor fascia lata)은 골반의 위앞엉덩뼈가시의 근처에서 시작하여 넙다리의 가쪽을 따라 아래로 주행하는 넓은 띠모양의 섬유조직인 엉덩정강근막띠에서 정지한다. 넙다리근막긴장근은 엉덩관절과 무릎관절을 벌림한다.
3. 넙다리빗근(Sartorius)은 골반의 위앞엉덩뼈가시에서 시작하는 스트랩모양의 근육으로 넙다리의 전면을 감아올라가며, 정강뼈의 앞에서 안쪽면에 정지하고 엉덩관절 굽힘근이다.
4. 반막모양근(semimenbranosus) 및 반힘줄모양근(semitendinosus)는 넙다리뒤근(hamstrings)의 2부위를 형성한다. 모두 골반의 궁둥뼈결절에서 시작하여 정강벼의 안쪽관절융기에서 정지하고 엉덩관절을 펴하고 무릎관절을 굽힘한다.
5. 넙다리두갈래근(biceps femoris)는 세 번째 넙다리뒤근으로 2개의 시작부위를 가지고 있는데, '긴갈래'는 궁둥뼈결절에서 시작하고 '짧은갈래'는 넙다리뼈 몸통의 중간부위에서 시작한다. 넙다리두갈래근은 정강뼈 가쪽관절융기에서 정지하고 엉

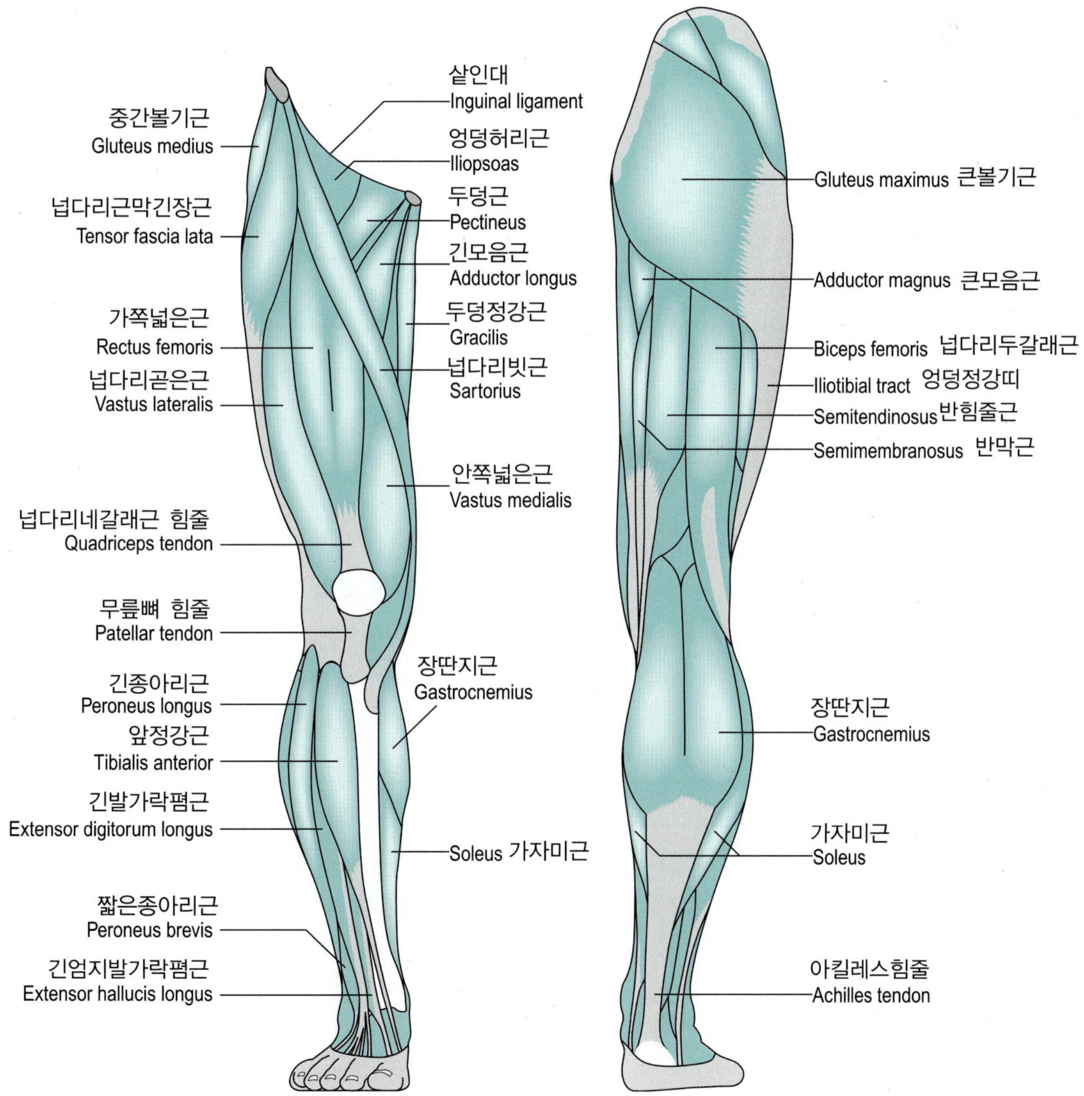

그림 1.8 • 오른 다리의 표면 근육들.

덩관절 폄근과 무릎관절 굽힘근으로 작용한다.

6. 두덩정강근(gracilis)은 두덩뼈에서 넙다리뼈 안쪽면을 따라 아래로 주행하면서 뒤쪽 정강뼈의 안쪽에 정지하며 엉덩관절 모음근과 무릎관절 굽힘근으로 작용한다.

무릎관절에서만 작용하는 근육들

1. 안쪽넓은근(vastus medialis), 중간넓은근(vastus intermedius), 및 가쪽넓은근(vastus lateralis)는 넙다리네갈래근의 3요소이다. 이 근육들은 넙다리 위쪽부분의 안쪽, 앞쪽, 가쪽에서 각각 시작한다. 넙다리네갈래근의 4번째 요소는 넙다리직근으로 위에서 설명하였다. 4개의 근육은 넙다리네갈래근 힘줄로 결합된다. 이것은 무릎뼈를 둘러싸고 무릎 힘줄을 넘어서 계속 주행하다가 정강뼈결절 안에 정지한다. 넙다리네갈래근은 무릎을 펴하는 유일한 근육이다.
2. 오금근(popliteus)은 무릎관절 뒤에 있는 작은 근육으로 무릎관절을 굽혀주고 굽힘을 시작할 때 정강뼈를 안쪽돌림하여서 무릎관절이 잠기지 않도록 한다.

무릎관절과 발목관절을 가로질러 작용하는 근육들

1. 장딴지근(gastrocnemius)은 넙다리뼈의 안쪽관절융기와 가쪽관절융기의 뒤에서 시작하여 아킬레스 힘줄을 형성하기 위하여 가자미근(때로는 장딴지빗근)과 결합하여서 발꿈치뼈의 뒤쪽에서 정지한다. 이 근육들의 주요 작용은 발목관절을 발바닥굽힘하는 것이고, 장딴지근은 무릎관절 굽힘근이기도 한다.
2. 장딴지빗근(plantaris)은 넙다리뼈 가쪽관절융기에서 발꿈치뼈로 내려가는 매우 가느다란 깊은 근육이며, 발목관절의 약간 발바닥굽힘 시킨다.

발목관절과 목말밑관절을 가로질러 작용하는 근육들

1. 가자미근(soleus)은 정강뼈, 종아리뼈,그리고 깊은 장딴지근육의 뒷면에서 시작한다. 가자미근과 장딴지근은 모두 종아리세갈래근(triceps sura)이라고 한다.
2. 긴엄지폄근(extensor hallucis longus), 긴발가락폄근(extensor digitorum longus), 앞정강근(tibialis anterior), 및 셋째종아리근(peroneus tertius)은 정강뼈의 앞쪽집단을 형성한다. 이 근육들은 정강뼈, 종아리뼈, 및 뼈사이막의 앞면에서 시작한다. 앞의 두 근육은 발가락 안에서 정지하여 발가락 폄에 관여한다. 뒤의 두 근육은 발목뼈 안에 정지하고 발중간부의 안쪽면(앞정강근) 혹은 가쪽면(셋째종아리근)을 들어올린다. 앞정강근은 발목관절의 주요 발등굽힘근이며, 다른 근육들은 약한 발등굽힘근이다.
3. 긴엄지굽힘근(flexor hallucis longus), 긴발가락굽힘근(flexor digitorum longus), 뒤정강근(tibialis posterior), 긴종아리근(peroneus longus), 그리고 짧은종아리근(peroneus brevis)는 깊은 종아리 근육으로 모두 정강뼈, 종아리뼈 및 뼈사이막 뒤에서 나온다. 앞에 2개는 발가락 굽힘근이고, 종아리 근육은 가쪽에 위치하며 발을 가쪽으로 벌린다. 뒤정강근은 안쪽에 위치하며 발을 안쪽으로 벌린다. 5개 근육 모두 약한 발목관절 발바닥굽힘근이다.

발 안에 근육들

1. 짧은발가락폄근(extensor digitorum brevis)와 등쪽뼈사이근(dorsal interossei)는 발의 등쪽에 위치하고 짧은발가락폄근은 발가락을 펴고 등쪽뼈사이근은 발가락 벌림과 굽힘을 한다.
2. 짧은발가락굽힘근(flexor digitorum brevis), 엄지벌림근(abductor hallucis), 및 새끼벌림근(abductor digiti minimi)는 발바닥의 얕은 층을 형성하고 발가락 굽힘과 엄지발가락과 새끼발가락 벌림을 한다.
3. 발바닥네모근(flexor accessorius/quadratus plantae), 짧은엄지굽힘근(flexor hallucis brevis), 짧은새끼굽힘근(flexor digiti minimi

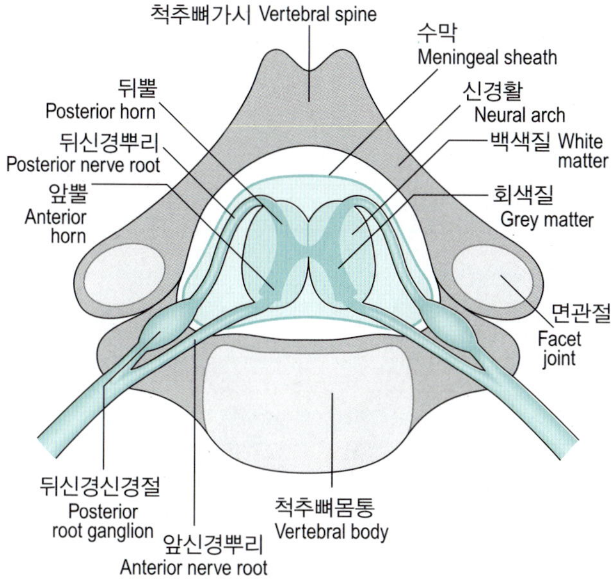

그림 1.9 • 척추뼈 단면 및 척수와 신경뿌리.

brevis)는 발바닥의 중간층을 형성하고 발가락을 굽힌다.

4. 엄지모음근(adductor hallucis)은 빗갈래와 가로갈래 등의 2개 부분으로 구성되어 있다. 엄지모음근은 엄지발가락을 모음한다.
5. 바닥쪽뼈사이근(plantar interossei)과 벌레근(lumbricals)은 발바닥의 가장 깊은 곳에 위치하며 바닥쪽뼈사이근은 발가락을 모음 및 굽힘하고 벌레근은 몸쪽 발가락뼈를 굽힘하고 먼쪽 발가락뼈를 폄한다.

위의 5개 근육집단은 발의 내재근으로 알려져 있다.

척수와 척수신경 (Spinal cord and spinal nerves)

척수(spinal cord)는 뇌의 연장이며, 신경 신호 처리에 능동적인 역할을 한다. 뇌와 같이, 척수는 신경섬유다발로 구성된 백색질과 많은 세포체와 신경세포 사이에 위치하는 연접(결합)인 신경말단을 포함하는 회색질로 구성되어 있다. 척수는 앞쪽으로 척추체가 있고 뒤로 척추뼈의 신경활이 존재하는 척추관 안에 위치한다(그림 1.9). 척추뼈는 4개 집단으로 분류된

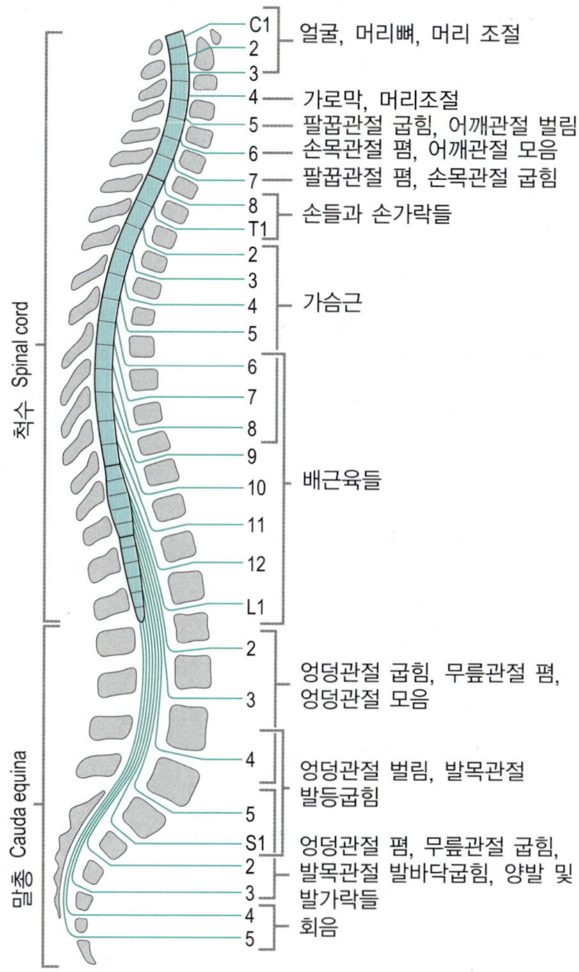

그림 1.10 • 척수 및 척수신경과 그들의 주요 기능.

다: 목뼈(7개 척추뼈), 등뼈(12개), 허리뼈(5개), 엉치뼈(5개). 척추뼈는 보통 축약어를 사용하는데, 예를 들면, 4번째 등척추뼈는 'T4'라고 한다.

척수는 척추관보다 더 짧은데, 어른은 대략 첫 번째 허리척추뼈(L1)에서 끝나고 아동은 약간 더 아래이다. 척수의 끝 아래는 말총(cauda equina)라고 하는 신경다발이 있는데 아래 수준의 척수관을 드나드는 신경뿌리로 구성되어 있다(그림 1.10). 목뼈는 7개이지만 목뼈 신경뿌리는 8개이며, 8번 신경뿌리를 제외하고 각 신경뿌리는 해당 숫자의 척추뼈 위에서 나온다. 척추의 나머지 부분에서, 신경뿌리는 해당 척추의 아래에서 나온다.

척수와 말초신경의 신경세포의 조직체계는 매우 복

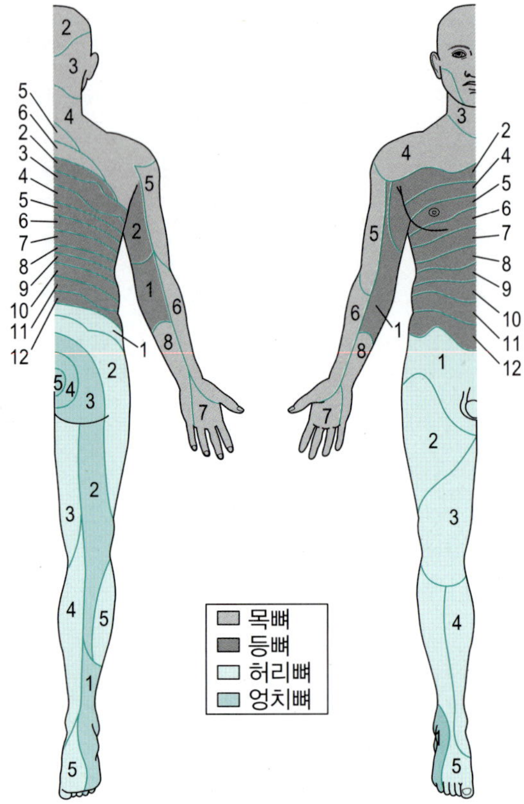

그림 1.11 • 척수신경뿌리의 감각분포(피부분절)

잡하다. 더 자세한 설명은 이 단원의 생리학부분에서 설명되겠지만, 여기서 간략하게 설명할 것이다. 근육 수축을 책임지는 주요 신경세포는 위운동신경세포(upper motor neuron)로서 뇌로부터 척수의 '내림' 신경로 안으로 내려온다. 적절한 척수수준에서, 신경세포는 회색질로 들어가서 날신경세포라고 하는 아래 운동신경세포(lower motor neuron)와 결합한다. 이 세포들의 축삭(신경섬유)은 앞뿌리(anterior root)를 통하여 척수를 빠져나와서 다른 척수신경뿌리와 결합하고 더 작은 신경으로 갈라져서 궁극적으로 근육에 도달하게 된다.

또한 신경섬유는 근육, 피부 그리고 다른 구조들로부터 척수로 반대방향을 지나간다. 신경섬유는 신경세포의 세포체를 포함하여 부풀어 오른 조직인 뒤신경절을 통하여 뒤뿌리(posterior root)에서 척수로 들어간다. 이 들신경세포는 많은 다양한 유형의 감각정보를 전달한다. 일부는 '오름신경로'에서 척수로부터 뇌로 올라가는 신경섬유와 결합하고 다른 신경섬유는 동일한 혹은 근처의 척수수준에서 다른 신경세포와 연결된다. 척수 내에서 연접은 후에 척수반사에서 언급할 것이다.

척수가 사고나 질병으로 손상되면, 그 결과는 손상이 발생한 척수수준과 척수 전체 혹은 부분적으로 절단되었는지에 따라 달라진다. 폭넓은 장애가 척수의 불완전 손상으로 발생할 수 있다. 척수가 완전히 끊어지면, 위운동신경세포는 그 수준 혹은 그 아래 수준의 근육집단을 조절할 수 없어서 그 근육들의 수의적 조절은 상실된다. 또한 손상수준 이하의 감각은 완전 상실된다. 그러나 손상영역 아래 수준에서, 아래운동신경세포, 감각신경 및 척수반사는 보통 보존되어 있다. L1이하 척주관의 손상은 척수보다 말총이 손상될 것이다. 말총은 아래운동신경세포와 감각섬유로 구성되어 있고, 말총이 손상되면 척수 자체 손상과는 완전히 다른 임상적 특성을 보인다.

목뼈수준에서 마비된 환자는 팔다리가 마비된 사지마비(tetraplegic/quadriplegic)이다. C4이상의 목뼈 손상은 가로막이 마비되어 호흡하기가 어렵거나 불가능하고 생존 기회가 불량하다. 목뼈의 아래수준에서 손상은 일부 팔과 손의 기능이 보존된다. 척수손상이 등뼈와 허리뼈 수준에서 발생하면, 환자는 불완전 하반신마비가 되고 일부 형태의 보조기(외부지지, 즉 보조기 혹은 칼리퍼)를 착용하고 보행할 수 있다. '보조기학'라는 용어는 '보조기'라는 용어와 동의어 이지만 현재 신발 안에 사용하는 보조인솔에서 사용이 제한된다. 인체의 한쪽이 제한된 마비 환자를 편마비(hemiplegic)라고 한다. 때로는 불완전 마비를 설명하기 위하여 '–plegic'이란 말을 대신하여 '–paretic'이란 말을 사용한다.

특정 척수신경뿌리로부터 감각신경을 받는 피부부위를 피부분절(dermatome)이라고 한다. 그림 1.11은 모든 수준의 피부분절의 분포를 설명한다. 다리에서, 앞면은 더 높은 척수분절이 지배하고 뒷면은 더 낮은 척수분절이 지배한다. 볼기와 회음으로부터 감각손실은 거의 모든 수준의 척수손상 이후에 나타날 것이다.

표 1.1 허리신경얼기로부터 나오는 신경의 분포

신경	시작	운동	감각
앞허리신경	L2–3	큰허리근	
엉덩아래배신경	T12–L1	배벽	배벽 가쪽 궁둥이
엉덩샅굴신경	T12–L1	배벽	배벽 위쪽 허벅지 생식기관
음부넙다리신경	L1–2	생식기관	위쪽 허벅지 (앞쪽) 생식기관
가쪽넙다리피부신경	L2–3	–	위쪽 허벅지 (가쪽)
넙다리신경	L2–4	엉덩근 두덩근 넙다리빗근 넙다리곧은근 가쪽넓은근 중간넓은근 안쪽넓은근	앞쪽 허벅지 안쪽 허벅지 안쪽 다리 안쪽 발 엉덩관절 무릎관절
두렁신경 (넙다리신경 가지)	L2–4	–	안쪽 다리 안쪽 발 무릎관절
폐쇄신경	L2–4	안쪽폐쇄근 두덩근 긴모음근 짧은모음근 큰모음근 두덩정강근	안쪽 허벅지 엉덩관절 무릎관절

말초신경들 (Peripheral nerves)

척수에서 나올 때, 인접한 수준으로부터 나온 척수 신경뿌리는 신경얼기(plexus)라고 알려진 신경망을 형성한다. 그런 신경얼기로부터 나온 말초신경은 보통 몇 개의 인접한 신경뿌리로부터 신경섬유를 포함한다. 걸을 때 근육에 분포하는 말초신경은 허리신경얼기와 엉치신경얼기로부터 나온다. 표 1.1은 허리신경얼기에서 나오는 신경의 운동 및 감각 분포를 간결하게 설명하고 있다. 표 1.2는 엉치신경얼기에 대한 같은 정보를 제공하고 있다(때대로 허리엉치신경얼기라고 함)

생리학 (Physiology)

다음 내용은 보행에 적용하는 생리학의 가장 중요한 측면에 관한 개요를 제공한다. Guyton(2005)이 사용한 많은 좋은 교재의 주제이다.

표 1.2 엉치신경얼기로부터 나오는 신경의 분포

신경	시작	운동	감각
위볼기신경	L4-S1	중간볼기근 넙다리근막긴장근	-
아래볼기신경	L5-S2	큰볼기근	-
궁둥구멍근 신경	S1-2	궁둥구멍근	-
넙다리네모근 신경	L4-S1	넙다리네모근 위쌍둥이근	엉덩관절
속폐쇄근 신경	L5-S2	속폐쇄근 위쌍둥이근	-
피부관통신경	S2-3	-	안쪽 궁둥이
뒤피부신경	S1-3	-	아래 궁둥이 뒤 허벅지 위쪽 종아리
궁둥신경	L4-S3	넙다리두갈래근 반막근 반힘줄근 큰모음근	무릎관절
정강신경가지 (궁둥신경의 가지)	L4-S3	장딴지근 장딴지빗근 가자미근 오금근 앞정강근 긴발가락굽힘근 긴엄지발가락굽힘근	아래 다리 (뒤쪽) 뒤발 가쪽 발 무릎관절 발목관절
안쪽발바닥신경가지 (정강신경의 가지)		엄지벌림근 짧은발가락굽힘근 짧은엄지발가락굽힘근	안쪽발 먼쪽 발가락들 발목뼈 관절들
가쪽발바닥신경가지 (정강신경의 가지)		발의 남은 근육	가쪽 발 발목뼈 관절들
온종아리신경 (궁둥신경의 가지)	L4-S2	-	무릎관절
얕은종아리신경 (온종아리신경의 가지)		긴종아리근 짧은종아리근	앞쪽 다리 뒤발
깊은종아리신경 (온종아리신경의 가지)		앞정강뼈 긴엄지발가락폄근 짧은발가락폄근 긴발가락폄근 셋째종아리근	엄지발가락 둘째발가락 발목관절 발목뼈 관절들
음부신경	S2-4	회음	생식기관

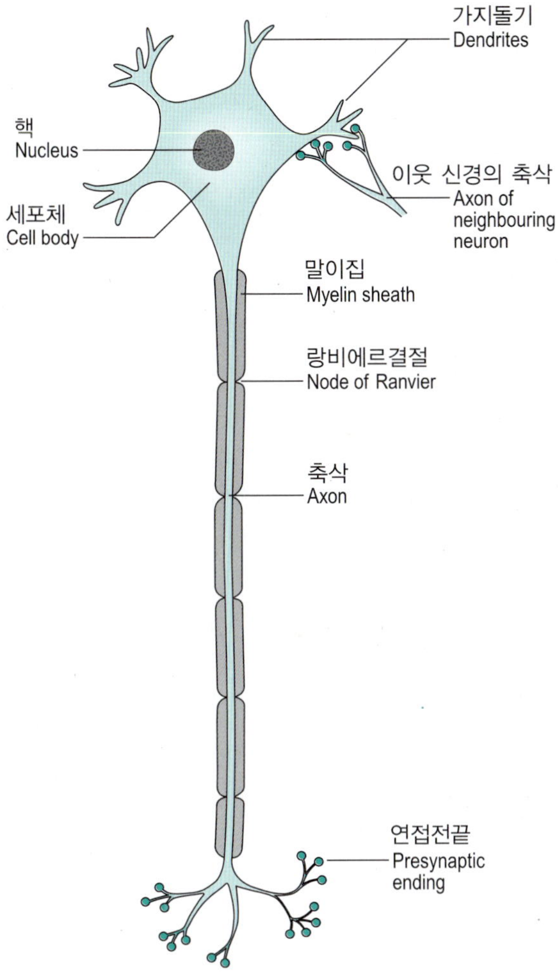

그림 1.12 • 신경세포의 구조

신경 (Nerves)

신경세포(nerve cell/neuron)는 신경계의 기본요소로 이미 설명하였다. 비록 신경계의 다른 부분에서 신경세포는 구조에 따라 상당히 다양하지만, 신경세포는 기본적으로 4가지 요소로 구성되어 있다(그림 1.12): 가지돌기, 세포체, 축삭 및 연접전말단. 신경자극은 가지돌기에서 세포체로 전달된다. 이들은 다른 신경세포의 가지돌기를 자극하기 위하여 연접(synapse)이라고 알려진 작은 공간에 이완되고 가로지르는 신경전달물질(neurotransmitter)로 알려진 매우 작은 화합물 꾸러미를 포함한다. 뇌와 척수 안에서 가지돌기는 신경자극을 생산하도록 다른 세포의 축삭에 의하여 자극되고, 다음에 신경자극은 축삭을 따라서 다른 신경세포의 가지돌기로 보낸다. 말초신경은 축삭이 근육섬유를 자극하는 운동신경세포(motor neurons)와 감각기관에 의하여 가지돌기가 자극되는 감각신경세포(sensory neurons)를 포함한다.

뇌와 척수는 수백만계의 신경세포를 포함하여 광대하고 복잡한 신경망 안에서 함께 결합되어 있다. 단일 말초신경은 수백개의 축삭과 가지돌기 혹은 수천개의 개별신경세포로 이루어져 있다. 뇌, 척수 및 말초신경의 조직은 신경세포를 위한 물리적 지지를 제공하거나 다양한 유지기능을 수행하는 신경아교(neuroglia)라고 알려진 많은 다른 유형의 세포를 포함한다.

위운동신경세포(upper motor neurons)는 뇌의 몇몇 다른 영역에서 발생하지만 대부분은 운동겉질에서 명백히 두드러지고, 척수의 적절한 수준으로 내려가서 반대편으로 교차한다. 회색질의 앞뿔 안에서 위운동신경세포는 아래운동신경세포(lower motor neurons)뿐만 아니라 운동조절의 복잡한 시스템에 관여하는 많은 다른 신경세포와 연접한다.

운동 혹은 날신경세포는 척수의 앞뿔에서 발생하여 앞척수신경뿌리에서 나와서 말초신경을 통하여 근육으로 내려간다. 보통 축삭은 끝부분에서 가지를 내어 수많은 운동종말판(motor endplates)에서 근육세포와 연접을 한다. 신경자극은 후에 자세히 설명할 근육수축의 원인이 된다.

감각신경(sensory nerves)은 피부, 관절, 근육 혹은 기타 조직의 감각 기관에서 발생한다. 감각기관 자체는 들신경세포의 가지 끝을 자극한다. 보통 가지돌기는 수많은 가지를 내고, 이들은 함께 이동하며 척수의 뒤뿌리 들어가는 말초신경으로 주행한다. 세포체는 뒤뿌리신경절(posterior root ganglion) 안에 있고(그림 1.9) 축삭은 척수 안에서 이 신경절로부터 주행하며 보통 회색질의 뒤뿔 안에서 정지하여 여기서 다른 신경세포와 연접한다. 감각신경은 촉각, 온각, 통각, 및 진동감각뿐만 아니라, 팔다리를 조절하는데 사용되는 되먹임을 위하여 고유수용성감각 신호를 전달한다. 이 신호들은 관절의 자세와 근육과 인대의 긴장을 포함한다.

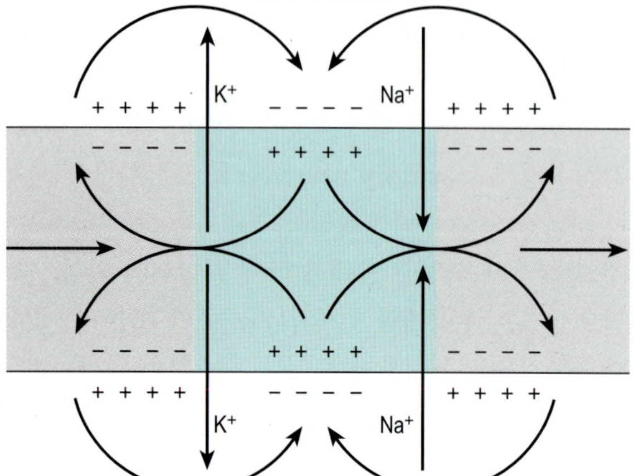

그림 1.13 • 축삭을 따라 흥분전위의 전파. 전류는 양극에서 음극으로 이동한다. 탈분극 영역은 녹색이다.

앞서 신경자극(nerve impulse)이란 용어를 설명 없이 사용하여, 여기서 정의를 하고자 한다. 신경자극의 본질은 복잡한 전기화학적 과정으로 이해하기가 약간 어렵다.

모든 유형의 세포 내부와 세포를 둘러싸고 있는 세포외액 사이는 이온농도가 다르다. (이온은 하나 이상의 전자를 얻거나 상실하여 전기적으로 전하를 띠는 원자 혹은 분자이다.) 세포의 바깥층은 세포막(cell membrane)이라고 하는데, 나트륨 이온과 다른 이온들은 매우 투과성이 낮아서 다시 밖으로 '밀어내는' 유출을 한다. 세포 안은 세포막을 통과하지 못하는 단백질과 같은 큰 음전하를 띠는 이온을 포함한다. 세포 밖은 고농도의 양전하된 나트륨 이온이 있어서 자동적인 보상작용으로 세포 안은 음전하 이온이 존재하며 세포 안은 고농도의 칼륨이 존재하고 세포 밖은 고농도의 염소 이온이 존재하게 된다. 따라서 세포 안은 고농도 칼륨과 세포 밖은 더 많은 나트륨과 염소이온이 존재하여 큰 음전하를 띤다. 이온 농도의 이런 불균형의 결과로 세포 안팎은 전압차이가 발생한다. 이 막전위는 적당한 소형전극을 삽입하면 측정할 수 있다. 한 신경세포의 정상 안정막전위(resting membrane potential)는 약 −70mV이며, 마이너스(−)기호는 세포 밖보다 세포 안이 음전하라는 것을 뜻한다. 세포막을 가로지르는 이온의 실제 숫자는 작으며, 세포의 전체 구성은 일정한 범위에 영향을 미치지 않으며, 나트륨 이온이 세포 안으로 이동하면 세포 밖으로 칼륨 이온이 이동하기 전에 막전위가 역전된다. 이 막전위 변화는 −70mV에서 +40mV까지 약 110mV까지 이루지는데 이것을 활동전위(action potential)라고 한다.

정상적인 상황에서, 한 신경세포의 활동전위는 다른 신경세포 축삭에 관한 연접전 말단으로부터 이완된 신경전달물질에 대한 반응으로 연접 안에서 시작한다. 이 중에서 일부는 흥분성으로 막전위를 감소시키고, 일부는 억제성으로 막전위를 증가시킨다. 흥분성 영향과 억제성 영향의 결합은 신경자극의 부가와 감산을 허용한다. 다양한 흥분성 영향과 억제성 영향의 순수한 영향이 막전위를 약 20mV 감소시키면, 신경세포 부위에서 활동전위가 발생할 것이다. 이 활동전위는 시작부위로부터 퍼져서 세포체를 가로질러서 축삭을 따라서 신경세포의 말단부위까지 주행한다.

활동전위는 '실무율' 현상의 하나로, 제공된 자극이 역치이상이면 활동전위의 크기와 모양은 자극강도와 무관하고, 활동전위는 '더 크거나' '더 작지' 않다. 그러나 활동전위의 간격은 다양하고, 한 신경은 활동전위가 지나가면 또다른 활동전위가 고리를 물고 나타나거나, 단지 가끔 긴 간격으로 분리된 활동전위를 보내기도 한다. 예를 들어 근육이 얼마나 강하게 수축하는지 혹은 피부온도가 어떻게 되는지에 관한 정보의 전달이 신경자극의 크기에 영향을 미치는 것이 아니라 신경자극의 빈도가 영향을 미친다.

그림 1.13은 왼쪽에서 오른쪽으로 축삭을 따라서 활동전위가 전달되는 것을 보여준다. 이 그림의 끝에서, 나트륨은 축삭으로 들어가고 역전 극성을 생산한다. 활동전위의 끝에서, 칼륨 이온은 축삭과 막전위를 회복시키기 위하여 이동한다. 탈분극된 부위는 막전위가 +40mV이며, 그 주변의 막전위는 약 −70mV이다. 이것은 110mV를 생산하는 작은 건전지와 동일하고, 전류는 세포막이 탈분극된 부위에서 주변 정상부위로 흐른다. 이 전류의 흐름은 전방의 정상 분극에서 활동전위를 생산하는데 충분한 막전위로 감소시키는

원인이 되고 신경세포를 따라서 활동전위가 흘러가게 한다. 그 부위는 즉시 활동전위를 넘어서 불응기(refractory)가 되는데 이 시기는 수 ms동안 다시 자극될 수 없는 시기를 의미하며 활동전위는 단지 한 방향으로만 이동한다.

많은 신경섬유 특히 먼 거리를 빠르게 자극 전달이 필요한 신경섬유는 그림 1.12에서 설명하는 것처럼 말이집(myelin sheath)으로 덮여 있다. 말이집은 말이집은 축삭과 가지돌기 모두를 포함한 신경섬유를 둘러싸고 있는 지방성분으로 일련의 소매처럼 랑비에결절(유수신경결절, nodes of Ranvier)로 알려진 간격을 두고 있다. 말이집은 절연체이기 때문에, 세포막을 통하여 인접한 탈분극 부위로 지나가는 전류를 막고, 신경섬유를 따라서 다음 랑비에결절을 통하여 짧은 거리를 지나간다. 활동전위가 일련의 건너뛰기를 하며 신경섬유를 따라서 내려가는 이러한 효과를 도약전도(saltatory conduction)라고 하는데 민말이집 신경섬유에서 보이는 연속 전달보다 더 빠르게 전도된다. 많이 주목받는 다발성경화증과 같은 수많은 신경학적 질환은 신경섬유의 말이집이 손실되어서 신경계의 기능에 심각한 결과를 초래한다.

신경자극이 전달되는 속도는 신경섬유의 직경과 말이집의 유무 등의 2가지 특성에 의존한다. 몇 가지 유형의 신경섬유가 신경계 안에서 발견되는데 A, B, 그리고 C유형으로 구분한다. A섬유는 모두 말이집 섬유이며, 전도속도에 따라서 다음과 같이 3집단으로 구분한다:

- A-α, 80-120m/s
- A-β, 35-75m/s
- A-γ, 15-40m/s
- A-δ, 5-35m/s

B섬유와 C섬유는 민말이집 신경섬유로 각각의 전도속도는 10m/s와 2m/s이다. A섬유는 보행분석에서 가장 중요한데 특히 A-α섬유는 근육으로 가는 운동신경이며, A-β섬유와 A-δ섬유는 촉각과 통증같은 신경자극을 전달한다. A-γ섬유는 근육생리학에 특히 중요한데 다음에 다시 언급할 것이다.

민말이집 신경섬유가 손상되면, 흉터조직이 형성되어서 일반적으로 기능회복이 불가능하다. 이런 이유 때문에, 비록 신경학적 대체 신경로를 사용하여 기능이 부분적으로 회복될지라도, 뇌 혹은 척수손상 이후에 신경기능의 아주 약간 회복된다. 말이집 섬유는 세포체와 말이집이 살아있으면 회복될 수 있다. 신경세포는 말이집 아래로 주당 수mm정도 재생된다. 실제로, 신경이 완전히 절단되고 재연결되면, 충분한 신경섬유 수가 유용한 감각 및 운동기능을 제공하기 위하여 올바르게 연결되었을지라도, 대부분의 신경섬유가 틀린 말이집으로 들어갈 것이다.

근육 (Muscles)

인체는 3가지 유형의 근육으로 되어 있다: 민무늬근, 심근, 그리고 뼈대근. 다음에 기술하는 근육은 뼈대근육(skeletal muscle)으로 수의근육 혹은 가로무늬근육이라고 하며, 팔다리 움직임에 관여한다.

근육은 수백개의 근육다발(fascicles)로 구성되어 있으며, 근육다발은 수백 개의 근육섬유로 되어 있다. 이 대형 다핵세포(핵이 많은 세포)는 근육조직의 기본단위이다. 근섬유는 특징적인 줄무늬를 가지고 있는 수백 개의 근원섬유(myofibrils)로 구성되어 있다. 이 줄무늬는 2개의 단백질인 액틴(actin)과 미오신(myosin)으로 구성된 근잔섬유(filaments)의 규칙적인 배열로 만들어진다. 이 근잔섬유들은 서로를 지나서 미끄러지면서 교차결합을 형성하고 파괴하여 근수축을 만든다.

근원섬유 안에는 다양한 밝은띠와 어두운띠들이 확인된다. 얇고 어두운 'Z' 선은 가는근잔섬유의 시작점이다(그림 1.15). 가는근잔섬유는 더 두꺼운 굵은근잔섬유와 상호배치되어서 'A' 밴드를 형성한다. 'I' 밴드와 'H' 존은 근육이 수축하는 동안 길이가 변화하는데 이것은 액틴과 미오신이 각각 중첩되지 않는 부위를 표현하기 때문이다. 수축과정을 이해하기 이전에 명명되었다.

근육 안에 근원섬유를 둘러싸고 있는 막은 매우 복잡한 배열을 가지고 있다. 그것은 영양소와 노폐물 이동 및 근육 활동전위의 전파에 관여한다. 근섬유 밖에

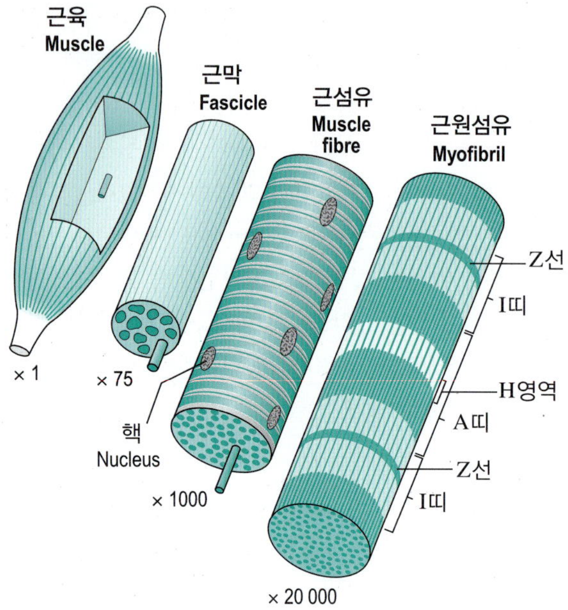

그림 1.14 • 근육의 육안 구조 및 현미경 구조.

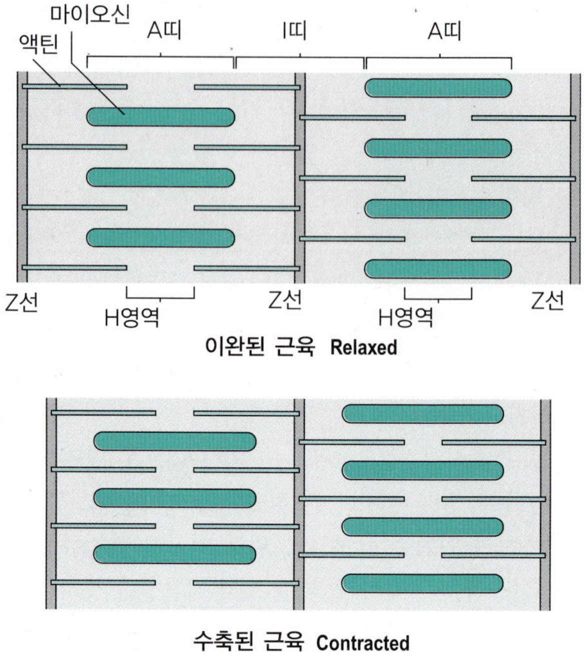

그림 1.15 • 근수축 시 액틴섬유와 마이오신섬유의 미끄러짐.

는 신경근육연접이라고 알려진 운동종말판(motor endplates)에서 근육섬유와 연결된 운동신경의 말단가지와 모세혈관이 있다. 평균적으로, 단일 운동신경은 약 150개의 근육섬유와 연결되어 있는데, 신경세포와 근육섬유의 결합은 운동단위(motor unit)라고 한다.

활동전위가 신경을 따라 운동종말판으로 내려가면, 활동전위는 신경전달물질인 아세틸콜린(acetylcholine)을 이완시킨다. 아세틸콜린은 연접틈을 가로질러 확산되어서 근육세포막의 수용기와 결합하여 근육세포막의 탈분극을 야기하고 탈분극은 확산 파동에 원인이 된다. 이 근육 활동전위(muscle action potential)는 근섬유를 통하여 퍼지기 때문에, 근수축을 유발하는 칼슘이온의 이완에 원인이 된다. 교차결합은 액틴과 미오신 분자가 서로를 당겨서 형성한다. 그 긴장은 짧은 기간 동안 유지되고, 더 이상 활동전위가 발생하지 않으면 이완되고, 칼슘 이온은 칼슘펌프(calcium pump)에 의해서 제거된다. 근육 활동전위의 전기활동은 감지할 수 있는데, 근전도(electromyogram)라고 알려진 방법을 사용한다.

근수축을 위한 에너지는 아데노신삼인산(adenosine triphosphate, ATP)이라고 하는 화합물로부터 고-에너지 인산집산의 이완으로 얻는다. ATP의 재생성은 신진대사 에너지의 소비를 요구하고, 요구의 실패는 근피로를 유발한다. ATP 생산에는 2가지 신진대사법이 있다. 하나는 산소 소모없이 세포 안에 저장된 화합물(인산크레아틴과 포도당)을 사용하는 것으로 무산소(anaerobic)대사라고 하며, 다른 하나는 혈액에서 근섬유로 들어오는 산소와 영양분을 사용하는 것으로 유산소(aerobic)대사라고 한다. 무산소과정은 강한 수축을 순간적으로 발생시키지만 빠르게 고갈된다. 근육의 지속적인 수축을 위하여, 유산소대사가 필요하다. 무산소 호흡이후에, 근육은 산소부채(oxygen debt)가 발생하고, 이는 근육 안에 축적된 젖산을 제거하기 위한 유산소 호흡에 의하여 다시 제거될 것이다.

단일신경자극이 한 근육을 자극하면, 잠복기(latent period)로 알려진 짧은 휴지기 이후에 단일수축(twitch)으로 알려진 짧은 수축으로 반응한다(그림 1.16). 잠복기 동안에 운동신경에 두 번째 신경자극이 전달되면, 아무 반응이 없다. 근육이 수축을 생성하는 힘은 수많은 요소에 영향을 받는데, 특히 자극하

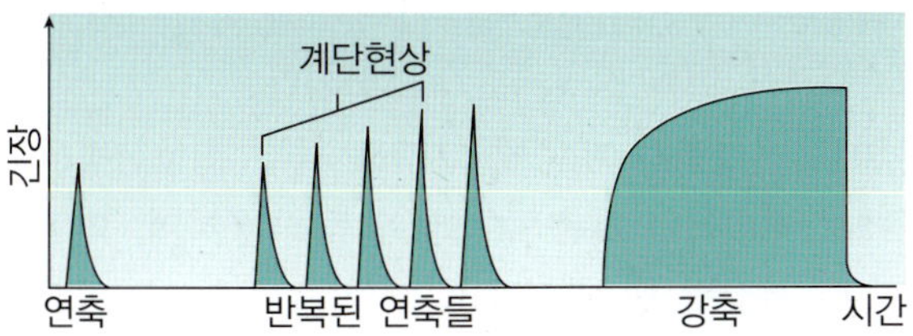

그림 1.16 • 단일 근섬유가 낮은 빈도 및 높은 빈도에서 단일 자극 및 반복자극에 대한 반응.

는 힘, 근육의 단면적, 수축속도 및 수축 방향에 의존한다. 보통 가장 큰 힘은 근육의 길이가 중간범위에 근접할 때 발생한다. 한 근육이 최소한의 길이로 수축하면, 수축력은 크게 감소한다(능동 부전, active insufficiency). 근육이 두 개 관절 이상을 넘어서 신장되면, 동시에 양관절에서 전관절가동범위를 완성할 수 있는 충분한 신장은 불가능하다. 이것은 '수동 부전(passive insufficiency)' 라고 한다. 일례를 들면, 손목관절은 손가락을 폈을때는 완전히 굽혀지지만, 손가락을 완전히 굽히면 불가능한데, 이것은 손가락 폄근이 몇 개의 관절 위에서 신장되기 때문이며 더 연장될 수 없다.

근육섬유는 많은 다른 유형을 가지고 있지만, 주로 1형과 2형으로 구분한다. 근육섬유 유형은 그것을 지배하는 신경에 따라 달라진다. 따라서 단일 운동단위 안에 모든 근육섬유는 동일한 유형의 근육섬유로 되어 있다. 1형근육섬유(느린 단일수축)은 진한 색으로, 느린 수축과 이완을 하고, 피로에 저항적이며, 주로 자세조절을 위하여 사용되는 지속적인 수축을 할 때 사용한다. 2형 근섬유(빠른 단일수축)는 연한 색으로, 수축과 이완을 빠르게 하고 쉽게 피로하다. 이 근섬유들은 주로 짧은 시간동안 강한 수축을 할 때 사용한다. 신체에서 근섬유들의 기능에 따라, 빠른 근섬유와 느린 근섬유의 비율이 근육에 따라 다르다. 또한 이것은 가금류에서도 볼 수 있는데, 다리근육은 '적색근' 으로 지속적으로 수축을 하고, 날개근육은 '백색근' 으로 짧은 기간 동안 강한 수축을 한다. 근섬유 유형은 미오신의 실재 구조에서 차이가 있다는 사실에도 불구하고, 자극유형의 변화는 몇 주 안에 근섬유의 유형을 변화시키는 원인이 될 것이다. 근섬유 유형을 변경하는 능력은 마비된 근육에 전기자극을 사용할 때 매우 중요하다.

근육이 수축할 때, 모든 운동단위가 동시에 활성화되지 않는다. 더 강한 수축이 필요하면, 더 많은 운동단위가 사용되는데, 이 과정을 동원(recruitment)이라고 한다.

근육이 길이 변화 없이 장력이 증가하면, 이 수축은 등척성(isometric)이라고 한다. 근육의 길이는 변화지만 수축력은 동일한 수축은 등장성(isotonic)이라고 한다. 일반적으로 근육이 수축하면 근육이 짧아진다고 생각한다. 이런 수축을 동심수축(concentric contraction)이라고 한다. 그러나 특히 보행에서 근육이 길어지면서 장력이 생산되는 근육도 자주 있다. 이런 수축을 편심수축(eccentric contraction)이라고 한다. 예를 들면 넙다리네갈래근은 앉을 때 편심수축을 한다. 특별한 동작을 책임지는 근육을 작용근(agonist)이라고 한다. 2개 이상의 근육이 함께 활동할 때, 협력근(synergists)라고 하며, 작용근에 반대되는 근육은 대항근(antagonists)라고 한다. 일반적으로 한 근육 집단의 수축은 반대 근육집단의 상호억제(reciprocal inhibition)으로 가능하다.

근위축(muscle atrophy)은 근육을 사용하지 않으면 근육의 부피와 힘이 상실되는 것을 설명하는데 사용하는 용어이다. 운동섬유가 정상이면 근육섬유는 더 작아져도 숫자는 동일하게 남아있고 그 후에 근육 자극의 회복으로 기능은 완전히 회복될 것이다. 예를 들면 이것은 다리에 골절로 인하여 석고붕대를 작용했을 때 발생한다. 또한 이런 유형의 근위축은 위운동신경섬유가 파괴된 척수손상에서 발생하는데 아래운동신경세포는 정상으로 남아있다. 대조적으로 아래운동신경세포가 파괴되면, 근섬유는 위축되고 섬유성 조직으로 대체된다. 이것은 근위축의 비가역적 유형으로 소아마비 이후와 말총이나 말초신경 손상 이후에 나타난다.

척수반사 (Spinal reflexes)

아래운동신경세포는 뇌와 척수 안의 다른 신경세포로부터 신경자극을 받는다. 자세와 움직임에 주로 관여하는 뇌의 2개 영역은 수의적인 움직임을 책임지는 운동겉질(motor cortex)과 근육활동의 유형을 생성하는데 관여하는 소뇌(cerebellum)이다. 운동겉질과 이에 연관된 신경은 피라미드계(추체계, pyramidal system)라고하며, 소뇌와 일부 연합뇌중추, 그들과 연결된 신경로는 피라미드바깥길계(추체외로계, exprapyramidal system)라고 한다. 척수 안에서, 다른 신경세포에 영향은 척수반사(spinal reflexes)를 야기한다. 또한 척수 안에 각 팔다리의 유형생성기가 있어서 굽힘과 폄을 교대로 생산할 수 있다.

뇌와 고위중추는 는 척수반사의 억제 영향이 있어서 정상인은 척수반사가 매우 약하다. 그러나 척수반사는 뇌나 척수의 손상으로 고통받는 환자에서 이 억제가 상실되면 매우 강해진다.

가장 중요한 척수반사(L4 척수신경)의 하나가 신장반사(stretch reflex)인데, 무릎반사를 담당하는 것으로 무릎힘줄을 작은 망치로 두드리면 발생한다. 근육이 신장되면, 근육 안에 신장 수용기(stretch receptors)가 자극되고 빠른 감가신경세포를 따라서 척수로 신경자극을 전달한다. 척수 안에서, 이 신경세포와 연접하고 동일 근육의 아래운동신경세포를 자극하여 근육을 수축한다. 신장수용기는 근방추(muscle spindles) 안에 존재하며, 얇고 상대적으로 느린 감마운동신경세포(gamma motor neurons)에 의하여 신경지배를 받는 매우 작은 방추속근섬유(intrafusal muscle fibres)에 부착되어 있다. 주요 근육이 수축하고 이완함에 따라 근방추의 길이가 조정되어서 근육의 길이가 완전 범위에서도 지속적으로 작동한다. 또한 방추속근섬유는 신장수용기의 '민감성'에 따라 변경될 수 있다. 신장반사는 근육에 적용된 힘이 변하여도 근육의 자세를 유지시키기 위하여 되먹임을 제공한다. 신장반사는 감각신경세포와 운동신경세포 사이에 단일 연접만 존재하는 단일연접반사(monosynaptic reflex)는 드문 일이다. 대부분 반사는 많은 사이신경세포를 포함하는 다중연접이며 척수의 양쪽과 하나 이상의 척수수준에 있는 신경세포가 포함된다.

일부 신경반사 때문에 그리고 일부 운동신경세포 안에서 지속적인 낮은 수준의 활동을 통하여, 대부분 근육은 신장될 때 일정량의 저장을 보이는데 이것을 근긴장(muscle tone)이라고 한다. 일부 환자의 강직(spasticity)과 같은 임상적 상태에서 악화되는 근긴장은 매우 높고, 팔다리 작은 움직임에 반대되는 강한 근수축을 야기한다. 강직은 비정상 보행의 중요한 원인이다. 보통 척수반사에 관여하는 고위중추의 억제성 영향이 일부 혹은 전부 상실되어 발생하고 종종 뇌손상(뇌성마비와 같이) 혹은 척수손상 이후에 환자에서 볼 수 있다. 또한 보행에서 보이는 관련된 현상은 간대경련(clonus)이라고 하는데 한 근육이 신장에 대한 반응으로 일련의 수축을 생산하는 것이다.

조직 안에 많은 다른 유형의 감각기관이 척수반사를 담당하는데, 보행에 특히 중요한 감각기관은 앞에서 언급한 근방추와 골지기관(Golgi organ)이다. 골지기관은 능동적이든 수동적이든 힘줄에 적용되는 힘이 위험할 정도로 크면, 근수축을 억제하는 힘줄 안에 존재하는 신장 수용기이다. 팔다리의 통증 수용기는 굽힘회피반사(flexor withdrawal reflex)를 유발하는데, 통증을 유발하는 원인이 팔다리에서 제거되길 바라며 굽힘근을 수축하고 폄근을 이완한다. 또한 교차폄반사(crossed extensor reflex)는 한쪽은 굽힘근이 수축하고 다른 쪽은 폄근의 수축을 동반하는 것이다. 오른쪽 발에 못을 밟은 사람을 예로 들면, 그 통증으로부터 멀어지기 위하여 오른발은 굽히고 전체 체중을 유지하기 위하여 왼발은 편다.

운동조절 (Motor control)

보행은 해당 관절, 팔다리 및 인체의 다른 부위를 움직이도록 해당 근육에 신경신호를 보내는 복잡하고 협응된 유형을 통하여 생성된다. 신경자극에 관한 이런 유형을 생산하는 '중심유형발생기'는 한 영역에 위치하지 않고 뇌와 척수의 다양한 부분에서 신경망을 구성한다. 이 영역에 관한 많은 연구는 실험실 동물을 대상으로 하였지만 일부 근거는 인간 이동이 고양이의 척수 안에 있는 율동-생성계통이 뇌의 '고위중추'에서 신경입력으로 조절되고 다리의 근육, 관절 및 피부의 감각수용기로부터 되먹임을 받는 것과 유사한 유형으로 구성된다고 제언한다(Duysens와 Van de Crommert, 1998).

생체역학 (Biomechanics)

생체역학은 인체와 같은 생물학적 계통들을 기계공학적 방법으로 연구하는 과학의 한 분야이다. 보행은 생물학적 계통에 의해 수행되는 기계적 과정이기 때문에, 이 과정에서 보행의 연구가 적절하다. 기계공학은 방대하지만, 앞으로 보행분석과 가장 관련된 부분 특히 시간, 질량, 힘, 중력중심, 힘의 모멘트, 선형 가동성 및 각 가동성 등에 제한하여 기술할 것이다. 과학에서 생체역학은 매우 수학적이지만, 기본적인 원리는 이해하기 쉽고 단원의 마지막에서는 이에 관한 예를 설명하였다. 움직임에 대한 과학적 기초를 제공하는 좋은 교재는 Richards(2008)이다.

시간 (Time)

현재까지 보행속도는 분당 미터 혹은 시간당 마일 등을 인용하는 것이 일반적이지만, 초(s)와 밀리세컨드(ms)는 생체역학에서 시간 측정을 위한 주요 단위이다. 반복적인 사건이 짧은 간격의 시간에서 발생하면, 보통 헤르츠의 '빈도'(약어는 'Hz)를 사용하는데, 1Hz는 초당 한 주기를 말한다. 예를 들면, 전형적인 보행분석계통은 100Hz(10ms의 표본간격과 상응하는)에서 환자의 팔다리에 부착된 표지의 위치를 측정하고, 500Hz(표본간격은 2ms)에서 지면반발력을 그리고 2000Hz(표본간격은 0.5ms)에서 근전도를 측정할 것이다. 표본간격과 빈도의 상관관계는 다음과 같다:

표본간격(ms) = 1000/빈도(Hz)

질량 (Mass)

우리는 지구의 중력을 받으며 살고 있기 때문에, 일반적으로 질량과 무게라는 용어를 같은 의미로 사용한다. 그러나 질량과 무게는 명확히 차이가 있다. 어떤 물체의 질량은 그것에 있는 물질의 양을 말하는 것으로 중력의 유무에 영향을 받지 않는 반면, 무게라는 것은 중력에 의해 사물에 가해지는 힘을 말하는 것이다. 예를 들면, 지구 궤도를 돌고 있는 우주선은 중력이 작용하지 않기 때문에 질량(mass)은 가지고 있지만, 무게는 없는 것이다. 이것은 어떤 사람이 당신에게 돌을 던지면 이것이 '무게'는 없지만 여전히 당신은 손상을 받을 수 있다는 것을 의미한다. 우리는 몸 '무게(weight)'를 측정할 때, 킬로그램이나 파운드를 사용하는데 이것은 힘이 아니라 질량의 단위이끼 때문에 과학적 용어로는 올바르지 않다. 예를 들면, 질량이 90 kg(198lb)인 사람은 무게는 882.9N (90 kg × 9.81 m/s^2)이다.

힘 (Force)

우리는 힘의 개념에 대한 일반적인 용어에 친숙하지만, 과학자는 이 용어를 특별하게 사용하고 있다. 힘은 벡터(vector)량으로써 이는 양과 방향의 요소를 모두 가지는 것이며, 온도와 같이 양의 요소만 있는 스칼라(scalar) 양과는 다른 것이다. 과학적 측정을 위한 국제협의 단위는 국제단위계(Systeme International, SI)이라고 한다. 이 단위계에서 힘의 단위는 뉴톤(newton, N)이다. 1 kg의 질량에 정상 지구중력에 의해 작용되는 힘은 9.81 N이며, 1뉴톤은 102 g 혹은 $3\frac{1}{2}$온스의 질량에 의해 가해지는 힘이다. 이전에 사용되었던 영국 표준과 미터법에 의한 힘의 단위는 혼동을 줄 수 있어 피하는 것이 좋다. 단위 전환은 부록 2를 참조한다. 힘 벡터의 방향은 편리한 방법으로 나타내면 되는데, 예를 들면 아래로 20 N 또는 X-축에 대하여 30°에서 140 N 등으로 표시한다. 그러나 주의해야 할 점은 명백한 경우가 아니면, 방향을 절대 빠뜨리면 안된다는 것이다.

모든 과학의 기계공학은 아이작 뉴톤경에 의해 제창된 힘의 3대 법칙을 기초로 하는데, 이를 다음 단락에서 설명하고 있다.

뉴톤 제1법칙 (Newton's first law)

외부에서 힘이 가해지지 않는 한 물체는 정지상태 또는 직선에서의 등속운동을 계속하려고 한다.

뉴톤 제2법칙 (Newton's second law):

외력이 물체를 힘의 방향으로 가속시키는 원인이 될 것이다. 가속도(a)는 힘의 크기(F)를 물체의 질량(m)으로 나눈 값과 같다:

$$F = m \times a$$

뉴톤의 제3법칙 (Newton's third law):

모든 작용에 대해 크기가 같고 방향은 반대인 반발력이 생기게 된다.

원자와 원자아래 소립자들의 특별한 현상을 무시하면 모든 물리적 시스템은 항상 뉴톤의 3가지 법칙을 따르게 된다.

이 법칙을 쉽게 기억하기 위하여 다음을 상상한다. 공간에 떠 있는 벽돌이 있다고 하면(제1법칙), 이것을 누군가가 밀면 가속도가 생기게 될 것이다(제2법칙). 이것을 누군가가 다른 방향에서 밀어 가속도를 주어 멈추게 한다(제3법칙).

한 방향으로 작용하는 단일 힘은 반대방향으로 작용하는 동일한 크기의 힘과 균형을 이루고 있다는 것을 알면 용이하다. 그러나 훨씬 많은 경우에서 많은 힘이 여러 방향으로 작용하고 이들 각각은 서로 균형을 이루고 있다. 방향이 주어지면, 힘의 벡터들을 합하거나 나눌 수 있는데 속도나 가속도같은 다른 벡터에서도 마찬가지이다. 어떻게 이것이 가능한지를 알기 위해서는 한 방향으로 작용하는 단일 힘을 여러 다른 방향으로 작용하는 여러 힘과 동일하게 나타낼 수 있다는 것을 이해하는 것이 필요하다. 다시 말하면, 많은 각각의 힘을 적절한 단일 힘으로 나타낼 수 있다.

단일 힘을 두 개의 힘으로 전환하는데 사용되는 기술은 '성분분해(resolving into components)' 라고 한다. 그림 1.17은 힘F를 서로 90°를 이루는 두 개의 더 작은 힘인 Fx와 Fy로 나누는 방법을 설명한다. 이 힘의 크기는 다음의 식으로 구할 수 있다.

$$F_x = F \times \cos A$$
$$F_y = F \times \sin A$$

여기서 A는 F와 F_x에 의해 이루어진 각도이다.

반대과정을 통하여 F_x와 F_y를 합쳐서 F를 구하는 공식은 다음과 같다:

$$\text{크기} : F = \sqrt{(F_x^2 + F_y^2)}$$

$$\text{각도} : A = \tan^{-1} (F_y / F_x)$$

힘을 합하기 위하여 방향의 공통계통을 사용하여 우선 성분으로 분해를 한다. 모든 x성분을 서로 더하고 y성분끼리도 서로 더한다. 그 결과 총합은 단일 동일 힘을 구하는데 사용된다. 이것은 그림 1.18에서 설

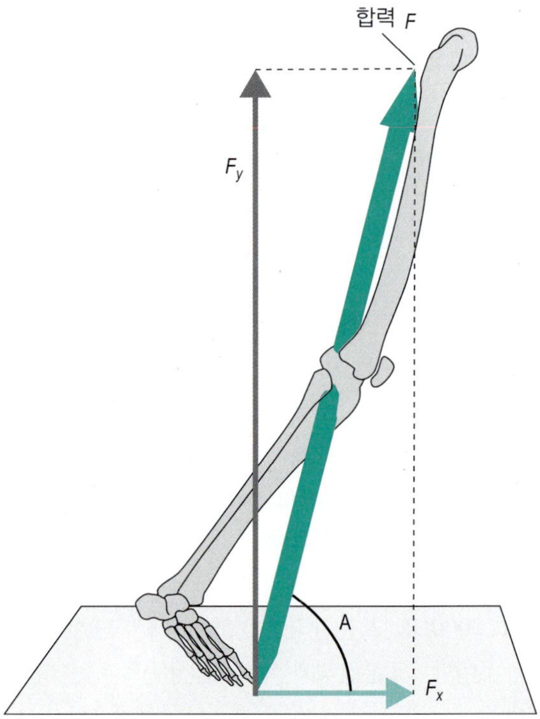

그림 1.17 • 직각에서 2 요소들 안에 힘(F)의 분해: F_x 및 F_y.

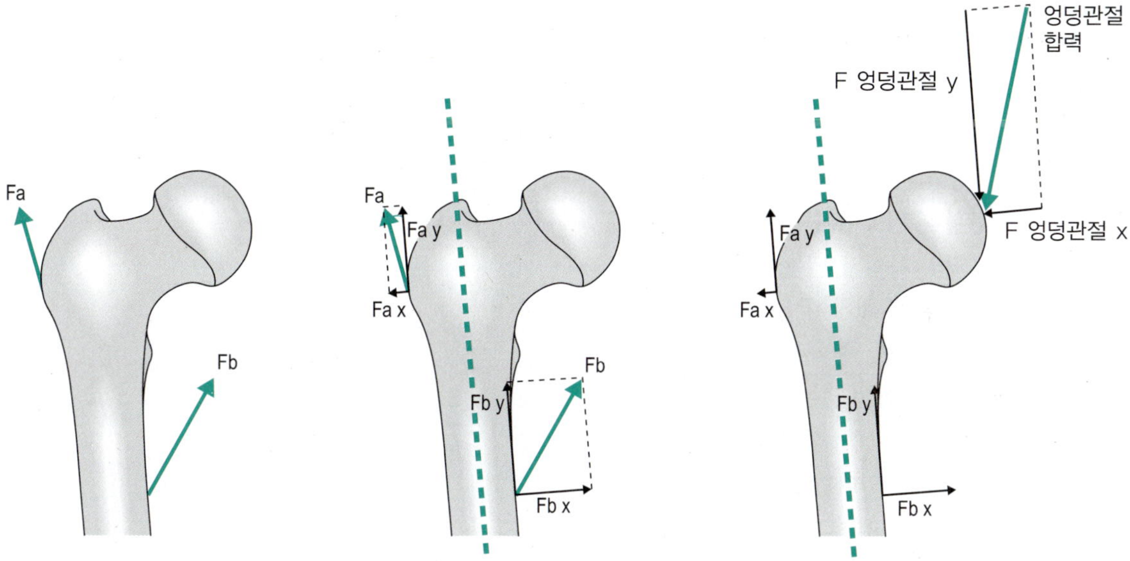

그림 1.18 • 엉덩관절에 힘의 분해

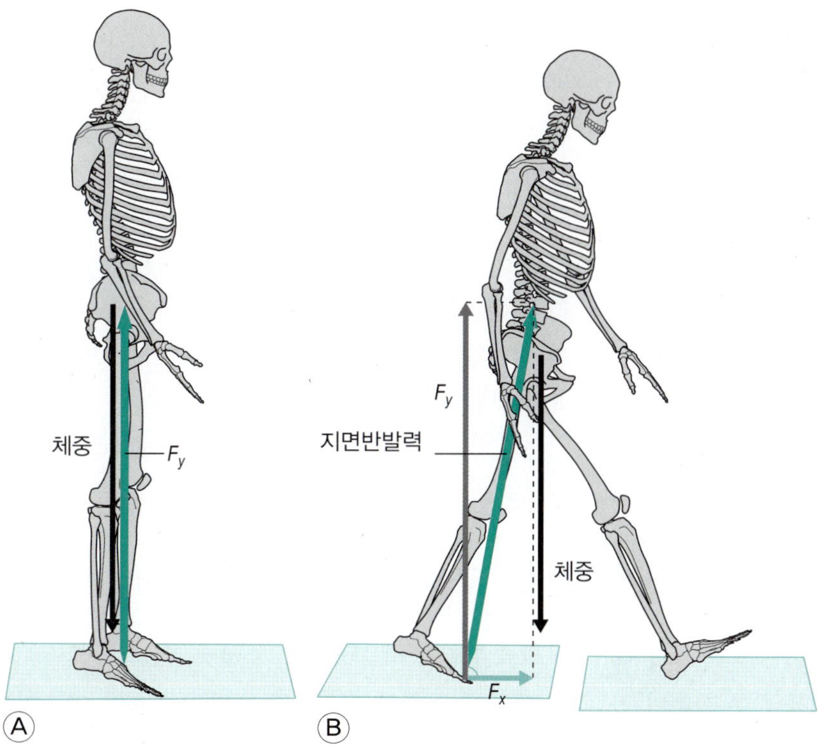

그림 1.19 • 23쪽 본문 참조

명하고 있는데, 두 힘 F_a와 F_b는 엉덩관절 주변에서 작용하는 근육의 힘을 합성한 것을 설명하는 것이다. 첫째 F_a와 F_b는 분해된다($F_{a\,x}$, $F_{a\,y}$, $F_{b\,x}$, $F_{b\,y}$). x성분의 대수합을 구하면 엉덩관절을 움직이는 최종 힘의 x성분을 구할 수 있고 마찬가지로 y성분도 구할 수 있다. F_a와 F_b는 방향이 반대이기 때문에 이들의 대수합은 사실상 그 크기의 차이가 되는 것이다. 최종의 힘인 R은 x성분과 Y성분을 합하여 구한다.

뉴톤의 제2법칙에 의하면, 물체는 가속하지 않으면, 물체를 움직이는 순수 힘은 없는 것이다. 힘을 성분으로 분해할 때 두 성분이 꼭 직각을 이룰 필요는 없는데 물론 직각을 이루고 있다면 직각삼각형 그 자체가 단순한 기하학적 방법이나 삼각법으로 나타낼 수 있기 때문에 계산은 훨씬 편리하다.

그림 1.19A는 한 사람의 완전한 바로 선 자세를 설명한다. 이 경우 힘의 지면반발력은 그 사람의 체중과 동일하면 방향은 반대고, 수평요소는 없이 오직 수직 방향으로만 작용할 것이다. 그러나 걸을 때 힘을 고려하면, 디딤기 후반부에서 반대 힘이 없는 수평 힘 F_x는 인체를 전면으로 가속시키거나 전진시키는 원인이 될 것이다(그림 1.19B). 또한 수직 힘 F_y는 인체의 위쪽으로 가속하는 원인인 사람의 체중보다 더 크다.

중력중심 (Centre of gravity)

물체의 질량이 그 물체의 모든 부분에 분포되어 있지만, 흔히 편리하게 설명하기 위하여, 힘의 효과에 대하여 설명할 때 질량의 전체가 한 점에 집중되어 작용한다고 상상한다. 이 점은 무게중심점이라고 해야 하지만, 보통 중력중심점(centre of gravity)라고 한다. 정육면체같이 규칙적인 모양이 균등한 물질로 되어 있는 경우에는 중력중심이 기하학적 측면에서 중심에 있다. 그러나 인체와 같이 불규칙적인 모양으로 형태가 변하는 물체일 경우에는 중력중심을 직접 측정하여 결정하여야 한다. 또한 인체의 모든 부분을 별도로 중력중심을 구할 수 있으며 이를 모두 합하여 전체의 중력중심을 구할 수 있다(이에 대한 방법은 본 교재의 범위를 넘어선다). 종종 인체의 중력중심이 허리엉치관절의 바로 앞에 있다고 한다. 이것은 그 사람이 해부학적 중립위치로 서 있을 경우에는 거의 맞는 말일 수 있지만, 인체의 어떤 움직임이 있을 때는 중력중심이 이동하게 될 것이다. 중력중심이 인체 안에 있어야 할 필요는 없는데 인체를 앞으로 굽혀 손이 발가락에 닿게 하면 중력중심이 몸의 밖, 즉 넙다리 위쪽의 앞에 위치하게 된다(그림 1.20). 이에 대한 재미있는 예로서 높이뛰기 선수들이 이 방법을 이용하는데 이런 식으로 몸을 구부려 몸의 각 부분은 높이뛰기 바의 위쪽을 지나가지만 중력중심은 그 바의 아래를 지나가게 된다.

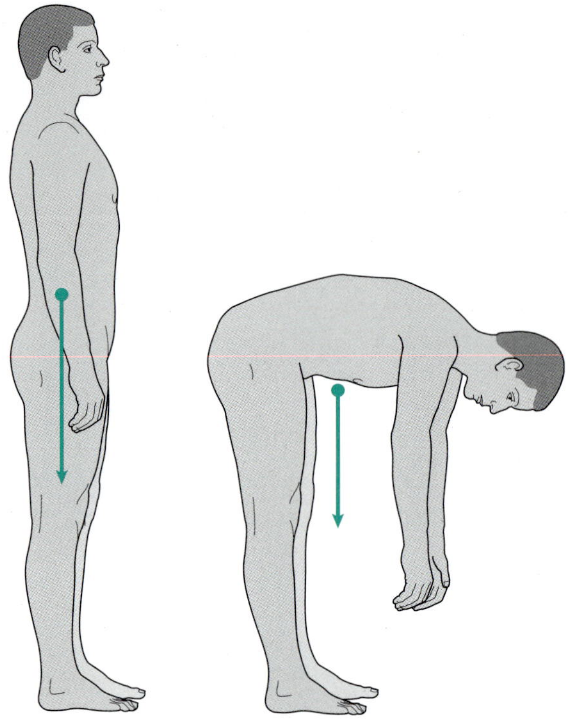

그림 1.20 • 바로 선 자세와 구부린 자세 시 중력중심

힘의 모멘트 (Moment of force)

어른과 작은 아동이 시소를 함께 탄다면, 중심에 훨씬 가깝게 앉아서 어린이와 중량의 균형을 맞추어야 한다(그림 1.21). 시소의 균형이 깨어지게 하려는 동작이 힘의 모멘트인데 이는 축 또는 차축점의 지점에

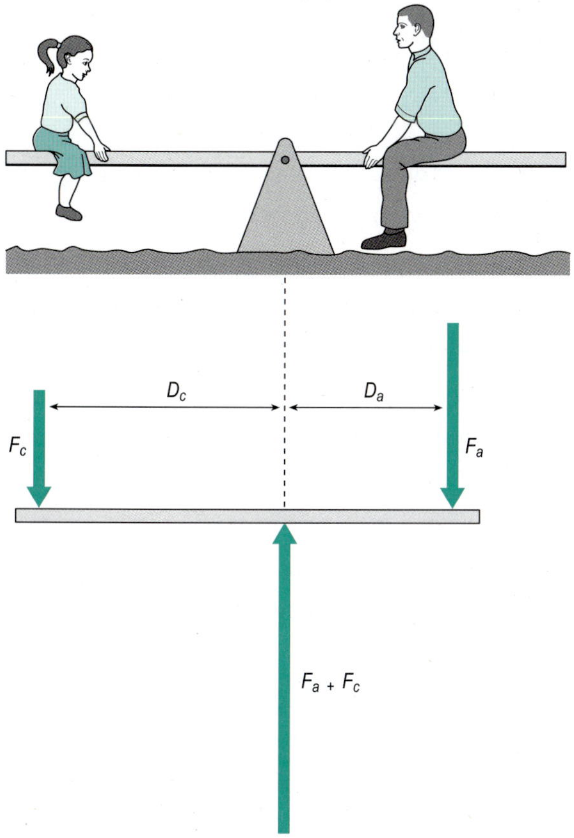

그림 1.21 • 시소 위의 어른과 아동이 균형을 맞추려면, F_a와 D_a를 곱한 값과 F_c와 D_c를 곱한 값이 동일해야 한다.

서 수직거리에 힘을 곱하여 계산하는데, 일반적으로 이 거리를 지렛대팔(lever arm) 혹은 모멘트 팔(moment arm)이라고 한다. 또한, 힘의 모멘트는 '토크', '회전모멘트' 또는 단순히 '모멘트'라고도 한다. 힘의 모멘트를 계산하는 식은 다음과 같다.

$$\text{모멘트} = F \times D$$

여기에서 M은 힘의 모멘트(newton-meter, N · m)이며, F는 힘(newton, N), D는 거리(meter, m)이다.

시스템이 평형을 이루기 위해서는 즉 시소가 균형을 이루기 위해서는 시계방향으로의 힘의 모멘트의 합계가 시계반대방향으로의 모멘트의 합계와 같아야 한다. 그림 1.21에서 만일 소녀의 몸무게가 40kg이라면, 그녀가 중력에 의해 낼 수 있는 힘(F_c)는:

$$40 \text{ kg} \times 9.81 \text{ m/s}^2 = 392.4 \text{ N}$$

축에서의 거리(D_c)가 4m라면 그녀가 시계반대방향으로 낼 수 있는 모멘트는:

$$392.4 \text{ N} \times 4 \text{ m} = 1569.6 \text{ Nm}$$

70kg의 남자는 아래쪽으로 낼 수 있는 힘(F_a)은:

$$70 \text{ kg} \times 9.81 \text{ m/s}^2 = 686.7 \text{ N}$$

시계반대방향으로의 모멘트가 1569.6 Nm가 되기 위해서 그가 축으로부터 떨어져 앉아야 하는 거리(D_a)는:

$$1569.6 \text{ Nm} / 686.7 \text{ N} = 2.29 \text{ m}$$

힘의 모멘트는 축으로부터의 수직거리로 정의된다. 이는 서로 다른 방향으로의 힘에 의해 반대방향으로의 모멘트가 생긴다면 매우 중요한 의미를 갖는다. 그림 1.22에서는 다리를 구부리고 서 있을 때 무릎에 걸리는 힘의 모멘트를 설명하는 것이다. 지면반발력은 하중을 받는 지점에서부터의 수직거리 a에 작용을 하게 된다. 넙다리네갈래근 힘줄은 수직방향에 대해 비스듬하게 인장력을 받게 되고, 힘줄에 의해 생기는 장력과 수직거리인 b에 의해 힘의 모멘트가 생기게 된다. 여기에 무릎뼈(patella)가 있어서 b의 값이 더 크게 하여 주고 따라서 주어진 힘의 모멘트를 생산하기 위해 근육의 힘을 감소시켜준다. 평형이 되기 위해서는 두 모멘트, ($F_1 \times a$)와 ($F_2 \times b$)가 같아야 한다.

힘의 모멘트의 측정과 해석은 정상보행과 병적보행을 완전히 이해하는 데는 필수적이다. '능동' 내적 모멘트는 근육 수축(동심성, 등척성 혹은 편심성)에 의해 생성된다. '수동' 내적 모멘트는 뼈와 뼈의 힘 그리고 연부조직 특히 인대의 장력에 의해서 생성된다.

또한 모멘트는 인접한 관절로부터 전달될 것이다. 때로는 반발력이라고 하는 외적 모멘트는 일반적으로 중력에 의해 생성된다. 현대 보행분석시스템은 보행을 하는 동안 주요 관절에서 존재하는 능동 모멘트와 수동 모멘트를 모두 합한 '순 모멘트'를 측정할 수 있다. 그러나 대부분 하나 이상의 근육이 수축하기 때문에 특정 한 근육의 수축력을 계산하는데 사용하는 것은 드물다. 한 예로 엉덩관절의 '동시수축'은 관절에 안정성을 증가시키기 위하여 굽힘근과 폄근이 동시에 수축하는 것이다(Park 등, 1999).

안타깝게도 문헌을 보면 약간 혼돈이 생기는데 '굴곡 모멘트' 같은 용어가 그것이 외적 모멘트인지 내적 모멘트인지 설명 없이 쓰이기 때문이다. 굽힘근의 수축에 의해 내적 굽힘 모멘트를 만든다. 대조적으로 외적 굽힘 모멘트는 관절을 굽히는데 작용하는데 폄근의 수축이 저항으로 작용할 것이다(예를 들면 땅에서 뛰어오를 때 무릎관절은 그 힘으로 굽혀지고 무릎관절 폄근은 외적 모멘트에 저항하여 무릎관절의 과도한 굽힘을 예방한다). 이런 혼돈을 피하기 위하여 작용하는 모멘트가 외적인 것인지 내적인 것인지를 분명하게 밝히는 것이 꼭 필요하다. 비록 Perry(1992)

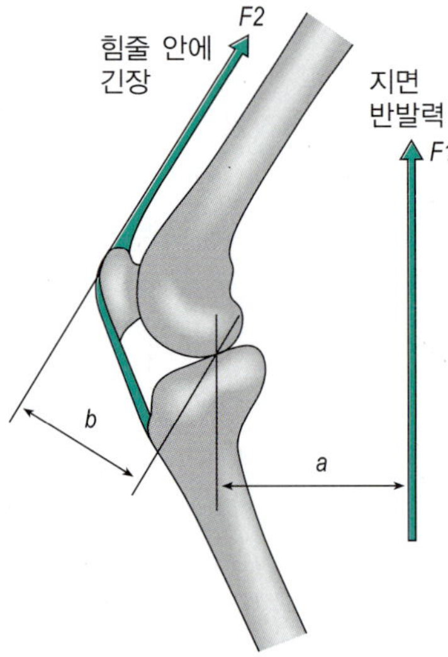

그림 1.22 • 지면반발력으로 발생하는 힘의 모멘트 F_1은 넙다리네갈래근의 수축으로 인해 발생하는 힘의 모멘트 F_2에 거리 b를 곱한 것이다.

의 중요한 교재는 외적 모멘트를 사용하지만, 보행분석협회는 내적 모멘트를 사용하는 경향이 있고, 본 교재에서도 이것이 편리하다고 판단한다.

짝(couple)은 각각 수평이지만 반대 방향으로 작용하는 두 개의 동일한 힘에 의해 생산된다. 그 힘은 선형 운동을 생산하는 한 각각 감쇄되어 없어지지만 서로 간에 한 지점에 대하여 회전을 생산하기 위해서는 함께 작용한다.

같은 방법으로 뉴톤의 제3법칙은 모든 힘은 또 다른 '동일 및 반대' 힘에 의해서 반대되고, 모든 힘의 모멘트는 동일하고 반대되는 모멘트에 의해서 반대된다. 그것은 반대하는 모멘트로 '뒤로 밀기'를 하는 어떤 물체가 있지 않는 한 모멘트를 생성하는 것은 불가능하다. 보행분석에서 이 결과는 특정 한 관절에서 한 모멘트를 생성하는 힘이 작용하여도(예를 들면 무릎관절 굽힘을 시도할 때), 동등한 내적 모멘트가 반드시 필요하며, 이는 관절 안에서 생성되는 것으로 외적 힘에 반대한다. 무릎관절의 경우, 넙다리네갈래근은 유일하게 내적 폄근 모멘트를 생산할 수 있으며, 대부분의 관절은 근육과 신장된 인대 모두가 내적 모멘트를 생성할 수 있다.

지면에 의해 지지되고 있는 모든 물체는 무게 중심으로부터 수직으로 아래로 향하는 힘의 선이 그것을 받치고 있는 지면의 영역 내에 있을 때는 안정된 상태로 남아 있다. 힘의 선이 그 영역의 밖으로 벗어나게 되면 다음 두 가지 중의 하나가 생길 수 있다-스스로 곧바르게 설 수 있는 구명정보트처럼 스스로 그것을 교정하거나 연필 끝으로 균형을 잡고 있을 때처럼 쓰러지게 된다. 전자의 경우인 정적 평형(stable equilibrium)을 이루고 있어서 어떤 정도의 불균형이 생기면 그 물체를 균형상태로 되돌리는 회복 모멘트(restoring moment)가 발생한다. 후자는 불안정 평형(unstable equilibrium)으로 모멘트가 불균형을 증가시키는 방향으로 작용한다. 중간정도의 속도로 걷게되면 그 다음 상태의 한 예로써 동적 평형(dynamic equilibrium)이라고 하며 순간적인 균형은 불안정하지만 넘어지기 직전에 지지영역의 이동으로 균형이 회복되는 것이다.

다리의 관절에 대하여 생성되는 모멘트의 측정은 과학적 보행분석의 중요한 부분 중 하나이다. 그런 모멘트는 그들의 원래 단위(즉 Nm)로 표현될 수 있으며, 크기가 다른 개인사이에 결과를 비교하기 쉽도록 체중으로 나누어서 '정량화' 할 수 있기 때문에 단위는 Nm/kg으로 변경된다. 비록 그런 정량화를 적용하는 것이 최선의 방법이라고 일반적으로 동의하지 않지만(Pierrynowski와 Galea, 2001; Stansfield 등, 2003), 체중과 신장 혹은 다리길이를 기준으로 체중과 모멘트를 정량화하는 것은 바람직해 보인다.

선형운동 (Linear motion)

움직이는 물체의 속도는 위치가 변하는 비율이며 주어진 시간동안 이동한 거리를 의미한다. 물론 일상적으로 쓰는 속력과 비슷한 의미이지만 그것과 다른 점은 속도는 벡터량으로써 크기와 방향이 함께 표시된다. 보행분석을 할 때 속도의 단위는 대개 meter/second를 쓰며 약자로 ms^{-1} 또는 m/s를 쓴다. 때로는 다른 단위 즉 meter/minute 또는 kilometer/hour 등을 쓰기도 하지만 SI 단위가 더 널리 쓰인다.

가속도는 속도의 변화율이며 이 변화는 크기일 수도 있고 방향일 수도 있다. 만일 속도가 변화지 않는다면 가속도는 0이 되며, 속도의 감소는 음성 가속, 감소, 또는 지연이라고 한다. 만일 속도를 meter/second로 측정을 하였다면 가속도는 meter/second/second, 또는 약자로 ms^{-2} 또는 m/s^2로 나타낸다. 중력에 의한 가속도는 앞에서 언급한 바와 같이 $9.81m/s^2$이다. 속도와 가속도, 이동한 거리의 관계는 다음의 4개의 식으로 나타낼 수 있다.

$$v = u + at$$

$$s = \frac{1}{2}(ut + vt)$$

$$s = ut + \frac{1}{2}at^2$$

$$v^2 - u^2 = 2as$$

u 는 처음 속도(meter/second, m/s)
v 는 마지막 속도(meter/second, m/s)
a 는 가속도(meter/second/second, m/s^2)
t 는 시간(second, s)
s 는 이동한 거리(meter, m)

이 장의 마지막에서의 실례는 이 식들을 어떻게 이용하는가를 나타내었다. 그러나 모든 공식은 가속도는 일정하다고 가정하기 때문에 인간 움직임과 이런 경우는 드물지만 특별한 보행 분석을 할 때는 주의깊게 사용해야 한다.

원운동 (Circular motion)

돌고 있는 물체는 각속도(angular velocity)를 가지며, 만일 각속도의 변화가 있다면 각가속도를 가지며, 가장 쉬운 예는 차축을 도는 바퀴가 가속과 감속하는 것을 생각하면 된다. 걸을 때 다리에 각속도가 있으며, 각가속도와 감속이 계속 발생하게 된다. 축이나 중심에 직접 닿아 있지 않는 물체도 또한 무게 중심같은 한 지점을 따라서 회전할 때 각속도가 생기게 된다.

각속도와 각가속도에 대해 세세한 수학적 계산은 이 책의 한계를 넘는 것이다. 그러나 일반적인 개념에 대한 몇 가지 용어는 알아야 한다. 각속도는 단위 시간당 각도의 변화로써 측정하며 대개 degree/second 또는 radians/second로 나타낸다. 각가속도는 degree(radians)/second/second로 나타낸다. 라디안(radian)은 수학적이 아닌 애매한 단위로써 원의 호가 있을 때 원의 지름에 대한 호의 길이의 비율을 말한다. 완전한 원일 경우에는 2π 라디안이 되며 둘의 관계식은

$1 \text{ rad} = 180 / \pi = 57.296$이 된다.

어떤 직선 운동을 하고 있는 물체에 힘이 작용하여 각가속도가 생길 때 가속도는 단순히 힘의 크기나 물체의 질량에만 연관되지는 않는다. 또한 이는 그 물체의 질량이 무게중심점에 어떻게 분포되어 있느냐에도 연관되며 이 성질은 관성의 모멘트(moment of inertia)로 알려져 있다. 플라이휠같이 어떤 물체의 질량이 주변 쪽에 집중되어 있는 경우에는 포탄처럼 질량이 중심에 집중되어 있는 경우 보다 관성의 모멘트가 훨씬 더 크다. 만일 플라이휠과 포탄이 같은 질량을 가졌고 같은 각속도로 회전하고 있다면 플라이휠이 포탄보다 멈추기가 더 힘들게 되는 것이다.

관성과 모멘트 (Inertia and momentum)

관성이란 말은 어떤 정지하고 있는 물체를 움직이게 하거나 또는 움직이고 있는 물체를 정지하게 하려고 할 때 이에 대한 저항을 기술하는데 쓰인다. 이는 물리적인 양을 측정한다기 보다는 기술적인 용어로 쓰인다. 직선운동의 경우에는 물체의 질량에 의해 생기는 것이며 회전운동일 경우에는 그 물체를 회전시키는데 얼마나 쉬운가 또는 어려운가를 기술하는 것이며 이는 질량이 중력의 중심에 얼마나 작용하느냐에 따른다.

움직이는 물체의 모멘트는 속도에 질량을 곱하여 계산한다. 그 물체에 작용한 힘은 그것의 속도를 변하게 하고 따라서 모멘트가 생기게 한다. 뉴톤의 제2법칙을 표현하는 또 다른 방법으로 힘은 모멘트의 변화율과 같다고 하는 것이다.

역동학 및 운동학 (Kinetics and kinematics)

역동학과 운동학은 보행 분석에 흔히 쓰이는 말로 약간의 설명이 필요하다. 역동학은 힘, 모멘트, 질량 및 가속도에 관한 연구이지만, 어떤 물체의 위치나 방향에 대해서는 자세하게 알 필요가 없다. 예를 들면 힘판(force platform)이라는 기구는 걷는 동안 발아래에 걸리는 힘을 측정할 때 사용하지만 각 지절의 위치나 관절의 각도에 대한 정보는 알려주지 않는다. 운동학이란 여기에 작용하는 힘에 대한 언급없이 운동에 대한 것을 기술하는 것이다. 운동학에 대한 기구의 예는 카메라로써 이는 걷는 동안 몸통과 팔다리의 동작을 관찰하는데 이용되지만 여기에 작용하는 힘에 대해서는 아무런 정보가 없다. 걷는 것과 같은 활동에 대해 충분한 양적인 기술을 위해서는 역동학과 운동학적 자료가 모두 필요하다는 것이 어느 정도는 분명하다.

일, 에너지 그리고 일률 (Work, energy, and power)

정상보행의 특징 중 하나가 많은 최적화의 수단으로써 에너지가 얼마나 보존되는가 하는 것이다. 그러나 이상보행일 경우에는 과도한 피로를 가져오기 때문에, 걷는 동안 에너지 소비가 과학적인 보행분석의 중요한 요소가 된다.

적어도 일, 에너지, 일률에 대하여 언급할 때, 물리학자와 생리학자 사이에는 미묘한 관점의 차이가 있다. 물리학자에게 있어 힘(force)에 의해 물체가 어떤 거리를 움직였을 때, 일을 했다고 할 것이다. 이는 힘과 거리로 생산량을 계산하는데, 2뉴톤의 힘이 어떤 물체를 3미터 움직였다면, 이때 행한 일은

$$2\ \text{N} \times 3\ \text{m} = 6\ \text{J}$$ (주울)이 된다.

주울은 Nm로도 불리지만, 이는 힘의 모멘트를 측정하는 단위와 같기 때문에 혼돈을 줄 수 있다. 에너지는 일을 할 수 있는 능력이며, 이것도 역시 주울로 측정된다. 여기에는 2가지 기본적인 형태가 있는데 잠재적 에너지 또는 저장 에너지와 운동에너지, 또는 동작 에너지가 있다. 걷는 동안 잠재에너지와 운동에너지의 계속적인 교환이 있으며 이에 대해서는 제 2장에서 다룰 것이다. 일률은 일이 행해진 비율을 말하며 1초에 1주울의 비율로 일을 하였을 때 이를 1와트라고 하며 이는 전기적인 접근에서는 친숙한 용어이다.

이에 대하여 생리학자는 물리학자와 약간 다른 견해를 보이는데, 근육을 짧게하지 않고도, 다시 말해서 물리적인 일을 하지 않고도 일을 할 수 있기 때문이다. 잠재 에너지가 ATP의 형태로 근육 속에 저장되어 있으며 이는 근육의 활동 전위에 의해 기계적인 에너지로 전환된다. 이 에너지는 편심성수축일 경우라

도 사용되어 실재로 힘이 발생하는 동안 근육이 길어지는데 물리적 용어로 이를 역 일(negative work)이라고 한다. 다시 말해서 높은 곳에 올라갈 때에 일을 하게 된다는 것을 누구나 수긍하지만, 물리학자들은 내려갈 때 에너지를 획득한다고 생각하는데 사실상 이 때에도 근육은 활동을 하고 있으며 대사에너지는 여전히 소모되고 있다. 동심성 수축에서 수축시 길이가 짧아질 때라도 대사 에너지가 기계적 에너지로 전환되는 것은 비교적 효율이 떨어지며 대개 효율은 25%정도가 된다. 대사에너지를 측정하는 단위를 과거에는 칼로리(Calorie)(대문자 C는 1000 calorie 또는 1 kcalorie를 의미한다)를 사용하였으며 이의 전환은 Calorie 당 4200 J 또는 4.2 kJ이다(부록 2를 참고).

관절에서 발생하는 기계적 힘의 계산은 보행의 생체역학에서 점차 중요한 영역이 되고 있다. 관절이 굽힘과 폄을 할 때 회전운동에서 힘은 힘의 모멘트, 각속도, 오메가(ω)를 곱하여 계산된다.

$$P(\text{watts}) = M(\text{newton-meters}) \times \omega\ (\text{radians/second})$$

제2장에서, 보행주기의 다른 단계에서 엉덩관절, 무릎관절 및 발목관절을 지나며 파워가 서로 전환되는 것을 설명할 것이다. 파워는 한 근육이 동심적으로 수축할 때(즉, 관절이 굽혀지는 동안, 한 굽힘근이 수축하는 것이다) 생성된다. 만약 한 근육이 편심적으로 수축하면(즉, 한 관절이 펴지는 동안, 한 굽힘근이 수축하는 것이다), 파워는 흡수된다. 한 근육이 등척성으로 수축하며(즉, 관절 각도가 유지되는 동안, 한 굽힘근이 수축하는 것이다), 파워는 교환되지 않는다. 보행주기에서, 비록 파워의 생성과 흡수가 주로 근수축으로 이루어지지만, 인대와 다른 연부조직의 신장이 파워 교환에 영향을 미친다는 것을 인식할 필요가 있다. 한 인대가 신장되면, 파워가 흡수되고, 결과적으로 잠재적 에너지는 저장된다. 저장 에너지의 일부 혹은 전부는 후에 사용되어 파워를 생성할 것이다.

보행분석에서, 일반적으로 파워를 신체무게로 '정량화' 하며, 단위는 W/kg으로 관절 모멘트를 계산하는 법과 유사하다(위에서 언급한).

확인 예제 (Worked example)

통증과 병이 없는 사람이 걸을 때, 무릎관절에 관한 지면반발력의 위치는 근육의 반응에 따라 달라진다. 일반적인 보행문제 중 하나는 뇌성마비 아동을 포함한 여러 질환에 영향을 미치는 웅크린 보행이다. 이

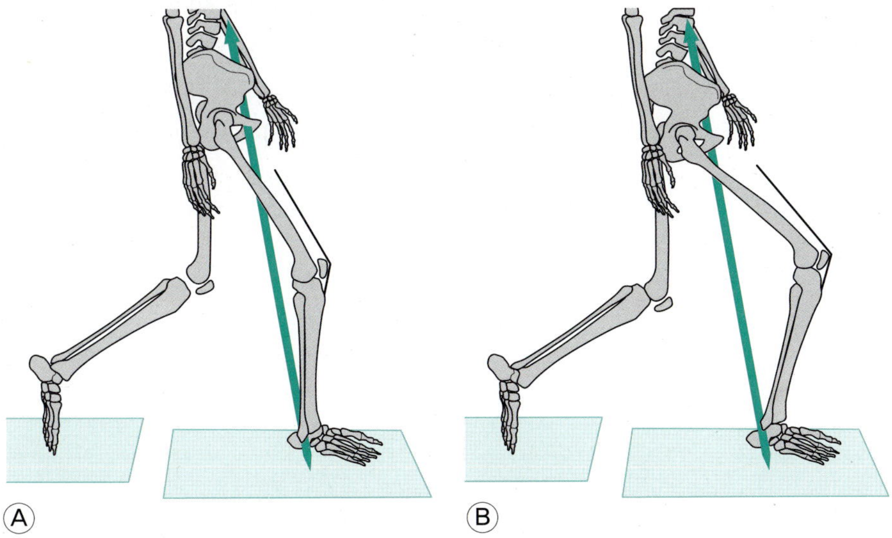

그림 1.23 • (A)정상보행과 (B)웅크린보행에서 지면반발력

런 질환 모두에서 손상된 역학을 고려하면 무릎관절의 모멘트와 파워 그리고 넙다리네갈래근의 힘을 추정할 수 있다.

무릎관절의 모멘트를 알기 위하여 지면반발력과 무릎관절 간의 수직거리와 지면반발력의 크기를 알아야 한다. 그림 1.23은 앞발의 부하지점을 설명한다. 두 경우 모두에서, 지면반발력은 500N이다. 통증과 질환이 없는 사람은 무릎관절에서 0.08m의 거리를 지나며, 웅크린 보행을 하는 사람은 거리가 0.2m이다. 모멘트는 힘과 수직거리를 곱한 것이다. 따라서 그 모멘트는 다음과 같다:

통증 및 질병이 없는 사람의 모멘트
$= 500 \times 0.08 = 40\ N \cdot m$
웅크린 보행을 하는 사람의 모멘트
$= 500 \times 0.2 = 100\ N \cdot m$

편심성 파워는 무릎관절의 각속도로 계산할 수 있다. 통증 및 질병이 없는 사람은 초당 150°의 각속도를 가지며, 웅크린보행을 하는 사람은 초당 40°의 각속도를 가진다면, 편심성 파워는 다음과 같이 구할 수 있다:

먼저 초당 각속도를 초당 라디안으로 변환하기

$150°/s = 150/57.296 = 2.62\ rad/s$
$40°/s = 40/57.296 = 0.70\ rad/s$

다음 단계는 아래 계산식을 사용하는 것이다:

파워 = 모멘트 × 각속도
통증 및 질병이 없는 사람의 편심성 모멘트
$= 40 \times 2.62 = 140.8$ Watts
웅크린 보행을 하는 사람의 편심성 모멘트
$= 100 \times 0.7 = 70.0$ Watts

근육의 힘은 무릎관절 모멘트와 그 근육이 무릎에서 멀어진 수직거리로 계산한다. 두 경우 모두에서, 넙다리네갈래근 힘줄은 단지 무릎관절의 앞쪽 0.06m에 위치한다면, 넙다리네갈래근의 힘은 다음과 같이 구할 수 있다:

M = 넙다리네갈래근의 힘 × 0.06
넙다리네갈래근의 힘 = M / 0.06

통증 및 질병이 없는 사람의 넙다리네갈래근의 힘
$= 40/0.06 = 666.7$ N 혹은 1.3×체중
웅크린 보행을 하는 사람의 넙다리네갈래근의 힘
$= 100/0.06 = 1666.7$ N 혹은 3.3×체중

명확하게 웅크린 보행은 무릎관절과 주변 구조의 역하과 부하패턴이 변화한다. 구부정한 자세의 무릎관절은 웅크린 보행 환자에서 모멘트를 더 크게 증가시키지만, 낮은 편심성 파워을 야기하는데 동일한 편심성 조절을 하지 않는다. 무릎관절 모멘트의 증가는 넙다리네갈래근에 의해서 지지되지만, 통증 및 질환이 없는 환자에 비하여 2.5배의 부하가 무릎관절에 주어진다.

참고문헌 (References)

Duysens, J., Van de Crommert, H.W.A.A., 1998. Neural control of locomotion; part 1: the central pattern generator from cats to humans. Gait Posture 7, 131–141.

Guyton, A.C., 2005. Textbook of Medical Physiology, Twelfth ed. WB Saunders, Philadelphia, PA.

Park, S., Krebs, D.E., Mann, W., 1999. Hip muscle co-contraction: evidence from concurrent in vivo pressure measurement and force estimation. Gait Posture 10, 211–222.

Perry, J., 1992. Gait Analysis: Normal and Pathological Function. Slack Incorporated, Thorofare, NJ.

Pierrynowski, M.R., Galea, V., 2001. Enhancing the ability of gait analyses to differentiate between groups: scaling gait data to body size. Gait Posture 13, 193–201.

Pollo, F.E., Jackson, R.W., Komdeur, P., et al., 2003. Measuring dynamic knee motion with an instrumented spatial linkage device. In: Gait and Clinical Movement Analysis Society. Eighth Annual Meeting, Wilmington, Delaware, USA, pp. 15–16.

Richards, J., 2008. Biomechanics in Clinic and Research. Churchill Livingstone, Oxford.

Stansfield, B.W., Hillman, S.J., Hazlewood, M.E., et al., 2003. Normalization of gait data in children. Gait Posture 17, 81–87.

추천도서 (Further reading)

Standring, S. (Ed.), 2009. Gray's Anatomy. fortieth ed. Churchill Livingstone, Oxford.

정상 보행

(Normal gait)

2

비정상 보행을 이해하기 위해서는 우선 정상 보행을 연구하는 것이 필요하다. 왜냐하면 이는 평가하려는 환자의 보행에 대한 표준을 제공하여 주기 때문이다. 하지만 이런 방법을 사용할 때 고려하여야 할 2가지 함정이 있다. 첫째, '정상'이라는 용어는 남녀노소, 광범위한 여러 신체 조건을 포함하기 때문에, 적절한 대상에 대한 기준을 선택하는 것이 필요하다. 만약 노인인 여자환자의 검사 결과를 신체 건강한 젊은 남자에게서 얻은 정상 자료와 비교하면 의심할 여지없이 큰 차이를 보일 것이다. 반면, 다른 노인 여자들에게서 얻은 정상 자료와 비교하면 환자의 보행이 그녀의 성과 나이에 적절한 정상범위에 속할 것이다. 둘째, 함정은 비록 환자의 보행이 정상과는 어떤 면에서 다르지만, 이는 어떤 면에서 바람직하지 않거나 이를 정상보행으로 만들기 위해 노력을 해야만 함을 뜻하는 것은 아니다. 비정상적 보행의 많은 부분은 환자가 경험한 어떤 문제들에 대한 보상반응이며, 비록 비정상이기는 하지만 환자에게는 유용한 것이다.

따라서 병적 보행에 대해 알아보기 이전에 정상보행과 그것을 묘사하는데 사용되는 용어를 이용하는 것이 중요하다. 본 장에서는 신체운동시스템의 다른 여러 부분들이 보행에 어떻게 사용되는가에 대해 상세히 살펴보기 전에, 본 장은 아주 간단히 이동계통의 역사적 고찰로 시작하고, 보행주기에 대한 전반적인 설명을 하고자 한다.

걷기와 보행 (Walking and gait)

보행은 아주 친숙한 활동으로써 간단히 정의하기가 어렵다. 하지만 이는 정의를 시도하지 않는다면 그것도 오류를 범하게 되는 것이다. 인간의 정상적인 보행과 달리기는 지지와 추진력을 제공하기 위해 '교대로 두 다리를 사용하는 이동의 한 방법'으로 정의될 수 있다. 달리기를 배제하기 위해서는 '적어도 항상 한 발은 지면에 접촉하고 있어야 한다'는 것이 첨가되어야 한다. 불행하게도 이 정의는 두 개의 목발과 하나 또는 양다리를 교대로 사용하는 '3점흔들보행(three-point step-through gait)'과 같이 일반적으로 보행의 한 형태로 간주되는 몇몇 병적 보행을 제외한다. 적어도 단 한 문장으로써 모든 경우에 적용되는 보행의 정의에 다다르려는 시도는 아마도 부적절하여 무의미한 것이 될 것이다.

보행은 걷기보다 정의하기가 쉽지 않다. 많은 사전에서 이를 주로 말과 연관시켜 설명하고 있다. 저자를 포함한 많은 사람들이 보행과 걷기라는 단어를 혼용하는 경향이 있다. 그러나 차이는 있다. 보행은 걷기 과정 그 자체라기보다는 걷기형태 또는 태도를 나타낸다. 따라서 두 사람의 걷기의 차이보다는 보행의 차이에 대해 말하는 것이 더 적절하다.

역사 (History)

보행분석의 역사는 초기 기술적인 연구로부터 점점 더 복잡한 측정방법을 통하여 수학적인 분석과 수학적인 모델링에 까지 꾸준히 발전되어 왔다. 여기서는 이 분야의 발달에 대해 간단히 설명하겠다. 보행분석의 초기에 대해서는 Garrison(1929), Bresler와 Frankel(1950), 그리고 Steindler(1953) 등에 의해 잘 조사되었다. 보행분석의 더 최근역사와 특히 임상적 보행분석은 Sutherland(2001, 2002, 2005)에 의해 3개의 훌륭한 고찰 연구가 발표되었다.

기술적 연구 (Descriptive studies)

보행은 의심할 여지없이 사람이 처음 태어난 이후부터 관찰되어 왔지만 레오나르도 다빈치, 갈릴레오, 뉴톤이 모두 걷기에 대해 유용한 기술을 연구하였던 르네상스시대부터 체계적인 연구가 시작된 것으로 보인다. 실질적으로 과학적인 방법을 사용한 최초의 사건은 1682년, 이탈리아에서 갈리레오의 제자인 보렐 리가 발간한 De Motu Animalum 이라는 고전에 실려있다. 보렐리는 인체의 중력중심을 측정하였고 두 발에 의해 형성되는 지지부위의 지속적인 전방운동에 의해 보행에서의 균형이 어떻게 유지되는가를 기술하였다. 독일의 베버형제는 1836년 보행주기를 최초로 명확하게 기술하였다. 그들은 보행의 타이밍과 사체의 다리를 진자운동처럼 흔듦을 정확하게 측정하였다.

운동학 (Kinematics)

운동학 측정에서 2명의 선구자들은 1870년대 대서양의 반대편에서 일하였다. 파리에서 연구활동을 하던 마레이는 1873년 인간의 팔다리 움직임에 대한 연구를 발표하였다. 검사대상에서 검은 옷을 입히고, 팔다리에는 밝게 비추는 띠를 붙여서, 하나의 사진판에 다중으로 노출하여 사진을 촬영하였다. 또한 그는 인체의 무게중심의 이동과 발아래 압력에 대해 연구하였다. Eadward Muybridge(Edward Muggeridge로 영구에서 태어남)는 1878년 말이 속보를 할 때 동시에 지면에서 발이 모두 떨어지는 순간이 있다는 것을 증명함으로써 캘리포니아에서 유명해졌다. 트랙을 가로질러 설치된 가느다란 철사를 말이 지나감에 따라 연속적으로 촬영되게 설치된 24개의 카메라를 이용하여 측정하였다. 그 후 수 년 동안 Muybridge는 인간이 나체로 걷고, 달리고, 놀랄만큼 여러 다른 일을 하는데 대해 더 많은 일련의 연구를 하였다.

1895년 독일에서 Brounne와 Fischer에 의해 Der Gang des Menschen이 출판되었는데 이는 19세기 중에 인간보행에 기계과학을 적용시킨 가장 중요한 예이다. 그들은 Muybridge의 연구와 유사한 기술을 사용하였는데 팔다리에 백색띠대신 형광띠를 사용하였다. 이 방법에 의한 사진들은 인체분절의 삼차원적 추적, 속도, 가속도를 결정하는데 사용하였다. 그 후, 인체분절의 무게와 가속도를 알면 보행주기동안 모든 시기에 있어 작용하는 힘을 추정할 수 있었다.

1930년대 모스크바에서 Bernstein에 의해 이동의 역동학에 대한 보다 가치있는 작업을 수행하였다. 그는 운동학적 측정을 위한 다양한 사진술을 개발하였고, 그것으로 150명 이상을 대상으로 연구하였다. 인체 분절과 인체 전체의 무게중심에 대해 특히 관심을 집중하였다.

힘판 (Force platforms)

힘판이 개발되면서 보행분석은 더 많은 발전이 가능하였다. 이 기구는 보행의 과학적 연구에 상당히 공헌을 하였고 현재 대부분의 보행 실험실의 표준 기구이다. 이는 발 아래의 지면반발력의 크기와 방향을 측정한다. Amar가 1924년에 초기 디자인을 기술하였고, 1938년 Elfman에 의해 개선되었다. 두 기구가 모두 순수하게 기계적이었고 힘이 판에 가해졌을 때 포인터가 움직이도록 하였다. Elfman의 디자인에서는 포인터가 고속영화사진기에 의해 촬영되었다.

근육활동 (Muscular activity)

정상 보행의 완전한 이해를 위해서는 보행주기의 각각 다른 부분에서 어떤 근육들이 활동하였는지 아는 것이 필요하다. 1940년대 동안 스위스에서, Scherb에 의해 근육의 기능이 연구되었는데, 처음에는 피검자가 트레드밀 위에서 걷는 동안 근육을 촉진하여 연구하였고 후에는 근전도를 사용하였다.

근육활동과 정상 보행의 다른 측면에 대한 이해는 샌프란시스코와 버클리의 캘리포니아대학에서 일하던 아주 활동적이던 연구진들에 의해 1940년대와 1950년대에 이루어졌다. 그들 가운데 주목할만한 한 사람이 Verne Inman이다. 그 연구진은 후에 'Human Walking'을 지필하여(Inman 등 1981), Inman이 사망한 후 발간되었고, 많은 사람들에게 정상 보행에 관한 확실한 교과서가 되었다. 그 책은 현재 7판까지 출간되었는데 가장 최근 판은 Rose와 Gamble(2005)에 의해 수행되었다. 근전도에 관한 또 다른 문헌은 'Muscles : Their Functions Revealed by Electromyography'로 John Basmajian에 의해서 집필되었는데, 불행하게도 1985년 이후에 최신판이 나오지 않고 있다.

보행 분석에서 근전도 사용은 아주 주의해야 하고 게재된 가장 영향력 있는 논문은 아마도 Carlo De Luca이 1997년 발표한 'The use of surface electromyography in biomechanics'로 요약을 제공하지만 더 중요한 문제점을 해결하기 위해서는 시간이 필요하다. 더 표준화된 것은 Enschede의 Hermie Hermens과 Bart Freriks에 의해 협동하여 수행된 SENIAM(Surface Electro-MyoGraphy for the Non-Invasive Assessment of Muscles) 프로젝트이며, 특정한 근육의 전극 배치와 센서 위치를 정의하고 있다.

기계적 분석 (Mechanical analysis)

보행의 기계적인 분석에 대한 주요한 기여는 역시 캘리포니아 출신의 Bresler와 Frankel(1950)에 의해 이루어졌다. 지면반발력 계산, 엉덩관절, 무릎관절 및 발목관절의 유리체 계산, 팔다리 분절에 미치는 중력의 효과 및 관성력을 계산하였다. 그들에 의해서 개발된 분석 기술은 많은 현재의 모델링 및 분석법에 기초가 되었다.

보행에서 신체가 사용하는 에너지 소모를 최소화하기 위한 기전에 대한 중요한 논문 또는 캘리포니아에서 Saunder(1953) 등에 의해서 출판되었다. 에너지 소모, 특히 보행 중 각 체절간의 에너지 전달에 관한 중요한 여구가 Cavagna와 Margaria(1966)에 의해 출판되었다.

1960년까지 보행의 다양성, 아동의 보행 발달, 그리고 노인의 보행 퇴행에 대하여 연구가 집중되기 시작하였다. Wisconsin, Milwaukee에서 연구한 Patricia Murray는 자세한 고찰을 포함하여 이들 연구과제에 대한 일련의 논문을 발표하였다(Murray, 1967).

수학적 모델링 (Mathematical modelling)

일단 신체 각 분절들의 운동과 서로 다른 근육의 활동이 검사되고 증명되자, 관절을 통해 발생되는 힘에 대한 주의가 집중되었다. 비록 이런 형태의 제한된 계산이 이전에도 시행되었지만, Paul(1965)에 의해 보행 중 엉덩관절 힘의 상세한 분석이 처음으로 이루어졌다. 같은 저자에 의해 무릎관절의 힘 분석을 포함한 후속 논문이 발표되었다(Paul, 1966). 그 이후로 엉덩관절, 무릎관절, 발목관절을 지나는 힘의 발생과 전달에 관한 많은 수학적인 연구가 이루어졌다.

1970년대와 1980년대에는 측정방법의 상당한 발전을 보였다. 사진술이 아닌 전자학에 기초를 둔 좀 더 편리한 운동형상적 시스템의 개발로, 이전에 며칠씩 걸리던 것이 수 분 후면 결과를 얻을 수 있게 되었다. 신뢰할만한 근전도시스템뿐만 아니라 고주파 반응이 가능한 힘측정판을 사용할 수 있게 되었다. 보행의 역동학과 운동학에 대해 높은 정밀도의 삼차원적 자료를 얻을 수 있고 고성능 컴퓨터를 쉽게 사용할 수 있어 상당히 복잡한 수학적인 모델링이 개발될 수 있게 되었고 그에 따라 하지에서 근육, 인대와 관절 접촉력을 계산할 수 있게 되었다.

1990년대와 2000년대에는 자료를 얻기 위하여 고

속 카메라, 휴대성 증가, 더 작은 표지 및 다양한 표지세트, 그리고 더 넓은 영역을 평가할 수 있는 점점 더 강력한 시스템이 개발되었다.

임상적용 (Clinical application)

초기부터 이 분야에서 연구하는 사람들 대부분이 보행이상이 있는 환자의 치료에 있어 보행 측정이 유용하게 사용되기를 희망하여 왔다. 많은 초기 연구자들은 비정상 보행 유형으로 걷는 사람들을 대상으로 연구하였고 몇몇 특히 Amar, Scherbm, 그리고 캘리포니아 연구진들은 그 결과를 각 환자의 이익을 위해 이용하고자 시도하였다. 하지만 그 결과는 그렇게 인상적이지 못했다.

1960년대 이후로 보행 분석을 실험실에서 진찰실로 옮겨 가려는 좀 더 심각한 시도가 있었다. 측정과 분석 기술의 개선으로, 현재의 주요 제한점은 높은 품질의 데이터를 얻기 위한 능력이 아니라, 이들 자료를 어떻게 사용해야 환자에게 가장 도움이 될까하는 점이다. 과학적인 보행 분석에는 상당한 발전이 있었다고 확실히 말할 수 있지만 그것은 실제적으로 보행 장애를 갖는 환자에서가 아니라 정상인에 대해 적용되었다. 하지만 소수의 임상의가 환자의 치료에 있어 보행 분석의 가치를 증명해 왔다.

과학적 보행 분석의 임상적 이용의 점진적 증가뿐 아니라 관찰적 또는 시각적 보행 분석에 대해 흥미가 점차적으로 증가되었다. 이것은 비디오카메라와 비디오카세트레코더를 널리 이용할 수 있게 됨에 따라 훨씬 쉽게 할 수 있게 되었다(2001, 2002, 2005).

보행 분석에 사용되는 용어 (Terminology used in gait analysis)

보행 주기는 보행의 반복적인 사건 중 하나가 연속으로 두 번 일어나는 사이의 시간으로 정의된다. 어떤 사건이라도 보행 주기를 정의하기 위해 사용될 수 있지만 보통 한 발의 뒤꿈치 닿기를 사용하는 것이 편

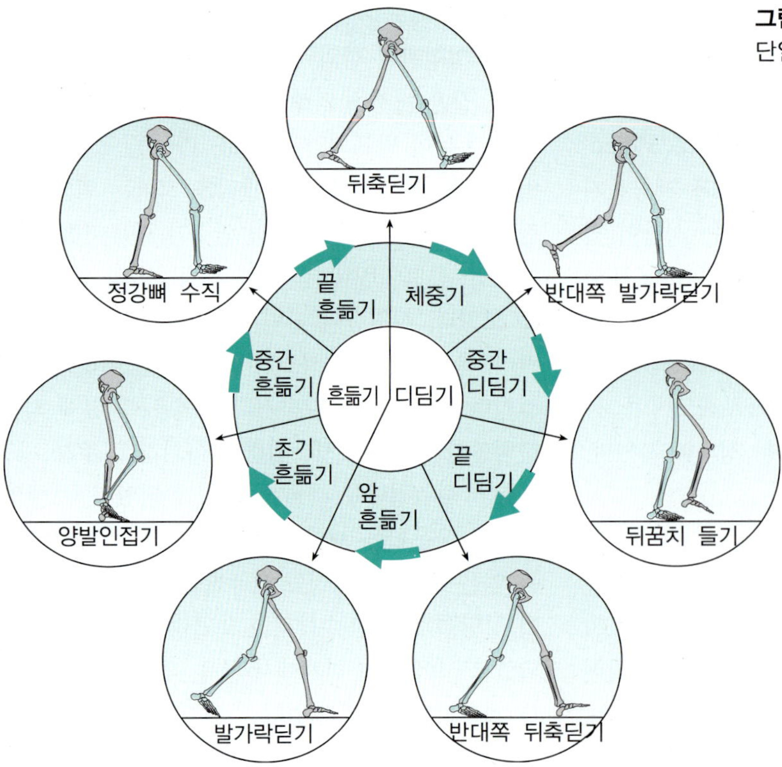

그림 2.1 • 오른 다리(녹색 다리)의 단일 보행주기 동안 다리의 위치들

리하다. 그림 2.1에서와 같이 오른 발로부터 시작하기로 한다면 보행 주기는 그 다음에 일어나는 오른발의 뒤꿈치 닿기에서 끝나게 된다. 물론 왼발도 오른발에서와 같이 정확하게 같은 연속적인 사건이 일어나지만 정확하게 반 주기가 차이난다. 각각의 다리는 교대로 공중에서 전방으로 움직이는 흔듦기와 발이 지면에 위치하고 신체가 발위로 움직이는 디딤기를 거친다.

보행 주기동안 주요 사건을 정의하는데 사용되는 용어는 다음과 같다:

1. 초기 닿기
2. 반대 발가락 들기
3. 뒤축 올리기
4. 반대 초기 닿기
5. 발가락 들기
6. 양발 접근
7. 정강뼈 수직

위의 7가지 사건은 보행 주기를 7개의 사건으로 구분하는데 앞에 4개는 디딤기에 해당하고 뒤에 3개는 흔듦기에 해당하며 발이 공중에서 움직일 때를 말한다(그림 2.1). 디딤기는 '버팀기' 혹은 '닿기' 라고도 하며 초기 닿기부터 발가락 들기까지를 말한다. 이것은 다음으로 나누어진다.

1. 체중기
2. 중간디딤기
3. 끝디딤기
4. 앞흔듦기

흔듦기는 발가락 들기부터 다음 초기 닿기까지를 말하며, 다음과 같이 구분한다:

1. 초기 흔듦기
2. 중간 흔듦기
3. 끝 흔듦기

완전한 보행 주기 기간을 주기(cycle time)이라고 하며, 디딤기(stance time)과 흔듦기(swing time)으로 나눈다. 불행하게도, 보행 주기를 설명하는데 사용되는 명명법은 출간된 책자마다 다르다. 본 교재는 보행 분석 분야에서 종사하는 사람들이 대부분 이해할 수 있는 용어를 사용하고자 한다. 대체 용어도 적절히 사용될 것이다. 일반적인 용어가 몇몇 심각한 병적 보행을 설명하는데 부적절하다고 Wall 등(1987)이 지적하였다.

보행 주기 타이밍 (Gait cycle timing)

그림 2.2는 한 보행 주기동안에 양 발의 초기 닿기와 발가락 들림기를 설명하는 것이다. 오른발의 초기 닿기는 왼발이 아직 지면에 머무는 동안에 발생한다. 따라서 오른 발의 초기 닿기에서 왼 발의 발가락 들

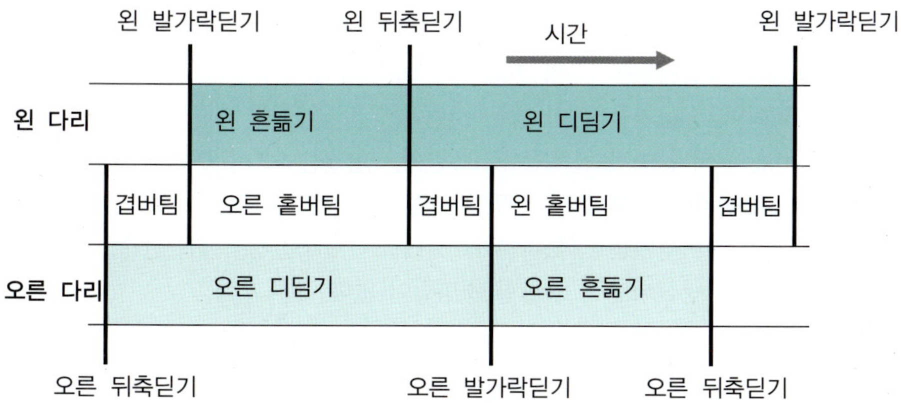

그림 2.2 • 오른 뒤축딛기로 시작하는 한 보행주기의 홑버팀과 겹버팀 기간

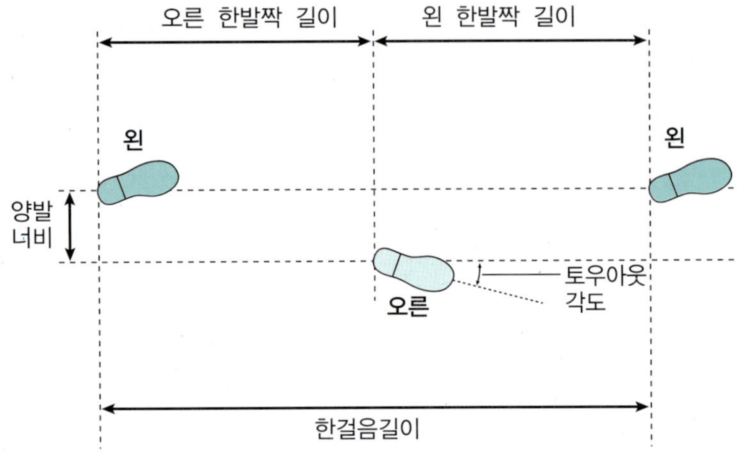

그림 2.3 • 지면 위의 발을 설명하는데 사용하는 용어들

림기 사이의 겹버팀(double support)('양발 디딤기'라고도 함)이다. 왼발의 흔들기동안 오른발만 지면에 닿아있을 때 오른 홑버팀(right single support)(혹은 '한 발 디딤기'라고도 함)라고 하며 왼발의 초기 닿기가 끝나게 된다. 또 다른 겹버팀은 오른발이 발가락 들기 할 때까지 발생한다. 왼 홑버팀(left single support)은 오른 흔들기와 일치하고 그 주기는 오른발의 다음 초기 닿기로 끝난다.

각 겹버팀기는 앞에 있는 발은 방금 지면에 닿았고, 뒤에 있는 다른 발은 바로 지면에서 들릴 것이다. 겹버팀기에서 양 다리를 구별할 때, 앞에 있는 다리를 보통 '선도' 다리 뒤에 있는 다리를 '추적' 다리라고 한다. 선도다리는 '체중기'에 있으며, 때때로 '겹버팀 제동하기', '초기 겹버팀', 혹은 '체중 수용'이라고 한다. 추적다리는 '앞흔들기'에 있는데 '이차', '끝' 혹은 '추진' 겹버팀 혹은 '체중 제거' 등으로 말한다.

각 보행주기에는 2회의 겹버팀기와 2회의 홑버팀이 있다. 대체로 디딤기는 주기의 약 60%이며, 흔들기는 약 40%이며 각각의 겹버팀은 10%이다. 그러나 이것은 보행 속도에 따라 달라지는데 속도가 증가하면 흔들기는 비례적으로 더 길어지고 디딤기와 겹버팀기는 점점 짧아진다(Murray, 1967). 겹버팀기가 상실되면 걷기에서 달리기로 전환되었음을 나타낸다. 달리기에서 성공적인 발떼기 사이는 두 발이 모두 지면에 닿지 않는 비행기(flight phase)가 있는데, '부유', '겹-부유', 혹은 '비-버팀'기라고도 한다. 보행 주기의 타이밍에 관한 자세한 연구는 Blanc 등(1999)에 의해서 출판되었다.

발 위치 (Foot placement)

그림 2.3은 지면에서 발의 이동을 기술한 용어이다. 한걸음(stride length)은 같은 발이 두 번 연속적으로 이동한 거리를 의미한다. 오른쪽과 왼쪽의 한발짝(step length)으로 되어있고, 이들 각각은 그쪽의 한 발이 다른 발 앞으로 이동한 거리를 의미한다. 병적 보행에서, 2개의 한발짝은 서로 다를 수 있다. 왼 발이 앞으로 움직이고 오른 발을 왼발의 앞이 아닌 옆으로 가져오게 되면, 오른 발의 한발짝은 0이 된다. 한 발이 한번도 다른 발까지 오지 못하면 한쪽의 한발짝은 음수가 될 수도 있다. 하지만 피검자가 곡선을 따라 걷지 않는다면 연속적인 위치 간에 측정한 왼 발의 한보행은 오른 발에서 측정한 것과 같아야 한다. 한 발은 지면에 닿지 않은 채 다른 한 발로 깡충깡충 뛰는 것과 같이, '한걸음'이 각각의 발의 한발짝으로 되어 있다는 정의는 일부 병적 보행에서 맞지 않을 수 있다(Wall 등 1987). 이런 경우에는 만족스럽게 표현할만한 명명법이 없다.

걷기바닥(walking base)은 '한걸음 너비' 혹은 '기저면'이라고도 하는데 양발 사이에 옆에서 옆의 거리이며 보통 뒤꿈치의 중간 또는 발목관절의 중심에서 측정한다. 한보행과 한발짝의 단위는 미터이며, 걷기바닥의 단위는 밀리미터이다. '일자 보행'이라고 하는 보행의 유형은 한 발의 뒤꿈치에 다른 발의 발가락이 직접 닿는 것으로 걷기바닥이 0에 가깝다. 비록 이 유형은 병적 보행에서도 일반적이지 않지만, 좋은 균형 및 협응력을 위해서 필요하며, 종종 알코올이나 마약 중독을 검사하기 위하여 경찰이 사용한다.

Toe out(혹은 드물게 toe in)은 보행의 진행 방향선과 발바닥의 기준선의 각도이다. 이 기준선은 연구에 따라 다르다. 즉 해부학적으로 정할 수도 있지만 보통 눈으로 보고 발바닥의 중앙선으로 정한다.

아스팔트보다 얼음 위에서 더 주의 깊게 걸을 필요가 있다는 것은 일반적인 경험이다. 걸을 때 발이 미끄러지는 원인은 발과 지면사이의 마찰계수와 지면의 수직력과 수평력의 상관성(앞에서 뒤로, 그리고 옆에서 옆으로) 등의 2가지이다. 수직력에 대한 수평력의 비율은 '마찰의 이용계수'라고 하며, 발과 지면 사이의 실제 마찰계수가 이것보다 크면 미끄러진다. 정상 보행에서, 마찰계수가 0.35-0.40이면 일반적으로 미끄러짐을 예방하기에 충분하다. 보행 주기에서 미끄러짐이 가장 위험한 시기는 초기 닿기이다. 발과 지면 마찰 그리고 미끄러짐에 관해서는 Cham과 Redfern(2002)과 Burnfield 등(2005)이 매우 폭넓게 기술하고 있다.

분당 걸음수, 주기 시간 및 속도 (Cadence, cycle time and speed)

분당 걸음수는 주어진 시간에 걸은 발짝 수이며, 단위는 분당 발짝수로 표시한다. 대부분의 과학적 측정법에서 완전한 주기를 샐 수 있다. 하지만 한 보행 주기에는 2회의 한발짝이 있기 때문에 분당 걸음수는 보행의 반 주기를 측정하는 것이다.

보행의 속도는 주어진 시간에 일정한 방향으로 몸 전체가 이동한 거리를 의미하고 초당 걸은 미터(m/s)로 표시한다. 보행 주기동안 순간순간 속도가 변하지만 평균 속도는 분당 걸음수와 한걸음을 곱한 것이다. 분당 걸음수는 분당 한발짝 수이며 60초 동안 한걸음의 횟수의 절반에 해당되며, 120초 동안 한 걸음 횟수와 동일하다. 그러므로 속도는 걸음수와 한 걸음을 이용하여 다음과 같은 식에 의하여 계산될 수 있다.

$$\text{속도(m/s)} = \text{한걸음(m)} \times \text{분당 걸음수(보행수/분)} / 120$$

분당 걸음수를 분당 한발짝 수로 표현하고, 속도는 분당 미터로 표현하는 것은 분명히 상호 비논리적이다. 그러나 이러한 단위들은 실제 보행 분석의 문헌에서 가장 흔히 사용되는 것으로 본 교재에서 채택하였다. 이 분야에서 일하는 일부 연구자들은 분당 걸음수를 보다 모순이 없는 초당 한발짝으로 사용하기도 하며 앞으로는 이전 방식을 대신하여 사용되기를 바란다. 이것과 역상관관계에 있는 수량인 주기시간을 분당 보행수와 대치하는 방법도 있다.

$$\text{주기시간(초)} = 120 \ / \ \text{분당 걸음수(걸음수/분)}$$

분당 걸음수를 대신하여 주기시간을 사용하면, 더 직접적인 계산이 된다:

$$\text{속도(m/s)} = \text{한걸음(m)} \ / \ \text{주기 시간(s)}$$

따라서 걷기 속도는 양발의 한발짝 길이에 따라 달라지며, 각각의 흔들기의 기간에 큰 영향을 받는다. 한발짝 길이는 발이 흔들기동안 전방으로 움직인 양을 말하기 때문에, 일반적으로 한 발의 짧은 흔들기는 그 발의 한발짝 길이를 감소시킬 것이다. 발이 지면에 닿으면 한발짝 길이와 걷기 속도가 모두 감소될 것이다. 병적 보행에서, 한발짝 길이는 종종 짧아지지만, 직관에 반하는 방법이다. 한 발에 병이 더 심각하면 보통 '나쁜' 발은 더 짧은 시간을 허용하고, '좋은' 발은 더 긴 시간을 사용한다. '나쁜' 발의 디딤기가 짧다는 것은 지면에 곧 '좋은' 발을 가져와야 한다는 것이고, 흔들기 기간과 그 발의 한발짝 길이가 짧아진다는 것이다. 따라서 일반적으로 한쪽의 짧은 한발짝 길이는 반대쪽의 홑버팀에 문제를 의미한다.

대체로 개개인 특히 아동을 비교할 때 크기 차이가 있다. 그 차이는 신장 혹은 다리길이와 같은 일부 신체크기로 측정치를 나누어주는 '정량화' 과정을 거친다. '초당 신장'으로 설명되는 걷기 속도 혹은 다리길이로 나눈 한발짝 길이인 '한발짝 요인'으로 측정하는 것이 일반적으로 공평하다(Sutherland, 1997).

걷기 속도는 분당 걸음수와 한걸음길이에 모두 영향을 받기 때문에, 예를 들면 한걸음길이를 일정하게 유지하는 동안에 분당 걸음수를 증가시키는 것처럼 걷기 속도는 이런 변수 중의 하나가 달라질 때마다 변경된다. 그러나 연습에서, 정상적으로 사람들은 분당 걸음수와 한걸음길이를 조정하여서 자신의 걷기 속도를 변경시킨다. Sekiya와 Nagasaki (1998)는 한발짝 길이(m)를 한발짝비율(steps/min)로 나눈 것을 '걷기 비율'로 정의하였고 매우 느린 속도에서 매우 빠른 속도로 걸을 때 남녀 모두 공평하게 지속된다는 것을 발견하였다. Macellari 등(1999)는 성별, 신체크기, 걷기 속도, 보행 타이밍 및 발 위치의 관련성에 대한 자세한 연구를 하였다.

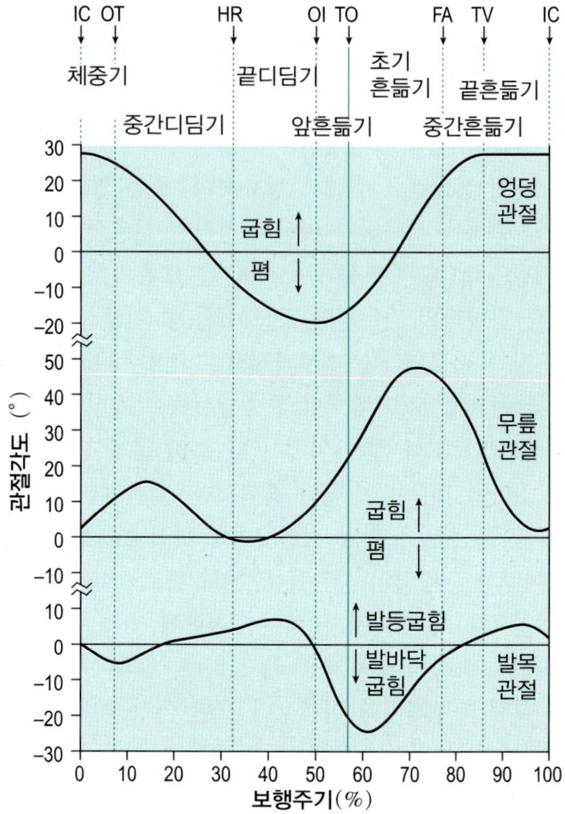

그림 2.5 • 단일 보행주기에서 시상면의 관절 각도로 오른쪽 엉덩관절(굽힘 양), 무릎관절(굽힘 양) 및 발목관절(발등굽힘 양). IC = 뒤축딛기, OT = 반대쪽 발가락 딛기, HR = 뒤꿈치 들기, OI = 반대쪽 뒤축딛기, TO = 발가락딛기, FA = 양발인접기, TV = 정강뼈 수직.

보행주기의 개요
(Outline of the gait cycle)

여기에서는 다음 장에서의 상세한 기술을 좀 더 쉽게 이해하도록 하기 위하여 보행 주기에 대한 개요를 설명하려고 한다. 그림 2.4 및 그림 2.10 – 그림 2.18

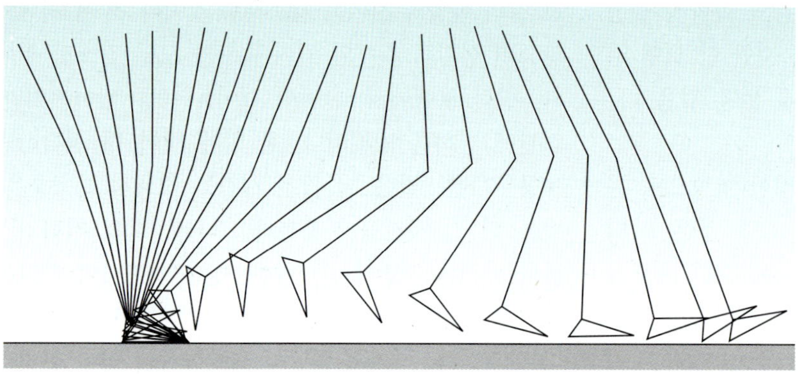

그림 2.4 • 단일 보행주기를 시상면에서 40ms 간격으로 관찰한 오른 다리 위치.

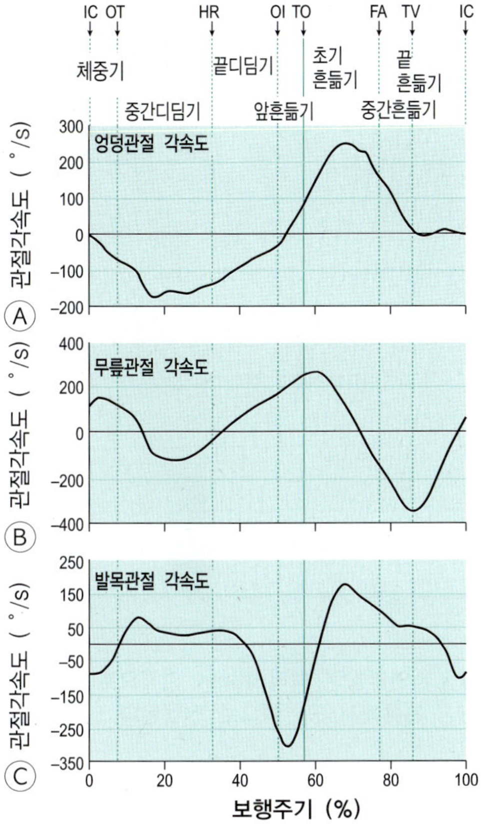

그림 2.6(A–C) • 단일 보행주기동안 시상면

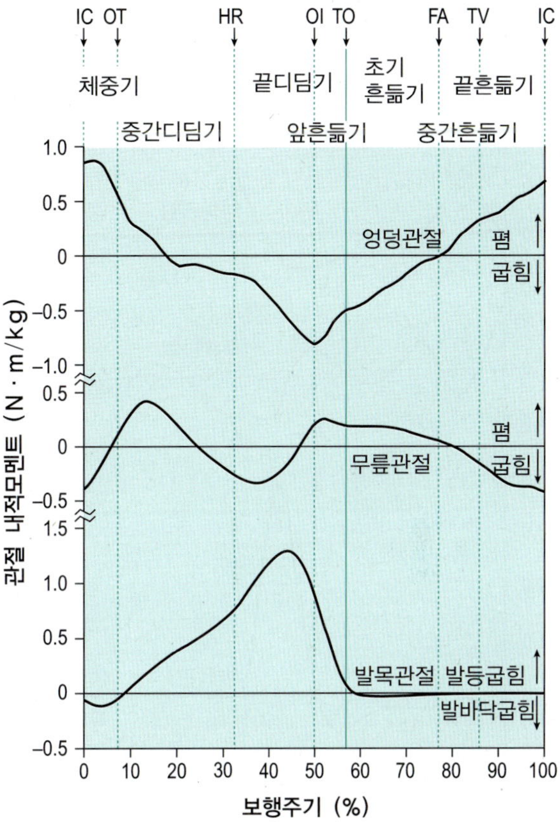

그림 2.7 • 단일보행주기동안에 오른 엉덩관절(폄근 모멘트 양), 무릎관절(폄근 모멘트 양), 및 발목관절(발바닥굽힘근 모멘트 양)의 시상면 관절 내적모멘트(N · m/kg). 약어는 그림 2.5와 같음.

까지 설명하고 있는 보행 주기는 한 번 보행 후에 얻은 주기를 설명하는 것으로, 대상자는 22세의 정상여성으로 체중은 540 N(55kg, 121 Ib), 맨발 걷기에서 주기 시간은 0.88 s(분당 걸음수 136 step/min), 한 보행 길이는 1.5 m, 보행 속도는 1.7 m/s 이다. 이 대상자의 개별 측정은 모두 정상 범위에 근접하지만 개인간의 정상적인 다양성 때문에 항상 '평균' 값과 동일하지 않다. 그 측정값은 걷는 방향과 가장 일치하는 수직면인 진행면에서 측정하였다. 정상보행에서 신체의 시상면에 거의 일치한다. 이 자료는 바이콘 운동 시스템과 벨텍힘판을 사용하여 측정한 것이다.

몸통 (*Upper body*)

몸통은 보행주기동안 앞으로 움직인다. 속도는 거의 변화가 없으며, 겹버팀기에는 가장 빠르고 디딤기와 흔듦기의 중간에서는 가장 느리다. 몸통은 수직축에 대하여 회전하게 되면, 골반과 팔이음뼈는 반대 방향으로 회전한다. 팔과 다리는 다른 시기로 움직인다. 즉 왼 다리와 골반의 왼쪽이 앞으로 움직일 때 동시에 오른팔과 오른 어깨가 앞으로 이동한다. Muray (1967)는 자유롭게 걷는 성인 남자에게서 평균 어깨 7°, 골반 12° 움직임이 있다고 하였다. 몸체는 보행주기동안 두 번 올라가고, 내려가는데 그 범위는 50 mm정도이며 겹버팀동안 가장 낮고 중간디딤기 또는 중간흔듦기동안 가장 높다. 이런 수직 움직임의 근사치는 그림 2.5에서 엉덩관절 표지의 위치에서 볼 수 있다. 또한 몸통은 보행 주기당 한번씩 옆으로 움직이는데 양쪽 다리의 디딤기동안 몸통은 그 다리 위에 위치한다. 또한 몸통의 이동범위는 50 mm이다. 골반도 수직축 위에서 회전뿐만 아니라 앞뒤로, 좌우로 약간

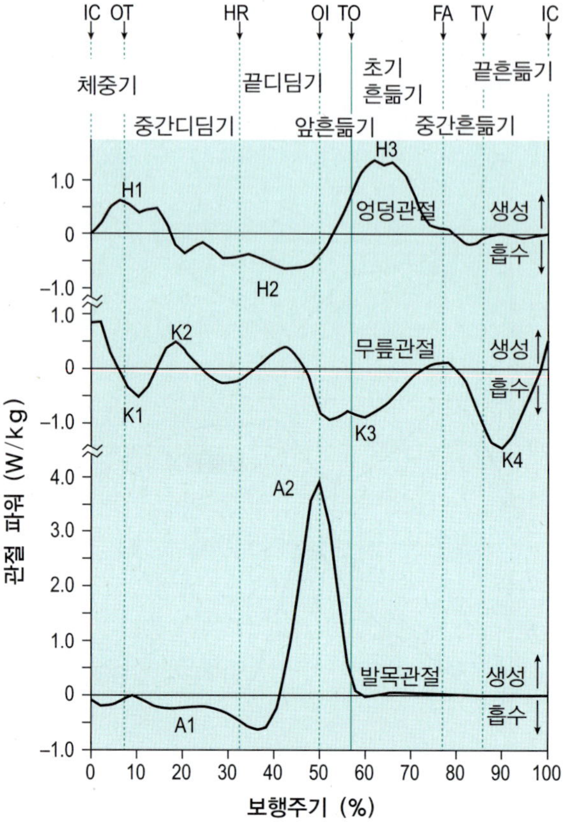

그림 2.8 • 단일 보행주기에서 오른 엉덩관절, 무릎관절 및 발목관절의 시상면 관절 파워(W/kg). 파워의 생성은 양이고 흡수는 음이다. H1, H2, 등의 의미는 교재 내용을 참고한다. 다른 약어는 그림 2.5와 동일하다.

씩 기울어진다.

엉덩관절

엉덩관절은 보행 주기동안 한 번씩 굽힘과 폄을 한다(그림 2.5). 엉덩관절은 흔듦기의 중간위치에서 최대로 굽히고 넙다리부는 디딤기의 시작까지 굽힌 상태를 유지한다. 디딤기가 끝나기 전에 최대 폄에 도달하고 그 후 엉덩관절이 다시 굽힘을 시작한다. 그림 2.5와 이 책 전체에서의 비슷한 그림에서 엉덩관절의 각도를 보여주고 있는데 이는 넙다리와 골반 사이의 실제 엉덩관절 각도가 아니라 넙다리와 수직축과의 각도이다. 하지만 시상면에서의 골반의 움직임은 작은 것이 보통이며 궤적들은 매우 유사하다.

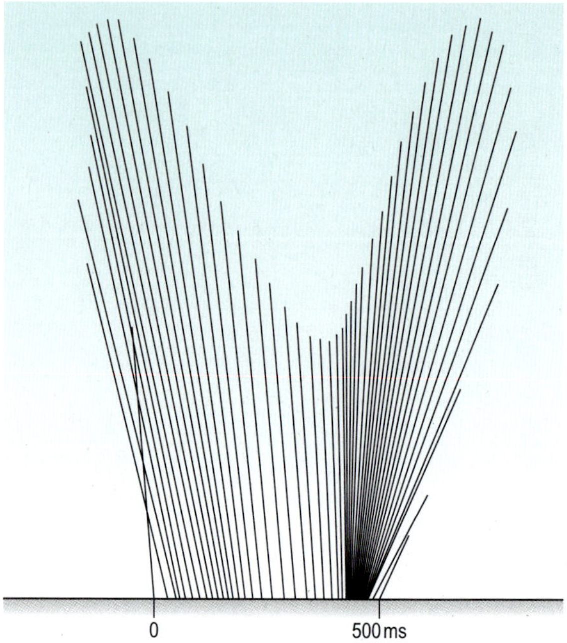

그림 2.9 • 지면반발력 벡터 10ms 간격으로 표현한 '나비도표.' 왼쪽에서 오른쪽으로 진행한다.

무릎관절

무릎관절은 각 보행주기동안 두 번 굽힘과 폄의 정점에 이른다. 뒤꿈치닿기 이전에 최대로 폄이 되고 디딤기의 초기 즉 '디딤기 굽힘' 동안에는 굽힘하였다가 중간 디딤기 즈음에 다시 폄하고 다시 굽히기 시작하여 흔듦기의 초기(흔듦기 굽힘) 동안에 정점에 도달한다. 그후 다시 뒤꿈치닿기 이전에 폄한다.

발목관절과 발

발목관절은 뒤꿈치닿기에 보통 중립위치에서 몇 도의 범위 내에 위치한다. 이때 뒤꿈치는 약간 안쪽번짐되고 발은 약간 뒤침되어 있다. 뒤꿈치가 지면에 닿은 후에 발목관절은 발바닥굽힘되어 발이 지면에 편평하게 닿도록 하며 엎침한다. 디딤기가 진행함에 따라 정강부는 발보다 앞쪽으로 움직이고 발목관절 각은 발바닥굽힘에서 발등굽힘으로 변화한다.

일부 뒤침 각은 흔듦기 동안 다시 회복된다.

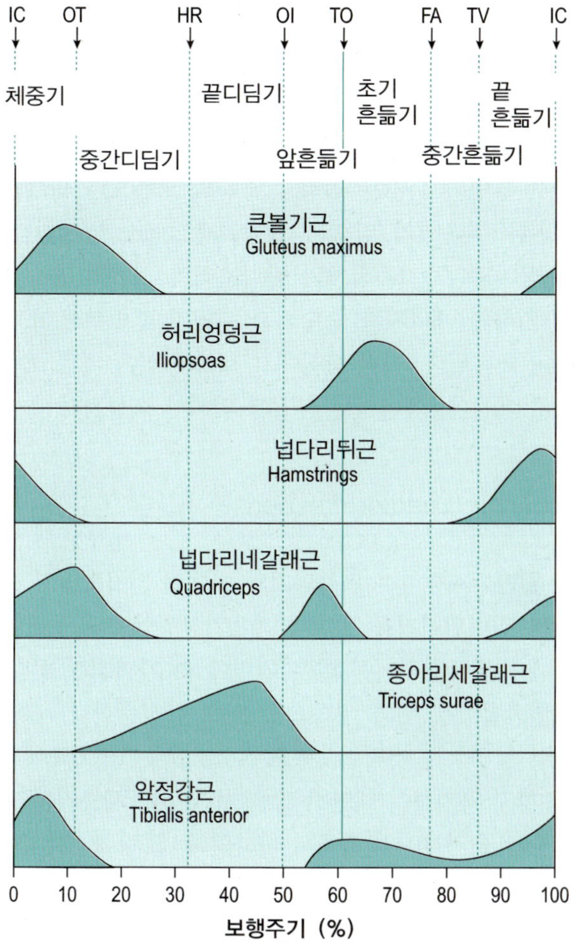

그림 2.10 • 보행주기 동안 주요 근육집단의 전형적인 활동. 약어는 그림 2.5를 참조한다. 보행주기 각 사건의 타이밍은 일반적이며, 한 대상자에서 추론한 것은 아니다.

세부 보행 주기
(The gait cycle in detail)

다음 각 항목은 보행 주기의 특정한 시점에서 일어나는 사건들에 대한 일반적인 고찰로 시작하여, 몸통, 엉덩관절, 무릎관절, 발목관절과 발에서 어떤 변화가 일어날 것인가를 특히 근육의 활동에 대한 일정한 기준을 가지고 기술하였다. 이 단원은 매우 자세하고 한번에 표현하기에는 매우 많다. 독자는 모멘틈과 파워에 대한 개념을 가지고 있어야, 이후 설명되는 보행주기의 역학적 과정에 대한 보다 심도깊은 이해를 할 수 있다. 이 단원에서 기술하는 그림들은 걸을 때 각각의 시기마다 다리와 골반의 정상 위치와 기대되는 지면반발력을 표현한 것이다.

정상 보행에서 각 시기마다 더 자세한 기술은 Murray(1967), Perry(1992), Inman 등(1981), 그리고 Rose와 Gamble(1994)가 기술하였다.

초기 닿기 (Initial contact) (그림 2.11)

1. 일반적 고찰: 초기 닿기는 디딤기의 처음 단계이며 체중기의 시작이다. 초기 닿기는 종종 '발뒤꿈치 닿기'라고 하는데 대체로 정상인은 '일시적인 뒤꿈치 치기'로 알려진 뒤꿈치와 지면 사이에 특징적인 접촉이 나타나기 때문이다. 뒤꿈치닿기동안 일반적으로 위쪽에서(그림 2.11) 바로 다음 단계인 체중기에는 위쪽과 뒤쪽으로(그림 2.12) 지면반발력의 방향이 바뀐다. 또한 이러한 방향의 변화는 나비도형(그림 2.9)에서도 볼 수 있는데, 힘벡터의 방향이 뒤축딛기 이후에 즉시 달라진다.

2. 상체: 몸통은 뒤축딛기 시기에 앞발(오른발)의 큰 보행길이의 절반에 있다. 가쪽방향에서, 몸통은 오른쪽을 향하여 이동하여 오른쪽 발이 닿도록 한다.

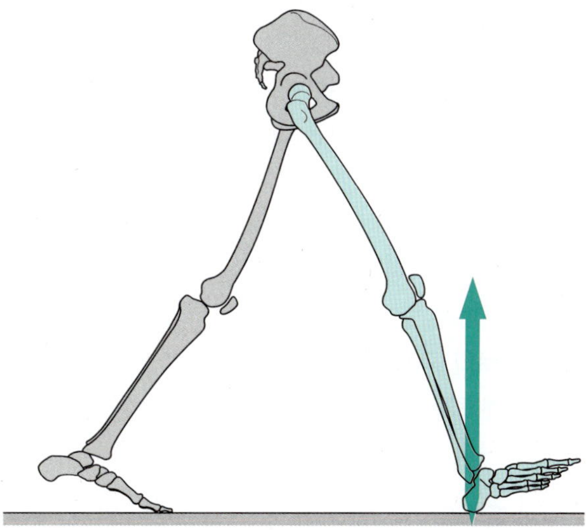

그림 2.11 • 뒤축딛기. 뒤꿈치닿기의 오른 다리(녹색), 왼 다리(회색), 및 지면반발력 벡터 위치. 또한 이 그림은 발딛기의 끝에 해당한다.

몸통이 뒤틀리고, 왼쪽 어깨가 오른쪽 골반과 함께 전진하고 왼팔도 앞을 향한다. 팔 흔들기는 사람에 따라서 다양하고, 보행속도에 따라 증가한다. Muray (1967)는 뒤축딛기 시기에 평균 팔굽관절 굽힘은 8°이고 어깨관절 굽힘은 45°라고 보고하였다.

3. 엉덩관절: 그림 2.11은 뒤축딛기 시기에 다리의 상태를 설명한다. 엉덩관절 최대굽힘(일반적으로 약 30°)는 중간흔듦기에 도달하고 이후에 뒤축딛기까지 감소한다. 넙다리뒤근은 흔듦기의 후반부(무릎관절 젖힘을 방지하기 위하여 넙다리뒤근이 활동한 이후에)에서 능동적으로 활성화되고, 큰볼기근은 뒤축딛기 시기에 수축을 시작하며, 두 근육 모두 엉덩관절을 펴고 반대편 뒤축딛기 시기에 수축이 끝날 것이다 (그림 2.5).

4. 무릎관절: 무릎관절은 흔듦기 끝에서 빠르게 펴져서, 뒤축딛기 직전에 거의 일자가 된다(그림 2.5, 2.11). 이 폄은 일반적으로 수동적이라고 생각되지만, Perry(1992)는 이 시기에 넙다리네갈래근의 수축이 발생한다는 것을 증명하였다. 매우 느린 보행을 제외하고, 넙다리뒤근은 흔듦기 후반부에서 편심성 수축을 하여 무릎관절 젖힘을 예방하는 제어기전으로 활동한다. 이 수축은 디딤기를 시작할 때까지 계속된다.

5. 발목관절 및 발: 발목관절은 뒤축딛기 시기에 일반적으로 발바닥굽힘/발등굽힘이 중립위치이다. 정강뼈가 뒤쪽으로 미끄러지고, 발은 위로 미끄러져서 뒤꿈치만이 지면에 닿는다(그림 2.11). 발은 이 시기에 약간 엎침(안쪽번짐, 모음 혹은 안굽이)되어, 대부분의 사람들은 신발 뒤꿈치의 가쪽이 닿는 것을 볼 수 있다. 앞정강근은 흔듦기에서 초기디딤기까지 내내 능동적으로 활동하여서, 흔듦기동안 발등굽힘을 유지하고 뒤축딛기에 발바닥굽힘을 조절할 준비를 한다.

6. 모멘트와 파워: 뒤축딛기에 엉덩관절에서 폄근의 내적 모멘트가 발생하는데(그림 2.7), 엉덩관절 폄근(큰볼기근과 넙다리뒤근, 그림 2.10)의 수축으로 발생한다. 엉덩관절이 펴지는 방향으로 움직이기 때문에, 이 근육들은 동심적으로 수축하고 파워를 생산한다(그림 2.8에서 H1). 무릎관절은 넙다리뒤근의 수축으로 굽힘근의 내적 모멘트가 발생하여(그림 2.10), 흔듦기 끝에서 젖힘을 예방하도록 한다. 무릎관절 굽힘이 시작하면, 넙다리뒤근의 동심성 수축뿐만 아니라 펴진 무릎관절의 인대에 저장된 에너지가 이완되어서 짧은 기간동안 파워가 생산된다(그림 2.8에서 명명되지 않은 정점). 소량의 모멘트나 파워의 교환은 뒤축딛기 직후까지 발목관절에서 발생한다. '뒤꿈치닿기'는 뒤꿈치의 탄력조직과 신발의 흡수층에 의하여 에너지가 습수되고 디딤기 후반부에 소량만이 회복된다. 이런 방식에서 소리와 열은 매우 소량이기 때문에, 에너지는 환경에 의해서 소실된다.

체중기 (Loading response) (그림 2.12)

1. 일반: 체중기는 뒤축딛기와 반대편 발가락딛기 사이의 겹버팀기간을 말한다. 이 기간동안에 발목관절이 발바닥굽힘되어서 발은 지면에 더 가까워져 있다. 지면반발력은 위와 뒤쪽으로 빠르게 상승한다. 그림에서 설명하는 것처럼, 체중기는 보행주기의 0%에서 7%까지 차지하는 대단히 짧은 기간이며, 체중기는 보행주기 초기 10~12%에서 나타난다. 그림 2.12는 보행주기에서 2%정도라고 설명하고 있다.

2. 상체: 체중기동안, 몸통은 수직위치가 최저인데, 전체 주기의 평균보다 20mm가 더 낮다. 동시에 전진속도가 가장 빠른데, 전체 보행주기의 평균보다 약 10%가 더 빠르다. 몸통은 오른발을 향하여 가쪽으로 움직임을 계속한다. 팔은 최대 앞(왼팔)과 뒤(오른팔)에 위치하다가 되돌아오기 시작한다.

3. 엉덩관절: 체중기동안 엉덩관절은 엉덩관절 폄근, 큰볼기근 및 넙다리뒤근이 동심성 수축하여서 펴지기 시작한다(그림 2.10).

4. 무릎관절: 뒤축딛기에서 거의 완전히 펴진 상태이다가 체중기동안에 무릎관절은 굽혀져서(그림 2.5), '디딤기 굽힘'을 시작한다. 넙다리네갈래근이 편심성 수축하여서 굽혀지는 속도와 양을 제한한다(그림 2.10).

5. 발목관절 및 발: 보행주기 동안에 체중기는 '초기 기반', '뒤꿈치 기반' 혹은 '뒤꿈치 회전축'이라고 하는 발목관절에서 발바닥굽힘이 되는 시기가 있다(그

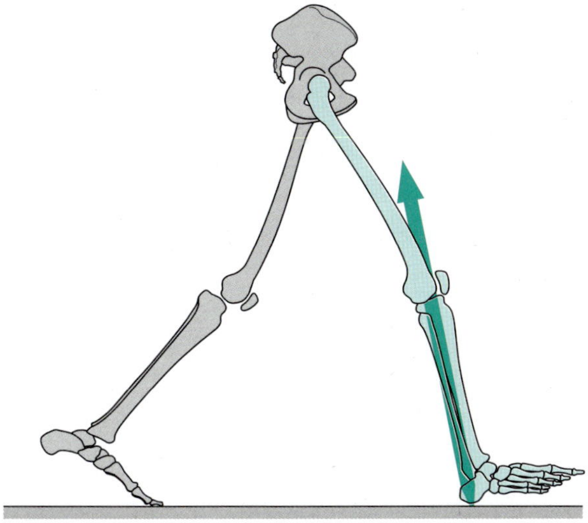

그림 2.12 • 체중기. 뒤축딛기 이후 오른 다리(녹색), 왼 다리(회색) 및 지면반발력 벡터 20ms 위치.

림 2.5). 발바닥굽힘은 앞정강근이 편심성 수축하여 조절한다. 발바닥굽힘쪽으로 움직임은 발의 뒤침과 정강뼈의 안쪽 돌림이 함께 만들며, 발의 뒤침/엎침과 정강뼈 안쪽돌림/가쪽돌림 사이의 자동적인 결합하여서 발생한다(Inman 등, 1981; Rose와 Gamble, 1994). 힘 벡터의 방향은 그림 2.10에서 2.12로 약 10–20 ms 안에 변화한다.

6. 모멘트와 파워: 위에서 언급했듯이(46쪽, 뒤축딛기, 6단원), 엉덩관절은 체중기동안에 폄근이 내적모멘트로 파워를 생성하고 무릎관절은 굽힘근 내적모멘트로 파워가 생성된다. 발목관절에서 힘 벡터의 뒤쪽에서 발바닥굽힘근 외적 모멘트가 발생한다. 이것은 정상인에서 앞정강근이 편심성 수축(그림 2.10)하여 생성하는 발등굽힘근의 내적모멘트(그림 2.7)로 인해 조절되고, 파워가 흡수되며(그림 2.8), 발이 지면으로 더 낮아지도록 한다. 앞정강근이 충분한 모멘트 생성을 실패하면, 발은 너무 빨리 발바닥굽힘되어서 소리가 들리도록 '발처짐' 이 발생한다.

반대편 발가락 딛기 (그림 2.13)

1. 일반적 고찰: 반대편 발가락 딛기는 '반대편 발 딛기' 라고도 하는데, 체중기로 알려진 겹버팀의 끝과 홑버팀이 시작하는 중간디딤기의 시작을 말한다. 앞발은 발목관절 발바닥굽힘으로 낮아져서 '앞발닿기' 라고도 하는 '발닿기' 에서 지면에 접촉하고 반대편 발가락디딤시기에서 일반적으로 발생한다. 반대쪽(왼쪽)에서, 디딤기의 끝과 흔듦기 시작부위에서 나타난다. 그림을 보면 반대편 발가락딛기(그림 2.13)는 보행주기의 7%에서 나타나고 발닿기는 보행주기의 8%에서 나타난다.

2. 상체: 반대편 발가락딛기에서, 가장 앞으로 나가 있는 왼쪽 어깨와 팔은 다시 뒤로 움직이기 시작한다. 유사하게, 오른쪽 골반은 중립위치를 향하여 뒤로 비틀기 시작한다. 체중기동안에 가장 낮은 위치에 도달한 몸통은 다시 높아지면서 인체에 중력중심으로 활동하는 지면반발력이 뒤쪽과 위쪽으로 움직여서 전진하는 속도가 줄어든다. 이것은 운동역학적 에너지가 잠재적 에너지로 전환하는 것으로, 다시 올라가기 직전에 몸통의 가장 낮은 지점에서 아동의 흔듦기를 볼 수 있는 것과 유사하다.

3. 엉덩관절: 반대쪽 발가락딛기에서 엉덩관절 굽힘각도는 약 25°이다. 엉덩관절은 큰볼기근과 넙다리뒤근의 동심성 수축으로 펴지기 시작한다.

4. 무릎관절: 반대쪽 발가락딛기에서, 무릎관절은 계속 굽혀지고 중간디딤기의 초기에 '디딤기 무릎관절

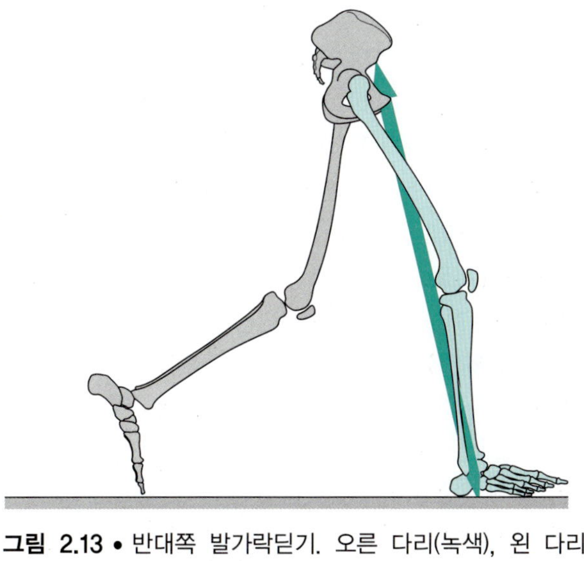

그림 2.13 • 반대쪽 발가락딛기. 오른 다리(녹색), 왼 다리(회색), 및 지면반발력 벡터 위치.

굽힘' 정점에 도달한 후 다시 펴지기 시작한다(그림 2.5). 디딤기 굽힘의 양은 보행속도에 매우 민감한데, 메우 느리게 걸으면 없어진다. 넙다리네갈래근 수축(편심성 수축이후에 동심성 수축)은 무릎관절이 스프링처럼 활동하도록 만들고, 수직력이 너무 빨리 상승하는 것을 예방한다(Perry, 1974).

5. 발목관절과 발: 발이 지면에 닿자마자 반대편 발가락딛기에서 발목관절의 움직임 방향은 발바닥굽힘에서 발등굽힘으로 변화하는데, 정강뼈가 고정된 발위로 움직이기 때문이다(그림 2.5). 발 뒤침과 정강뼈 안쪽돌림 모두 반대쪽 발가락딛기에서 정점에 도달하고 반대로 움직이기 시작한다. 두 움직임은 '결합' 되어 함께 발생하는 것은 발목관절과 목말관절의 위치 때문이다(Inman 등, 1981; Rose와 Gamble, 1994). 앞정강근은 수축을 그만두고 종아리 세갈래근이 수축한다(그림 2.10).

6. 모멘트와 파워: 반대쪽 발가락딛기에서, 엉덩관절은 폄근내적모멘트로 파워를 생성한다(46쪽, 뒤축딛기, 6단원). 무릎관절에서, 힘벡터는 관절의 뒤쪽에 위치하는데(그림 2.13), 발목관절에서 발등굽힘근 내적모멘트가 더 작아진 후, 발바닥굽힘근 모멘트가 발생한다(그림 2.7). 이 시기에 발목관절에서 작은 파워 교환이 발생한다.

중간디딤기 (그림 2.14)

1. 일반적 고찰: 중간디딤기는 발가락딛기와 뒤꿈치들기사이 보행주기를 말하는데, 흔듦기 다리가 디딤기 다리를 지나갈 때 보행주기의 사건을 설명하기 위하여 과거에 사용되었고, '인접한 발' 의 흔듦기 혹은 지면반발력의 앞-뒤 요소가 0인 시점을 말한다. 그림에서 설명하는 것처럼, 중간디딤기는 보행주기의 7%에서 32%까지를 말하는데, 그림 2.14A는 보행주기의 18%이고, 그림 2.14B는 앞뒤반발력이 0인 지점을 설명한다.

2. 상체: 중간디딤기는 몸통이 가장 높은 시점으로 평균보다 약 20 mm가 높으며, 전방움직임의 운동역학적 에너지가 높이의 잠재적 에너지로 전환되기 때문에 전진속도는 감소한다. 몸통의 일련의 움직임은 중간디딤기 동안에 정점에 도달하고, 몸통은 중심위치에서 20 mm 이동하고 디딤기(오른) 다리로 이동한다. 양발과 같이, 양팔은 중간디딤기동안에 서로를 지나가는데, 반대쪽 다리의 움직임을 따라간다. 몸통의 비틀림을 사라지고, 팔이음뼈와 골반은 비틀리기 전에 중립위치를 지나간다.

3. 엉덩관절: 중간디딤기동안, 엉덩관절은 굽혀진 자세에서 편 자세로 계속해서 펴진다(그림 2.5). 큰볼기근과 넙다리뒤근의 동심성 수축은 이 기간동안 멈추고, 엉덩관절 폄은 내성과 중력으로 발생한다. 중간디딤기와 끝디딤기내내, 엉덩관절 주변의 중요한 근육활동은 이마면에서 발생한다. 반대쪽 발이 지면에서 들리자마자, 골반은 디딤기 엉덩관절에 의해서만 지지된다. 골반은 흔듦기 다리 쪽으로 약간 내려가지만 엉덩관절 벌림근, 특히 중간볼기근과 넙다리근막긴장근의 수축으로 골반의 위치는 유지된다.

4. 무릎관절: 중간디딤기동안, 무릎관절은 디딤기 굽힘 정점에 도달했다가 다시 펴지기 시작하는데(그림 2.5), 넙다리네갈래근의 동심성 수축으로 시작된다. 일반적으로 정점각도는 보행주기 15%에서 20%사이에 발생한다. 각도는 사람마다 보행속도마다 다양하지만 일반적으로 10°에서 20°사이가 일반적이다.

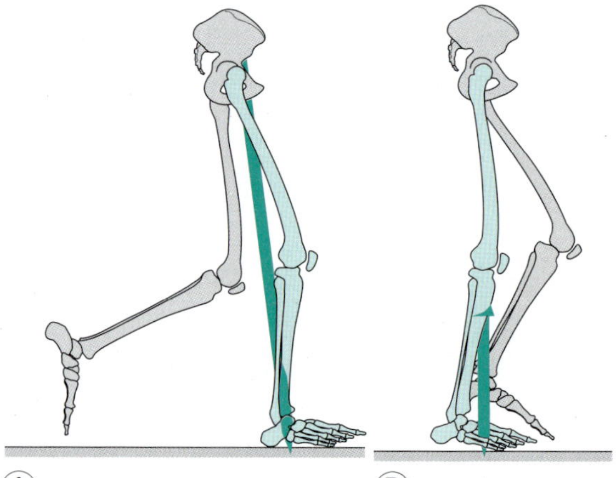

그림 2.14 • (A) 중간디딤기. 반대쪽 발가락딛기 이후에 오른다리(녹색), 왼 다리(회색) 및 지면반발력 벡터 100ms 위치. (B) 지면반발력의 앞-뒤 요소가 0일 때, 중간디딤기 사건.

5. 발목관절과 발: '중간디딤기 축'은 '두번째 축' 혹은 '발목관절 축'이라고도 하는데 중간디딤기와 끝디딤기동안에 발생한다. 발목관절에서 정강뼈의 전방회전에 의해서 발생하고, 발은 바닥 위에 남아 있고, 발목관절 각도는 발바닥굽힘에서 발등굽힘으로 변화하며 종아리세갈래근이 편심성으로 수축하여 움직임을 조절한다. 실제 각도는 측정방법에 따라 다양한데, 대부분의 저자들은 그림 2.5에서 설명하는 것보다 더 큰 각도로 보고한다. 정강뼈의 가쪽돌림과 발의 엎침이 중간디딤기와 끝디딤기동안에 결합하여 발생한다. 지면반발력 벡터는 발바닥닿기로부터 앞으로 발을 따라 움직여서 뒤꿈치들기 이전에 앞발로 이동한다. 발의 엎침은 중간디딤기에 정점에 도달하다가 뒤침을 향하여 움직이기 시작한다.

6. 모멘트와 파워: 중간디딤기에, 폄근 수축으로 인하여 엉덩관절 폄근 내적모멘트는 반대 방향의 모멘트로 인하여 감소되고 사라진다(그림 2.7). 무릎관절에서, 힘 벡터는 관절 뒤에 있고, 굽힘근 외적모멘트가 생성되어 폄근 내적모멘트와 대적하고(그림 2.7), 넙다리네갈래근 수축으로 조절된다(그림 2.10). Perry (1992)에 따르면, 넙다리곧은근이 아닌 넓은근만이 이 시기에 활동한다. 무릎관절의 움직임 방향이 굽힘에서 폄으로 변경되기 때문에(그림 2.5), 파워가 생성된다(그림 2.8의 K2). 발목관절은 중간디딤기와 끝디딤기 내내 발바닥굽힘근 내적모멘트가 증가하는데(그림 2.7), 앞발로 힘 벡터가 이동하기 때문이다. 이 모멘트는 종아리세갈래근(그림 2.10)의 편심성 수축 및 파워 흡수로 생성된다(그림 2.8의 A1).

뒤꿈치들기 (그림 2.15)

1. 일반적 고찰: 뒤꿈치들기는 '뒤꿈치떼기'라고도 하는데, 중간디딤기에서 끝디딤기까지 이동을 말한다. 이 시기에 걷는 바닥에서 뒤꿈치가 들리기 시작한다. 이 시기는 개인에 따라 다르고 걷는 속도에 따라서도 다양하다. 그림에서는 보행주기의 32%에서 뒤꿈치들기가 출현한다.

2. 상체: 뒤꿈치들기로 몸통은 중간디딤기에서 도달했던 가장 높은 지점에서 떨어진다. 또한 지지하고 있는(오른) 다리 위로, 가쪽 이동은 왼 다리로 체중이동을 준비하기 위하여 감소하기 시작한다. 오른 엉덩관절이 펴지고 다리가 뒤로 움직이기 때문에, 오른쪽 골반은 뒤로 비틀리고, 오른쪽 팔과 팔이음뼈는 앞으로 이동한다.

3. 엉덩관절: 뒤꿈치 들기와 끝디딤기에서, 엉덩관절은 지속적으로 펴진다(그림 2.5). 엉덩관절 정점 폄은 반대쪽 발뒤축닫기에서 발생한다. 발뒤축닫기 이전에 엉덩관절 벌림근 활동이 다른 발로 인하여 정지되지만, 골반을 안정화하기 위하여 이마면에서 발생하는 엉덩관절 벌림근 활동은 계속 필요하다.

4. 무릎관절: 무릎관절은 뒤꿈치들기에서 폄근 정점에 근접한다(그림 2.5). 이 시기에, 발목관절 능동 발바닥굽힘은 지면반발력을 앞으로 이동시켜서, 지면반발력은 앞발과 무릎관절의 앞쪽으로 이동한다(그림 2.15에서 볼 수 있음). '발바닥굽힘/무릎관절 폄 결합'으로 알려진 효과로 무릎관절이 펴지는데, 일부 병적 보행에서는 매우 중요하다. 발목관절에 관한 한 장딴지근의 수축과 가자미근의 수축을 증대시키지만, 장딴지근은 무릎관절 굽힘근으로도 활동하기 때문에 젖힘을 예방하고, 이후에 무릎관절이 굽혀지기 시작

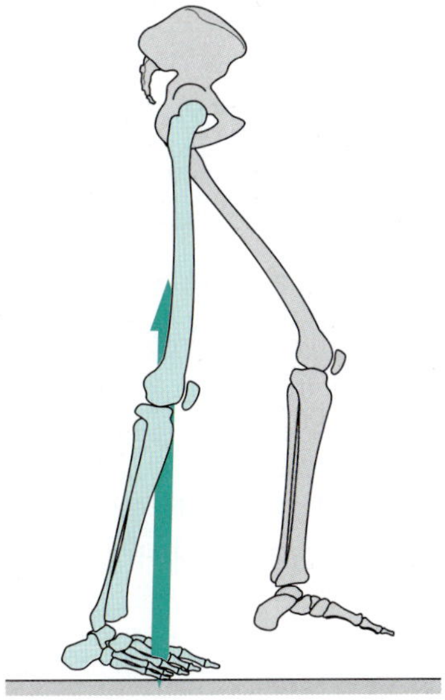

그림 2.15 • 뒤꿈치 들기. 오른 다리(녹색), 왼 다리(회색), 및 지면반발력 벡터 위치.

한다.

5. 발목관절과 발: 발목관절 발등굽힘은 뒤꿈치들기 이후에 정점에 도달한다(그림 2.5). 종아리세갈래근은 초기에 무릎관절을 굽히기 때문에 발목관절 각도를 유지하고 끝디딤기 후반부에 발바닥굽힘으로 움직이기 시작한다. 정강뼈는 점점 더 가쪽으로 돌림되기 시작하고 발은 엎침이 증가하여 목발관절에서 두 가지 움직임이 결합되어 발생한다. 뒤꿈치들기 때문에, 발가락들은 지면에 닿아 있고 발허리발가락관절은 발을 가로질러 사선으로 펴져 있는데 이것을 '발허리제어' 혹은 '발가락제어'라고 한다. 뒤꿈치가 올라가는 이 시기에 뒤발은 안쪽번짐(모음 혹은 안굽이)된다.

6. 모멘트와 파워: 뒤꿈치들기에서 작지만 엉덩관절 굽힘근 내적모멘트가 증가한다(그림 2.7). 굽힘근 내적모멘트의 원천은 긴모음근과 넙다리곧은근 수축이 결합하고 엉덩관절이 펴지기 때문에 인대가 신장되어서 파워 흡수가 발생한다고 하지만(그림 2.8의 H2), 이것을 완전히 뒷받침하는 문헌은 아직 미비하다. 무릎관절에서, 넙다리네갈래근 수축은 뒤꿈치들기이전에 정지되고 무릎관절 내적모멘트는 굽힘근으로 전환된다. Perry(1992)에 따르면, 이것은 정강뼈보다 더 빠르게 상체가 전진하기 때문에 발생한다고 한다. 발목관절의 움직임이 자유롭다면, 인체는 발목관절의 발등굽힘만으로도 앞으로 이동할 것이다. 그러나 종아리세갈래근의 수축(그림 2.10)은 굽힘근의 내적모멘트에 대항하여 무릎관절에서 생상되는 폄근의 외적모멘트에 의하여 넙다리가 앞으로 이동하는 만큼 정강뼈를 앞으로 이동시킨다(그림 2.7). 뒤꿈치들기 시기에 무릎관절에서 작지만 다양한 파워 교환이 발생한다. 발목관절에서 초기엔 가자미근, 나중에는 가자미근과 장딴지근이 함께 점점 더 강하게 수축하여 발바닥굽힘근의 내적모멘트는 지속적으로 증가한다(그림 2.10에서 종아리세갈래근). 이 수축은 초기에는 편심성이며, 파워를 흡수한다(그림 2.8에서 A1).

반대쪽 뒤축딛기 (그림 2.16)

1. 일반적 고찰: 예상한대로, 반대쪽 뒤축딛기는 대칭적 보행에서는 보행주기의 50%에 근접하여 발생한다. 이것은 흘버팀의 끝부분이고 앞흔듦기의 시작을 말한다. 반대쪽 뒤축딛기는 '반대쪽 발닿기' 라고도 하는데 엉덩관절이 굽혀지기 시작하고, 이미 무릎관절은 굽혀지고 발목관절은 발바닥굽힘되고 있다. 뒤꿈치들기와 발가락딛기사이(끝디딤기 이후에 앞흔듦기)는 EO로는 '끝축' 이라고 한다. 이것은 발목관절보다 오히려 앞발에서 앞쪽으로 돌림되고 있다는 것이 적절하다. 이 시기의 다른 용어는 '앞발딛기' 이다. Perry(1974)는 이 용어를 객관화하였는데, '바닥-반발력 후기 정점이 능동적으로 아래로 밀기보다는, 오히려 인체 정렬에 의하여 지렛대 역할을 하기' 때문에 '구르기' 라는 용어를 대신 제안하였다. 그러나 이 시기에 발목관절에서 파워 생성이 가장 크기 때문에 '앞발딛기' 가 단순히 수동적인 것은 아니다(Winter, 1983). 파워가 전신을 가속시키는데 사용되는 것인지(Winter에 의해 제언된) 아니면 단순히 다리만 가속시키는 것인지(Perry에 의해 제언된), 혹은 두 주장이 일부 결합된 것인지는 명확히 알 수 없다. Buczek

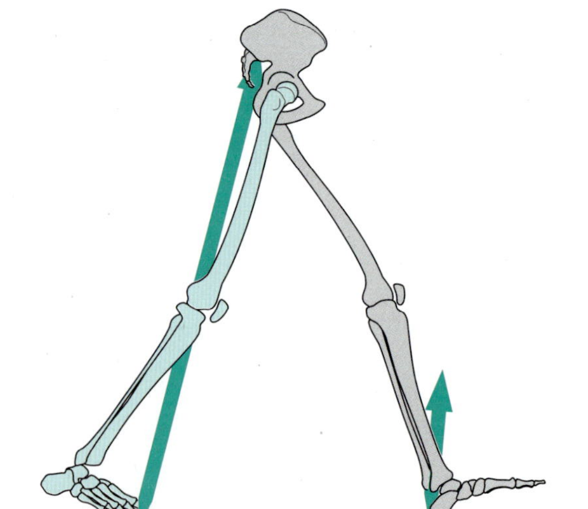

그림 2.16 • 반대쪽 뒤축딛기. 오른 다리(녹색), 왼 다리(회색), 및 지면반발력 벡터 위치.

등(2003)은 발목관절에서 파워생성이 정상보행을 지속하는데 필수적이라고 하였다. 자세조절에 관한 연구에서 대용한 용어를 사용하면, 정상보행은 '발목관절전략'을 포함하지만, '앞발딛기'가 감소하고 엉덩관절의 앞으로 다리가 이동하는 '엉덩관절전략'에 의해서 이동되기도 한다(Mueller 등, 1994).

2. 상체: 반대쪽 뒤축딛기에서 상체의 위치는 몸통이 오른쪽보다 왼쪽을 향하여 이동하는 것을 제외하고는 뒤축딛기에서 설명한 것과 유사하고, 오른 어깨와 팔 그리고 왼쪽 골반이 앞으로 향하여 몸통은 비틀려져 있다.

3. 엉덩관절: 반대쪽 뒤축딛기에서, 엉덩관절은 가장 크게 펴진 상태(전형적으로 10°~20° 폄, 측정방법에 따라서 차이가 있음)이며, 굽힘쪽으로 전환된다(그림 2.5). 펴진 엉덩관절은 긴모음근이 주요 엉덩관절 굽힘근으로 활동하며(Perry, 1992), 엉덩관절 굽힘을 시작하는데 충분한 모멘트를 생산하고, 특히 엉덩관절에서 신장된 인대의 긴장과 중력이 결합하여 발생한다.

4. 무릎관절: 무릎관절은 이미 반대쪽 뒤축딛기로 인하여 굽혀져 있다(그림 2.5). 힘 벡터는 무릎관절 뒤로 움직여서 무릎관절 굽힘을 도와주고(그림 2.16), 넙다리곧은근이 편심성으로 수축하기 시작하여(그림 2.10의 넙다리네갈래근을 포함하는), 무릎관절이 너무 빠르게 굽혀지지 않도록 한다. '딛기'라는 용어는 앞흔듦기동안에 발생하는 엉덩관절 및 무릎관절 굽힘을 위하여 사용한다.

5. 발목관절과 발: 반대쪽 뒤축딛기 이전에 발이 발가락딛기에서 지면을 떠날 때까지, 발목관절은 종아래세갈래근의 동심성 수축(그림 2.10)으로 발바닥굽힘(그림 2.5)으로 움직인다. 발바닥근막이 단단하여서 발허리발가락관절에서 발가락의 폄이 지속된다. 뒤발 안쪽번짐(모음 혹은 안굽이)과 정강뼈 가쪽 돌림이 결합되어서 발은 최대 엎침된다. 이러한 다양한 요인들은 중간발목관절들을 움직이지 못하게 하여 체중부하를 하는 동안 발의 안정성을 높이는 작용을 한다(Inman 등, 1981; Rose와 Gamble, 1994).

6. 모멘트와 파워: 반대쪽 뒤축딛기에 엉덩관절 굽힘근의 내적모멘트는 정점이 된다(그림 2.7). 위에서 언급한 것처럼(45쪽, 반대쪽 뒤축딛기, 3단원), 그것은 긴모음근 수축과 엉덩관절 인대의 수동적 긴장 및 중력이 결합된 결과이다. 엉덩관절의 운동방향은 폄에서 굽힘으로 전환되기 때문에, 파워 흡수(그림 2.8에서 H2)는 파워 생성(그림 2.8에서 H3)으로 대체된다. 끝디딤기동안에, 무릎관절 굽힘으로 힘 벡터(그림 2.16)는 무릎관절의 앞으로 이동하고, 외적모멘트는 폄근에서 굽힘근으로 전환되고 난 후에, 내적모멘트는 굽힘근에서 폄근으로 전환된다(그림 2.7). 넙다리곧은근의 편심성 수축(그림 2.10에서 넙다리네갈래근에 포함된)은 무릎관절 굽힘 비율을 제한하여 파워를 흡수한다(그림 2.8에서 K3). 발목관절에서, 힘 벡터는 반대쪽 뒤축딛기에서 관절의 앞에 위치한다(그림 2.16). 발등굽힘근의 높은 외적모멘트는 종아리세갈래근의 동심성 수축(그림 2.9)으로 생산된, 발바닥굽힘근의 높은 내적모멘트(그림 2.7)에 의하여 대항한다. 그 결과 큰 파워가 생성되는데(그림 2.8에서 A2), 전체 보행주기에서 가장 큰 파워를 생성한다. 이 파워 생성의 즉각적인 효과는 흔듦기동안 발을 가속시킨다.

발가락딛기 (Toe off) (그림 2.17)

1. 일반적 고찰: 발가락딛기는 보행주기의 약 60%에서 발생한다(그림에서는 57%). 발가락딛기는 앞흔듦기와 초기흔듦기를 구분하며, 디딤기가 끝나고 흔듦기가 시작하는 지점을 말한다. 병적보행에서 발가락은 지면에서 떨어지는 발의 마지막 부분이 아니기 때문에, 발가락딛기는 '끝닿기'라고 제안하였다.

2. 상체: 몸통이 가장 높고 새로운(왼) 지지발을 향하여 움직이기 때문에, 어깨관절, 팔 및 몸통의 최대 돌림은 중립위치를 향하여 되돌아가기 시작한다.

3. 엉덩관절: 발이 지면을 떠나기 때문에, 엉덩관절은 지속적으로 굽혀진다(그림 2.5). 이것은 엉덩관절 인대의 긴장과 중력뿐만 아니라 넙다리곧은근(그림 2.10에서 넙다리네갈래근에 포함된)과 긴모음근의 수축으로 발생한다.

4. 무릎관절: 발가락딛기에, 무릎관절은 흔듦기의 정점굽힘의 약 1/2 각도까지 굽혀진다. 지면반발력의 크기가 빠르게 감소하여 발이 지면을 떠나면 0이 되지만, 이 굽힘은 지면반발력의 위치가 무릎관절 뒤쪽으로 이동하도록 돕는다(그림 2.17). 무릎관절 굽힘의 주요부분은 엉덩관절 굽힘으로 발생한다. 발은 연결된 '두 개의 진자'로 활동하여서 엉덩관절이 굽혀질 때 정강이는 내성으로 인하여 그래도 남아 있어서 결과적으로 무릎관절이 굽혀진다. 흔듦기가 시작된 직후에 넙다리곧은근은 과도한 무릎관절 굽힘을 예방하기 위하여 편심적으로 수축하는데, 이런 현상은 보행속도가 빠를수록 더 두드러진다(Nene 등, 1999).

5. 발목관절과 발: 발목관절 발바닥굽힘의 정점은 발가락딛기 직후에 발생한다. 발바닥굽힘의 양은 측정방법에 따라 차이가 있는데, 그림 2.5는 25°이다. 발가락딛기 직전에 종아리세갈래근의 수축은 멈추고, 앞정강근의 수축(그림 2.10)이 시작되어서 발목관절은 흔듦기동안에 중립위치나 발등굽힘된 위치를 취하게 된다.

6. 모멘트와 파워: 발가락딛기에, 아직 엉덩관절은 굽힘근 내적모멘트(그림 2.7)를 보이는데, 중력, 인대 탄력성, 긴모음근 및 엉덩허리근의 수축으로 발생하는 것이다. 엉덩관절이 이 시기에 굽혀져 있기 때문에, 파워가 생성된다(그림 2.8에서 H3). 앞에서 언급한 것처럼(50쪽), 발가락딛기, 4단락), 앞흔듦기와 초기흔듦기동안에, 엉덩관절 굽힘은 무릎관절 굽힘을 만드는데, '두 개의 진자'는 무릎관절의 굽힘근 외적모멘트를 만들며, 무릎관절이 굽혀지는 속도를 제한하기 위하여 넙다리곧은근은 편심적으로 수축하여(그림 2.10에서 넙다리네갈래근에 포함된) 폄근 내적모멘트를 만들어 대항한다. 이러한 편심성 수축은 파워를 흡수한다(그림 2.8에서 K3). 발목관절에서, 발바닥굽힘근의 내적모멘트는 지면반발력이 감소하여 발이 지면을 떠나는 발가락딛기에서는 0이 되기 때문에 앞흔듦기 동안에 빠르게 감소한다(그림 2.7). 정점을 이룬 발목관절의 파워생성은 기간에 0으로 감소한다(그림 2.8).

양발인접기 (Feet adjacent) (그림 2.18)

1. 일반적 고찰: 양발인접기는 초기흔듦기와 중간흔듦기를 구분한다. 이시기는 흔듦기 다리가 디딤기 다리를 지나가는 시기로 양발이 나란히 위치한다. 흔듦기는 보행주기의 약 40%에 해당하며, 양발은 흔듦기의 중간에 인접하게 되는데, 그림에서는 보행주기의

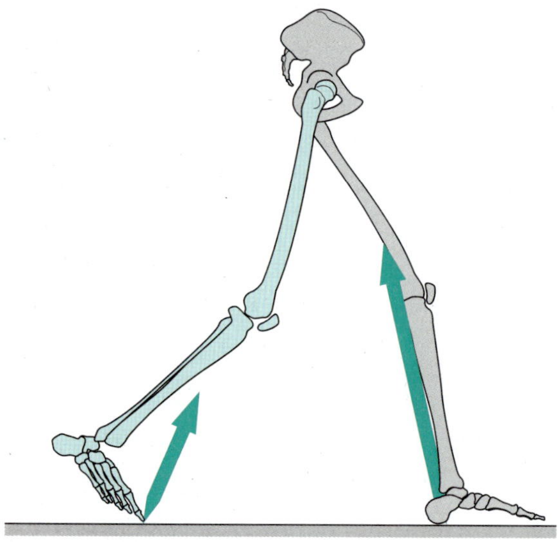

그림 2.17 • 발가락딛기. 오른 다리(녹색), 왼 다리(회색), 및 지면반발력 벡터 위치.

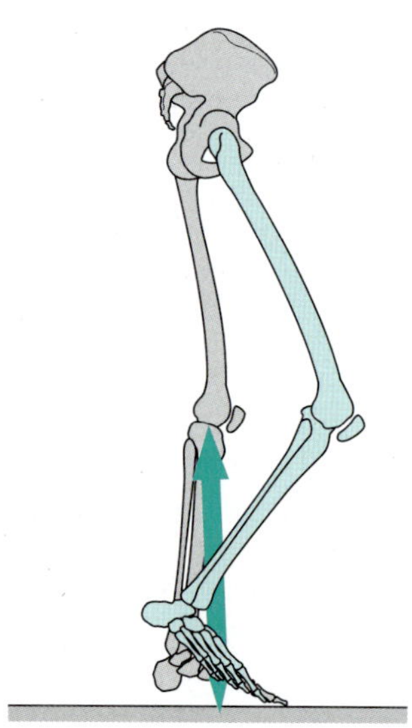

그림 2.18 • 양발인접기. 오른 다리(녹색)와 왼 다리(회색).

약 77%에서 발생하였다. 양발인접에 대한 대체용어는 '발제거'와 '중간흔듦기'라고 하며, 중간흔듦기라는 용어는 특별한 상황보다는 보행주기의 기간을 적용한 용어이다. 초기흔듦기는 '들어올리기'라고도 한다.

2. 상체: 양발이 인접되면, 몸통은 가장 높은 위치가 되고 디딤기 다리(왼) 위로 최대로 이동된다. 한 팔(왼 팔)이 앞으로 움직이면 다른 한 팔(오른 팔)은 뒤로 움직인다.

3. 엉덩관절: 엉덩관절은 발가락딛기 이전에 굽혀지기 시작하여 양발이 인접하는 시기에는 굽혀진 상태이다(그림 2.5에서 20°). 엉덩허리근(그림 2.10)의 강한 수축과 중력의 보조로 굽혀진다.

4. 무릎관절: 흔듦기동안 무릎관절 굽힘은 엉덩관절 굽힘의 영향이다. 앞에서 언급한 것처럼(46쪽, 발가락딛기, 6단락), 다리는 하나의 연결된 진자로 활동하므로 무릎관절 주변의 근수축은 필요하지 않다(따라서 무릎관절 위 절단자의 의족은 흔듦기에 무릎관절 굽힘이 되어야 한다). 보통 흔듦기 무릎관절 굽힘의 정점은 60°에서 70°사이이다. 이 각도는 양발이 인접하기 이전에 도달되며, 무릎관절은 다시 펴지기 시작한다. 흔듦기 무릎관절 굽힘은 중간 속도에서 보다 빠른 속도 보행일 때 더 작은데, 그 이유는 흔듦기가 짧아지기 때문이다. 이것은 넙다리곧은근과 넙다리뒤근의 동시수축으로 가능하다(Gage, 2004).

5. 발목관절과 발: 발가락딛기에 발바닥굽힘된 발목관절이 양발인접기에는 중립자세 혹은 발등굽힘자세로 이동하여 끝흔듦기를 준비한다. 발가락 제거를 위하여 짧아진 흔듦기 다리는 대부분 무릎관절의 굽힘으로 가능하지만, 발목관절도 발바닥굽힘에서 발등굽힘쪽으로 이동해야 한다. 이 움직임을 위하여 앞정강근이 수축하는데, 뒤축딛기를 준비하기 위하여 발을 조절하는 수축력보다는 작다. 발가락이 지면에 가장 가까울 때 양발이 인접하게 된다. 정상 보행에서, 발가락제거는 매우 짧은 기간이다. Murray(1967)는 제거범위는 1~38 mm이고 평균제거는 14 mm라고 보고하였다. 발의 엎침각도는 발가락딛기 이후에 감소하는데, 발은 다음 뒤축딛기까지 약간 엎침된 상태이다.

6. 모멘트와 파워: 반대쪽 뒤축딛기에서 앞흔듦기와 초기흔듦기를 지나 양발이 인접될 때까지 엉덩관절은 굽혀져 있기 때문에 굽힘근 내적모멘트가 발생한다(그림 2.7). 이것은 중력, 넙다리곧은근과 모음근, 움직임을 시작할 때 인대의 탄력성과 엉덩허리근의 수축으로 발생한다(그림 2.9). 이시기에 엉덩관절 굽힘은 엉덩관절 파워 생성이 최대 정점으로 파워는 흔듦기 다리가 앞으로 가속되는데 사용된다. 결과적인 운동역학 에너지는 몸통으로 전달되어서 흔듦기 다리는 흔듦기 끝부분에서 다시 감속된다. 발가락딛기와 양발인접기 사이에, 엉덩관절에서 전이된 굽힘근 외적모멘트에 의하여 무릎관절이 너무 빠르게 굽혀지는 것을 방지하기 위하여 넙다리곧은근(그림 2.10에서 넙다리네갈래근의 일부)이 작은 폄근 내적모멘트를 무릎관절에서 지속적으로 생성한다(위를 참조). 무릎관절이 굽혀져 있는 동안에 파워가 흡수된다(그림 2.8에서 K3). 발목관절은 발의 무게가 포함될 때 매우 작은 모멘트와 파워를 교환한다.

정강뼈 수직 (Tibia vertical) (그림 2.19)

1. 일반적 고찰: 중간흔듦기와 끝흔듦기의 구분은 주로 흔들리는 다리의 정강뼈가 수직일 때를 기준으로

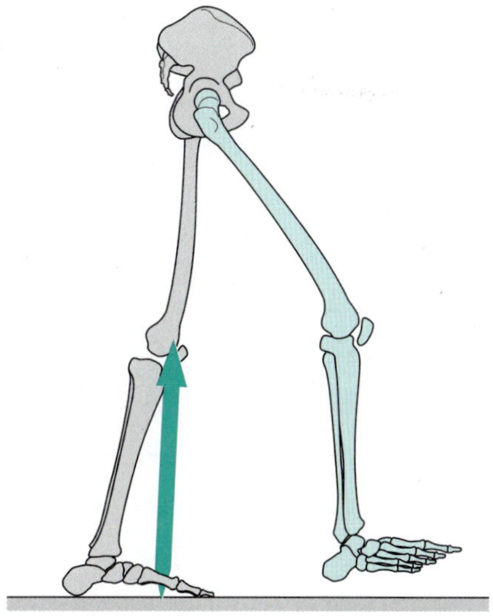

그림 2.19 • 정강뼈 수직. 오른 다리(녹색)와 왼 다리(회색).

하는데 그림에서는 보행주기의 86%에서 나타났다. 또한 끝흔듦기는 '도달'이라고 한다.

2. 상체: 흔듦기(오른) 다리의 정강뼈가 수직이 되면, 몸통의 수직높이는 낮아지기 시작하여 중심선을 향하여 지지하고 있는(왼) 다리 위에 최대한 이동한다. 왼팔은 오른팔 앞에 있고, 오른 골반은 왼 골반보다 약간 앞에 있다(그림 2.19).

3. 엉덩관절: 정강뼈 수직은 엉덩관절 굽힘이 정지된 직후에 발생하는데 그림에서 설명하는 것처럼 정강뼈 수직에서 다음 뒤축딛기까지 엉덩관절 굽힘 각도는 약 27°이다(그림 2.5). 넙다리뒤근은 무릎관절 폄 비율을 제한하기 위하여 끝흔듦기동안에 점점 더 강하게 수축하고(그림 2.10), 엉덩관절은 굽혀진 자세를 그대로 유지한다.

4. 무릎관절: 정강뼈 수직은 빠르게 무릎이 펴지는 시기에 발생하는데, 양발이 인접하기 이전에 무릎관절이 흔듦기의 정점 굽힘각도에서 다음 뒤축딛기이전에 거의 펴지게 된다(그림 2.5). 이 폄은 대부분 수동적으로, 위에서 언급했던 것처럼(46쪽, 발가락딛기, 4단락), 두 개의 진자에서 아래(종아리) 분절이 흔들리며 되돌아오기 때문이다. 넙다리뒤근의 편심성 수축이 흔듦기 끝부분에서 무릎이 젖혀지는 원인이 되는 움직임을 방지한다(그림 2.10).

5. 발목관절과 발: 일반적으로 정강뼈가 수직이 되기 전에 발가락 제거가 되자마자 발목관절 위치에 대한 중요성이 감소하는데, 다음 뒤축딛기 이전에 약간 발바닥굽힘과 약간 발등굽힘 사이에 위치한다(그림 2.5). 앞정강근은 발목관절의 위치를 유지하기 위하여 지속적으로 수축하지만, 보통 뒤축딛기 이전에 수축이 증가하여 체중기동안에 필요한 더 큰 수축력을 예비하고 있다(그림 2.10).

6. 모멘트와 파워: 정강뼈 수직시기에 엉덩관절에서 폄근 내적모멘트의 증가가 나타나는데(그림 2.7), 다음 뒤축딛기 이전에 큰볼기근이 수축하기 시작하지만, 대부분은 넙다리뒤근의 수축으로 생성된다(그림 2.10). 이 모멘트는 아마도 흔듦기 다리에서 몸통으로 모멘튬이 전이되도록 하여, 초기흔듦기에서 다리로 전달되는 일부 운동역학 에너지로 교환된다(그림 2.8에서 H3). 엉덩관절 각도는 끝흔듦기동안에 고정되어야만 관절 자체에서 매우 작은 파워 교환만이 발생한다. 무릎관절은 굽힘근 내적모멘트가 증가하는데(그림 2.7), 넙다리뒤근의 편심성수축으로 생성되며(그림 2.10), 파워를 흡수한다(그림 2.8에서 K4). 이것은 흔들리는 종아리의 내성으로 생성되는 폄근 외적모멘트에 대한 반응으로 발생하며, 굽힘근 내적모멘트가 발생하지 않으면 무릎이 젖혀지게 된다. 발목관절 모멘트는 거의 발생하지 않으며(그림 2.7), 매우 소량의 파워만이 교환된다(그림 2.8).

끝발딛기 (Terminal foot contact) (그림 2.11)

보행주기는 동일한 발(이 경우 오른발)의 다음 뒤축딛기에서 끝난다. '뒤축딛기'로 보행주기의 끝을 설명하는 것이 혼란을 줄 수 있기 때문에, 때때로 '끝발딛기'라고도 한다.

지면반발력 (Ground reaction force)

힘판은 일반적으로 보행분석에 사용되는 도구이다. 힘판은 보행하는 지면 위에 부위에 따른 지면반발력의 분포(즉, 뒤꿈치와 앞발)를 설명하지는 못하지만, 지면 위에 발이 놓일 때 총힘을 제공한다. 일부 힘판은 지면반발력의 단일 요소(보통 수직)만을 제공하지만, 대부분의 힘판은 지면반발력 벡터의 3차원 분포를 제공한다. 전기적 출력 신호는 힘의 3요소(수직 혹은 'Fz', 안쪽-가쪽 혹은 'Fy', 그리고 앞쪽-뒤쪽 'Fx')를 생산하도록 처리된다. 힘판이 다방향으로 계산될 수 있지만, 혼란을 피하고 지면반발력을 설명하는 최선의 방법은 FV, FA-P, FM-L 이다. 또한 힘판은 수직축에 대하여 2개 좌표의 중력중심점과 모멘트를 생산한다. 압력중심점(centre of pressure)은 실제로 무한한 작은 힘 벡터가 합쳐진 총힘이지만 단일 합력으로 지면 위의 한 지점이며, 힘판의 표면 위에 유한영역을 가로질러 퍼져 있다.

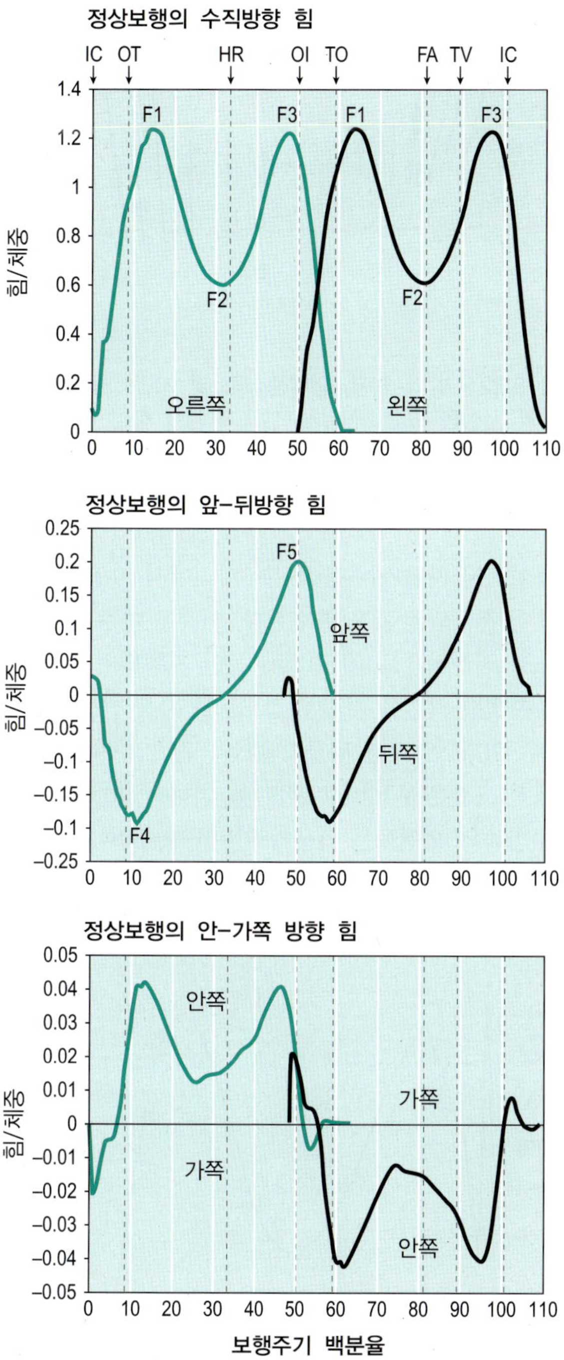

그림 2.20 • 지면반발력(N/kg)의 수직, 앞-뒤, 안-가쪽 요소들. 오른 발(녹색선)과 왼발(검정선). 약어는 그림 2.5 참조한다. 부호규약은 교재를 참조한다.

지면반발력이 3차원 벡터이기 때문에, 해석을 하기 위하여 도식화가 선호된다. 그림 2.20이 가장 일반적인 그래프의 모양으로, 보행을 할 때 시간에 따라서 힘의 3요소가 어떻게 달라지는지를 설명하고 있다. 그림 2.20에서 사용되는 부호규약은 Winter(1991)에 의해서 사용된 방법과 동일한 것으로 지면반발력은 양수이고 위로 앞으로 이동한다. 유감스럽게도 신호교환은 동의되지 못한다.

수직력은 특징적인 두 개의 혹으로 묘사되는데, 초기디딤기 동안 중력중심점이 위쪽으로 가속하고(F1), 중간디딤기에서 다리 위로 인체가 '날아가기 때문에', 힘이 아래쪽으로 감소하고(F2), 감속으로 인하여 두 번째 정점이 출현하고(F3), 디딤기 후기에 아랫방향 움직임이 감지된다. 오른발의 앞-뒤 경로는 디딤기 초기 1/2(F4)까지는 '제어'를 하고 후기 1/2(F5)은 '전진'을 한다. 왼발도 동일한 패턴을 보이지만 가쪽 방향으로 힘이 역전되었다. 힘의 가쪽 요소는 일반적으로 매우 작은데, 오른발 디딤기동안은 지면반발력이 중력중심점을 인체의 왼쪽으로 가속시키고, 왼발 디딤기동안에는 인체의 오른쪽으로 가속시킨다.

이러한 유형의 그림은 3차원 전체보다 분리된 요소들로써 힘 벡터의 해석하고 고려하기 어렵다. 그림 2.9에서 보이는 '나비도표'는 두 개의 힘 요소들(수직 및 앞-뒤)과 앞-뒤방향에서 압력중심점이 결합되어서 이런 부분을 개선한다. 또한 힘 벡터를 일정한 간격(이 경우 10ms)을 두고 선으로 설명하기 때문에, 시간정보를 보존한다. 이마면과 수평면의 나비도표는 해석하기가 더 어려워서 드물게 사용된다.

일반적으로 힘판에서 제공되는 다른 유형의 정보는 지면 위에 양발의 압력중심점의 위치인데, 그림 2.21에서 설명하고 있으며 동일보행을 반복한 것이다. 이것은 비정상적인 발가락 안팎 각도를 포함한 발딛기의 비정상 패턴을 확인하는데 사용된다. 이런 그림은 동일함을 증명할 수 있는 뒤축딛기를 제공하므로 한보행과 발 너비도 측정할 수 있다.

발딛기 패턴에 특별한 관심이 있다면, 일부 다른 방법으로 수집한(바닥 위에 분필이나 잉크와 같은) 발의 압력중심점에 관한 자료를 결합하는 것이 선호된다. 이런 그림은 지면반발력 벡터에 관한 시상면 그림을 추가하여 그림 2.22에서 설명하고 있는데, 대상자는 신발을 신고 있는 젊은 남자이다. 그 경로를 보면 가쪽면에서 뒤꿈치가 뒤축딛기를 하고 발의 중간을 따라서 발허리뼈머리로 힘의 중심이 진행하고 안쪽으로 이동하여 엄지발가락에서 정지한다. 벡터사이의 공간은 압력중심점이 어느 한 영역에서 얼마나 오랜 시간을 머물렀느냐를 설명한다. 주목한 내용은 뒤꿈치 가장자리 바로 앞에서 벡터들이 모여있다는 것인데, 신발이 지면에 접촉하지 않고 압력중심점이 발의 가장자리에서 활동하는 수많은 힘의 평균이라는 것을 다시 지적한다.

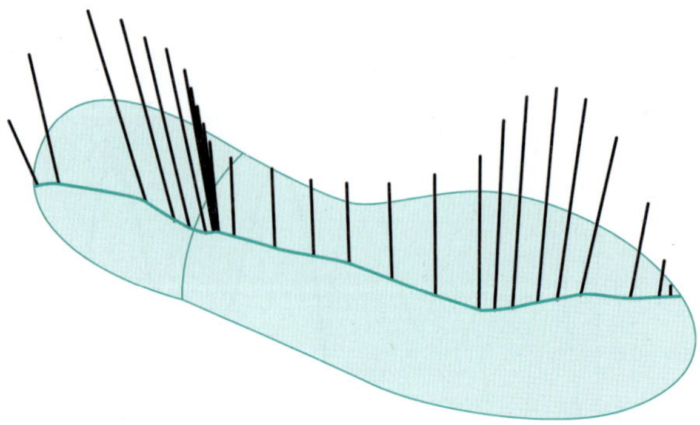

그림 2.22 • 발의 외형, 압력중심점 및 지면반발력 벡터의 시상면 표현. 신발을 신고 보행한 정상 남자의 오른발.

일부 경우에서는 일시적인 뒤꿈치닿기라고 알려진 뒤축딛기에서 얼마나 많은 힘이 지면에 적용되는지는 개인의 다양성을 고려해야 한다. 이것은 흔듦기 다리가 지면을 뒤쪽으로 속도내어 차기 때문으로, 다리가 감속되어서 빠른 충돌 정점이 발생한 것이다. 그림 2.23에서 보여주는 것은 빠른 보행에서 지면반발력을 구성하는 수직력으로 대상자가 단단한 뒤꿈치가 있는 신발을 신고 걸었으며 뒤꿈치닿기를 유심히 살펴볼 필요가 있다. 자료는 특히 고주파수반응을 가지고 있는 Bertec힘판을 사용하여 1000 Hz로 수집하였다. 관절의 일시적인 힘, 결과적으로 뒤꿈치닿기는 퇴행성 관절염의 원인이 된다고 제안하였다(Radin, 1987). 일과성 뒤꿈치닿기는 움직이는 다리에서 지면으로 모멘튬이 전이되는 것을 표현한다. 이것은 아주 짧은 기간으로 전형적으로 10–20 ms 동안 지속되며, 빠르고 충분한 반응시간을 가진 측정도구를 사용하여야 측정할 수 있다. 일과성 뒤꿈치닿기와 관련 주제에 관한 체계적 고찰은 Whittle(1999)에 의해서 발표되었다.

수직축의 모멘트는 연구가 미비하다. Sawatzky 등

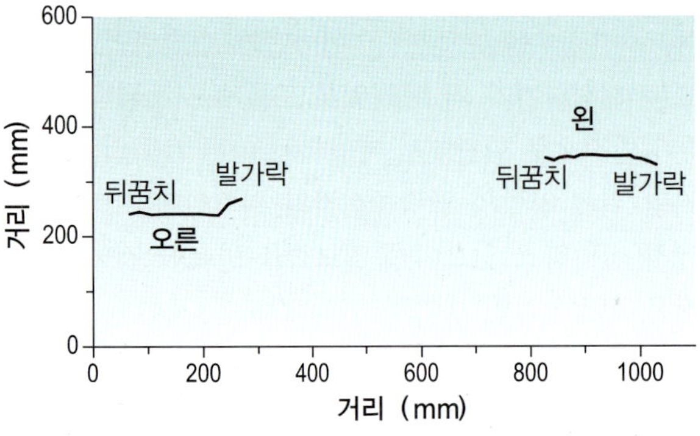

그림 2.21 • 위로부터 보행표면의 인식. 양발의 밑에 압력중심점을 보이며, 오른 뒤꿈치가 먼저 닿고 도표의 오른쪽으로 걸어가고 있다.

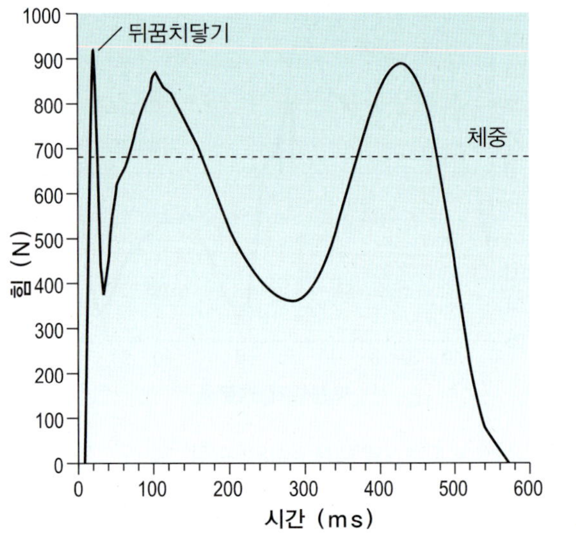

그림 2.23 • 시간에 따른 수직 지면반발력에 관한 도표. 뒤꿈치가 단단한 신발을 신고 '활기차게' 걷는 사람을 대상으로 뒤꿈치닿기를 설명하고 있음. Bertec힘판을 사용하여 1000Hz에서 표본추출한 여과되지 않은 자료이다.

(1994)은 정상아동과 선천적 굽은발을 가진 아동을 비교하였는데, 놀랍게도 이런 모멘트에는 작은 차이만 있을뿐 통계학적으로 유의한 차이가 없었다. 그러나 제4장에서 설명할 것인데, 이런 모멘트는 흔듦기 발의 가속과 감속에 크게 영향을 받으며, 소량의 변화가 지면 위에 발에 의해서 발생하는 것으로 생각된다.

지점모멘트 (Support moment)

Winter(1980)는 '지점모멘트'를 엉덩관절, 무릎관절 및 발목관절에 대한 시상면 모멘트의 총합이라고 설명하였다:

$$MS = MH + MK + MA \text{ (Winter)}$$

여기서 MS, MH, MK 및 MA는 각각 지점, 엉덩관절, 무릎관절 그리고 발목관절모멘트를 뜻한다.

Winter는 지면모멘트는 그 모멘트의 개별요소들보다 다양하지 않다는 것에 주목하고, 한 관절에서 감소된 모멘트가 한 관절 혹은 다른 관절들 모두의 증가된 모멘트에 의해서 보상된다고 제안하였다. 그러나 부호규약은 무릎관절 모멘트 방향과 반대되는 엉덩관절과 발목관절 모멘트를 시계방향과 반시계방향 모멘트보다는 굽힘과 폄에 기초를 두고 있기 때문에 생체역학적 용어에서 이것을 해석하는 것이 어려웠다. Hof (2000)는 지면모멘트의 정당성을 발표하고 지면모멘트가 무릎관절의 붕괴를 예방하는 책임이 있다고 제안하였다. 그의 분석에 기초하여, 그는 다음과 같은 수정된 공식을 제안하였다:

$$MS = 1/2\ MH + MK + 1/2\ MA \quad \text{(Hof)}$$

그림 2.24는 Hof(2000)가 제안한 공식을 사용하여 본 장에서 계속 사용된 그림의 정상 성인 대상자의 엉덩관절, 무릎관절 및 발목관절 내적모멘트를 시상면에서 계산한 지면모멘트를 설명하는 것이다.

Anderson과 Pandy (2003)는 지면모멘트에 대한

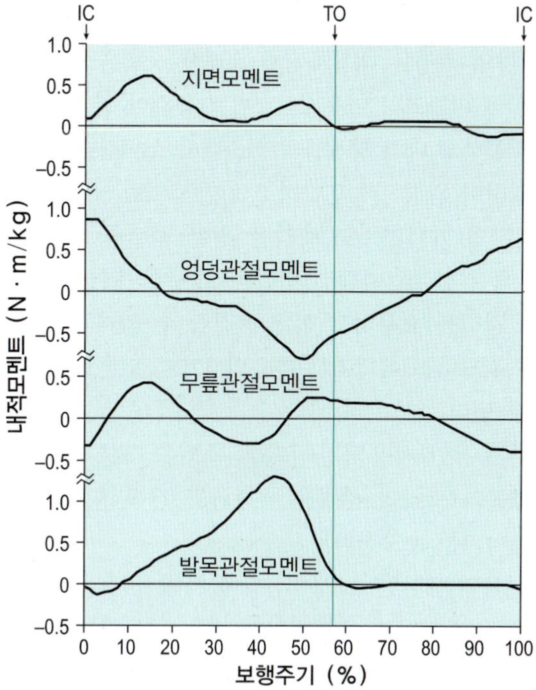

그림 2.24 • 오른 엉덩관절, 무릎관절 및 발목관절의 시상면 관절 내적모멘트를 Hof(2000) 공식에 대입하여 계산한 지면모멘트. 약어와 부호규약은 그림 2.5를 참조한다.

더 나은 대안은 보행하는 동안 개별 근육으로부터 힘의 수직요소들을 합하는 것이라고 제안하였다.

에너지소모 (Energy consumption)

자동차의 에너지소모를 상대적으로 측정하기가 쉽지만, 인간의 보행은 2가지 이유로 동일하게 측정하기가 매우 어렵다. 첫째, 자동차 탱크의 연료량과 사용된 에너지의 양은 명확한 상관성이 있지만, 사람이 섭취한 음식양을 알아도 특별한 활동을 수행하는데 소모된 에너지에 관한 정보를 제공되지 않는다. 둘째, 자동차는 운행하지 않으면 에너지를 사용하지 않지만, 사람은 보행여부와 상관없이 항상 신진대사성 에너지를 사용한다.

'연료 소모'를 측정하는 것에 관한 첫 번째 문제점은 연료 소모는 측정할 수 없지만 연료를 산화시키는

데 사용된 산소량을 측정하여서 해결할 수 있다. 산소 소비량의 측정은 대상자에게 유쾌한 방법은 아니지만 (얼굴에 마스크나 마우스피스를 착용해야 함), 그럼에도 불구하고 다른 활동들의 신진대사 소비량을 측정하기 위하여 완벽하게 연습하고 일반적으로 사용된다.

인간의 에너지소모 측정을 위한 적절한 기초선의 결핍에 관한 두 번째 문제점은 소재에 대한 다른 방법적 사고를 요구하고 쉽게 해결할 수 없다. 걷는 사람이 소모하는 에너지는 다음의 3가지 부분으로 분류될 수 있다.

1. 걷는 동안 사용되는 근육은 몸통을 다른 방향으로 몸통과 팔다리 분절을 가속하고 감속하기 때문에 에너지를 소모한다.
2. 근육의 에너지 소모는 심장에 의해 증가된 근육 활동도 포함되고 호흡에 사용되는 근육활동도 포함되기 때문에, 보행에 '간접적인' 부분도 에너지를 사용한다. 또한 바로 선 자세를 유지하기 위해서도 에너지가 소비한다.
3. '기초대사'는 사람이 완전히 휴식을 취하고 있을 때도 소비되는 최소한 에너지를 말한다. 기초대사율(basal metabolic rate, BMR)은 정상적인 인체 기능을 유지하기 위하여 휴식시 인체에 의해서 소비되는 에너지를 말한다. 이 지속적인 소비는 우리가 사용하는 열량의 60%-70%를 차지하며, 호흡, 심혈관기능, 체온유지 등이 포함된다.

신진대사 에너지와 신체 에너지의 상관성은 매우 복잡하다. 1장에서 설명한 것처럼(29쪽), 한 근육이 등척성 수축을 한다면 그 근육은 길이의 변화가 없고 근육이 수행한 신체적 일은 0일지라도, 근육은 아직도 에너지를 사용한다. 근육이 동일한 긴장아래서 길이가 길어지는 편심성 수축에서 에너지를 소모하는데 물리적 용어에서는 에너지를 소비한다기보다 에너지를 얻는다고 생각된다.

과거에는 '기초' 상태와 주어진 속도에서 걸을 때 산소소모량의 차이를 알아봄으로 보행의 역학적 효율성을 추정하는 것이 일반적이었다. 그러나 이 접근법은 다양한 간접적 소모를 무시하고, 느린 보행은 매우 비효율적으로 나타났다. Inman 등(1981)과 Rose와 Gamble(1994)는 더 빠른 보행의 측정을 위한 기초선으로 바로선 자세 혹은 매우 느린 보행을 사용하는 것이 더 이상적이라고 제안하였다. 이러한 불명확함에도 불구하고, 보행을 포함하는 광범위한 활동에서 신진대사에너지를 역학적 에너지로 전환하는 효율성을 약 25%라고 인용한다. 정상보행 및 병적보행의 에너지 소모에 관한 포괄적인 고찰은 Waters과 Mulroy(1999)가 실시하였다.

보행의 에너지 요구는 단위시간당 사용된 에너지와 단위거리당 사용된 에너지로 설명할 수 있다. 에너지 소모가 보통 사용된 산소로부터 추론하기 때문에, 일반적으로 '산소소모'와 '산소소비'로 각각 설명한다.

단위시간당 에너지 소모 (산소 소모) (Energy consumption per unit time)(oxygen consumption)

Inman 등(1981)와 Rose와 Gamble(1994)은 보행속도와 단위시간당 에너지 소모의 상관성에 관한 수많은 연구에 기초하여 한 공식을 인용하였다. 에너지모소는 기초대사와 '간접소모'를 모두 포함하였다. 그들은 단위시간당 에너지소모가 빠른보행보다 느린 보행에서 더 작다고 보고하였다. 그들의 공식을 국제 단위로 변환하면 다음과 같다:

$$Ew = 2.23 + 1.26\ v^2$$

여기서 Ew는 W/kg으로 에너지 소모를 말하고 v는 m/s으로 속도를 말한다.

이 공식에 일예를 적용하면, 70kg의 성인이 일반적인 보행속도인 1.4 m/s로 보행할 때 330w의 비율로 에너지를 소모한다는 것이다. 공식에서 v^2는 에너지 소모가 보행속도의 제곱으로 증가한다는 것을 보여준다.

단위 거리당 에너지 소모 (산소소비) (Energy consumption per unit distance)(oxygen cost)

보행 미터당 에너지 소모는 '에너지 소비'라고도 하는데 보행속도와 직접적인 상관성이 적은데, 매우 느린 속도와 매우 빠른 속도 모두 중간 속도의 보행보다 미터당 에너지를 더 많이 사용하기 때문이다. 이러한 관련성을 설명하는 공식은 다시 국제단위로 변환한 것이 다음이다:

$$E_m = 2.23 \ / \ v + 1.26 \ v$$

여기서 Em은 J/m/kg으로 에너지 소모를 말하며 v는 m/s로 속도를 말한다. 보행의 에너지 소비는 아동에 더 높고, 성인까지는 꾸준히 감소한다.

이 공식을 적용하면 1.33 m/s에서 최소 에너지를 사용한다. 이 속도에서 70 kg인 사람이 보행을 할 때 235 J/m 혹은 235 kJ/km를 사용한다. 일반적인 막대사탕은 약 1000kJ 이기 때문에, 4.26 km 혹은 2.5 miles을 걷는데 충분한 열량을 제공한다.

위에 인용된 공식은 연령, 성별, 걷는 지면, 신발 등을 고려하여 성인 평균 수치를 제공한 것이다. 병적보행은 일부 비정상 움직임의 결합, 근육 강직 및 대항근의 동시수축으로 인하여 평균 이상의 에너지소모를 하는 것이 일반적이다. 병적보행에 관한 연구를 위한 기초선을 제공하기 위하여, Waters 등(1988)은 260명의 정상아동과 성인 남녀를 대상으로 다양한 보행속도에서 에너지 소모에 관한 자세한 연구를 실시하였다.

에너지 사용의 최적화 (Optimisation of energy usage)

만약 사람에게 바퀴가 있다면, 평지보행을 할 때 매우 작은 에너지만이 필요할 것이며, 언덕을 오를 때 소비된 에너지의 일부는 언덕을 내려올 때 다시 회복될 것이다. 이런 이유로, 휠체어와 자전거 모두 양다리보다 다재다능하지는 못하지만, 이동에서는 두드러지게 효과적인 유형이라고 할 수 있다. 보행하는 동안, 교대로 각각의 다리는 움직이고 멈추기를 반복하며, 인체의 중력중심점은 위로 올라가고 아래로 내려오고 옆으로 움직이는데, 이 모든 동작에서 에너지를 사용한다. 그럼에도 불구하고 걷기는 에너지를 이동하고 중력중심점의 이동을 최소화하는 2가지 방법으로 최적화하기 때문에 효율적으로 수행된다.

에너지 이동 (Energy transfers)

보행하는 동안 잠재적 에너지와 운동역학 에너지의 교환과 한 다리 분절과 다른 분절사이 에너지 이동 등의 2개 유형의 에너지 이동이 발생한다. 잠재적 에너지와 운동역학 에너지의 가장 명확한 교환은 몸통 움직임에서 발생한다. 겹버팀기간에, 몸통은 가장 낮은 수직위치와 가장 빠른 전방이동 속도를 보인다. 홑버팀기간의 초기 1/2동안 지지하는 다리가 몸통을 들어올리고, 일부 운동역학 에너지가 잠재적 에너지로 전환되고 속도가 감소한다. 홑버팀기간의 후기 1/2동안, 몸통은 지지하는 다리 앞으로 이동하고 전방이동 속도가 증가하면서 수직높이는 감소한다. 잠재적 에너지와 운동역학적 에너지의 이러한 교환은 아동에서도 동일하게 나타나는데, 이동하는 동안 가장 높은 지점에서 잠재적 에너지가 운동역학 에너지로 전환되고, 가장 낮은 곳에서 다시 잠재적 에너지로 전환된다.

몸통의 수직운동뿐만 아니라, 보행하는 동안 잠재적 에너지와 운동역학 에너지의 다른 교환도 있다. 팔이음뼈와 골반의 반대방향 비틀림은 탄력성 구조의 긴장으로 잠재적 에너지를 저장하는데, 몸통을 비틀지않음으로써 운동역학 에너지로 교환하고, 다른 방법으로 몸통을 비틀어서 다시 잠재적 에너지로 전환한다.

Winter 등(1976)은 팔다리 분절과 새롭게 명명한 HAT(머리, 팔, 몸통)의 에너지 수준을 연구하였다. 이 저자들은 선형 운동에 관한 운동역학 에너지는 포함하고 회전으로 인한 운동역학 에너지는 종아리 전체 에너지의 약 10%를 차지하는데도 불구하고 무시한 일부 선행연구들을 비판하였다. Winter 등은 에너지 교환에 관하여 다른 면의 운동을 무시하고 시상면만을 연구하였다. 그들은 위에서 설명한 것처럼 잠재적 에너지와 운동역학 에너지의 교환을 확인하고, 이런 방법으로 HAT분절의 에너지가 거의 절반이나 보존된다고 추정하였다. 넙다리는 이런 분류와 종아리의 교환이 이상적이지 못하여 에너지의 1/3만이 보존된다. 또한 그들은 한 분절에서 다른 분절로 에너지 이동을 확인하는 개별 분절의 에너지에서 변화에 비교하여 총 인체 에너지 변화가 더 작다는 것을 주목하였다. 한 대상자에서, 단일 보행주기동안 에너지는 다음과 같이 변화한다: 종아리 16 J, 허벅지 6 J, HAT 10 J, 총 32 J. 그러나 인체 총 에너지 변화는 단지 22 J로 10 J은 분절간 이동으로 보존된다는 것이다. Siegel 등(2004)은 보행하는 동안 다리관절 모멘트와 역학에너지의 상관성을 자세히 분석하였다.

보행의 6요소들 (The six determinants of gait)

중력중심점의 이동을 최소화하기 위하여 사용되는 6개 최적화들은 Saunders 등(1953)은 그들의 원저를 통하여 "보행 요소들이라고 명명하였고, Inman 등(1980)과 Rose와 Gamble(1994)이 주요 요점에 약간의 변화를 가지고 다시 명명하였다. 간략한 설명을 아래에서 실시하지만, 그 근거 중 하나는 자세하고 잘 구성된 보고서를 통해서 토론하여야 한다. 원래 설명에서는 넷째 요인과 다섯째 요인을 결합하였는데, 명확히 설명할 목적으로, 본 저자는 그들을 분리하여 다른 최소한 변화를 만들었다.

처음 발표되고 40년 이상동안, 보행 요소들은 일반적으로 본 교재의 이전 편집본을 포함한 수많은 교재들에서 언급되고 재설명되었다. 그러나 더 최근에 발표된 일련의 출판물들은 이런 움직임들이 확실히 발생하지만, 그 움직임들 중에 일부는 에너지 소비를 감소시키는 역할을 거의 하지 않는다고 제언하였다(Della Croce 등, 2001; Gard와 Childress, 1997). Kerrigan(2003)은 무게중심점의 수직이동을 유의하게 감소시키는 보행 요소(발 기전)는 단지 5가지라고 제안하였다. Baker 등(2004)은 중력중심점의 수직이동을 제한하여 에너지가 보존된다는 개념을 부인하였고, 그 대신 위에서 설명한 것처럼, 에너지는 잠재적 에너지와 운동역학 에너지의 뒤쪽과 앞쪽 방향으로 교환되어 주로 보존된다고 제언하였다. 그러나 이런 경고들을 제공하면서 나는 그럼에도 불구하고 Saunders 등(1953)의 원래 기술을 재인용할 것이다!

'보행의 6요소들'은 다음과 같다.

1. 골반돌림 (Pelvic rotation)

무릎관절이 곧은 상태를 유지한다면, 보행주기 중 디딤기에서 발생하는 것처럼 굽혀진 자세에서 펴진 자세로 엉덩관절의 움직임은 인체의 무게중심점은 앞으로 이동시킬 때 그 자체가 위로 올라가고 아래로 내려올 것이다. 전방 이동량과 위아래 이동량 모두 엉덩관절이 굽힘에서 폄으로 움직이는 총 각도에 의존한다(그림 2.25A). 전방 운동은 한걸음길이와 동일하기 때문에 한걸음이 커지면 커질수록 엉덩관절의 굽힘과 폄 각도가 증가하고, 무게중심점이 더 크게 이동하여서 무게중심점의 최고점과 최저점간의 수직이동도 증가할 것이다. 첫 번째 '보행 요소는 보행주기동안 수직축에 대한 골반의 비틀림으로, 엉덩관절이 굽혀지고 다시 펴질 때 각각의 엉덩관절을 전방으로 가져간다. 이 요소는 한걸음길이에서 발보다 엉덩관절의 전방 이동을 감소시키는 역할을 하기 때문에 엉덩관절에 요구되는 굽힘과 폄이 감소한다. 따라서 한걸음길이의 비율은 엉덩관절의 전후이동으로부터 계산된다. 엉덩관절 굽힘과 폄 범위가 감소하면 엉덩관절 수직 이동도 감소시킬 수 있다(그림 2.25B).

2. 골반기울기 (Pelvic obliquity)

위에서 설명한 것처럼, 엉덩관절 굽힘과 폄은 엉덩관절의 수직 이동을 동반한다. 만약 골반이 높이를 그대로 유지하면 몸통이 위아래로 이동해야 할 것이다. 그러나 두 번째 '보행 요소'는 골반이 앞뒤축에 대하여 기울어져서 한쪽이 올라갔다가 다시 다른 쪽이 올라가는 것으로, 디딤기 다리의 엉덩관절이 가장 높을

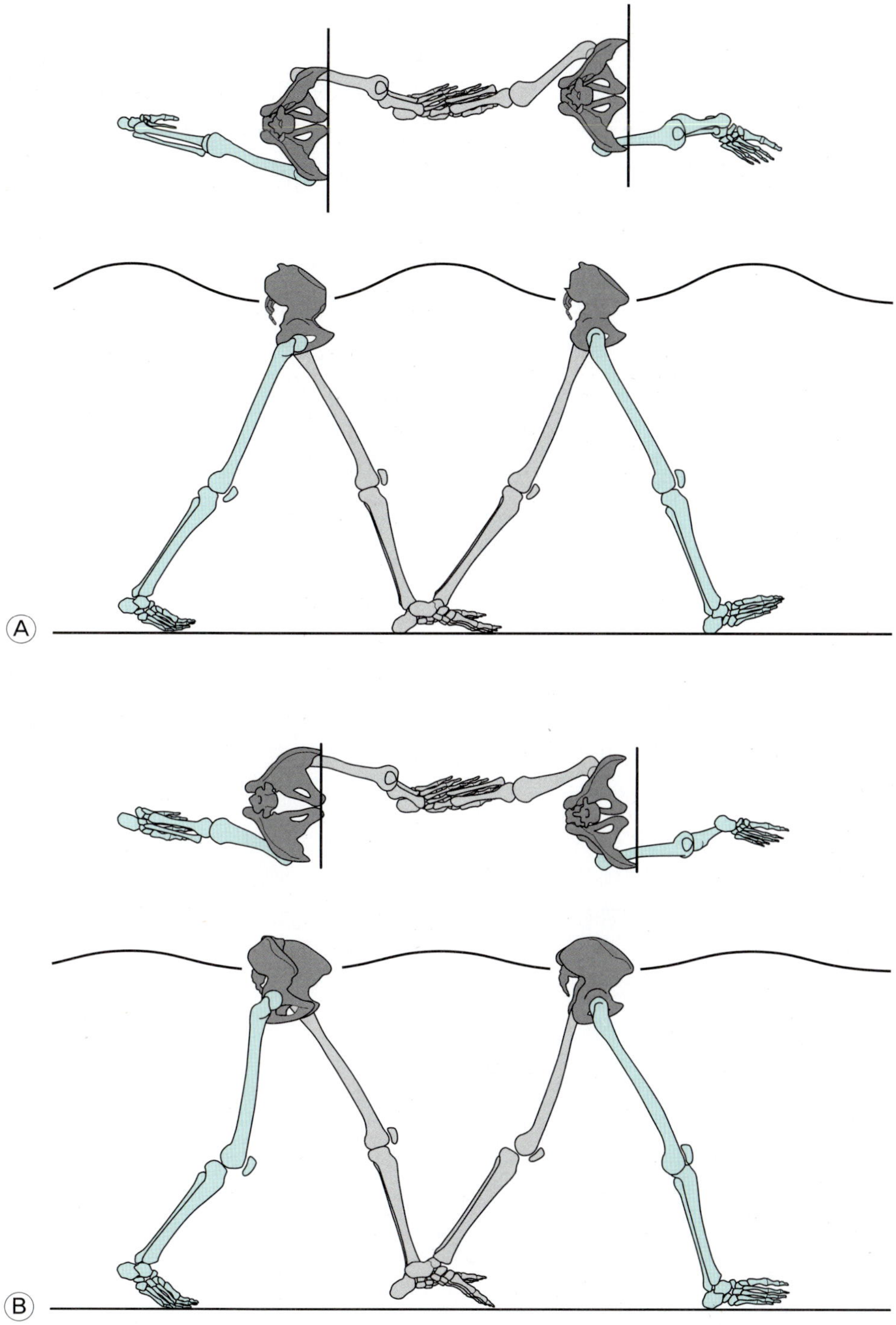

그림 2.25 • 첫 번째 보행요소. 골반 돌림과 무게중심점의 수직운동. 골반이 돌아가지 않으면, 전체 한걸음길이는 엉덩관절 굽힘과 폄에서 유래될 것이다(A). 수직축 혹은 수평면에 대한 골반 돌림은 엉덩관절 굽힘과 폄각도를 감소시켜서, 엉덩관절 수직 움직임이 감소된다(B).

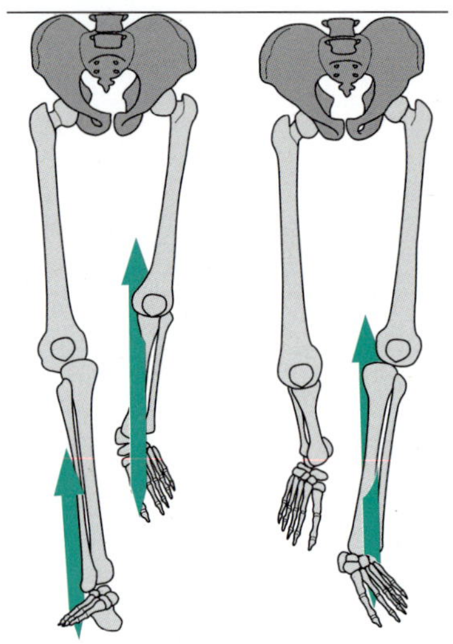

그림 2.26 • 두 번째 보행요소. 몸통의 수직 움직임은 관상면에서 앞-뒤축에 대한 골반 경사도로 인하여 엉덩관절보다 감소된다.

때, 골반이 아래로 내려가서 흔듦기 다리 골반이 디딤기 다리 골반보다 더 낮아지도록 한다. 몸통의 높이가 엉덩관절의 높이나 그들의 평균 높이에 의존하지 않기 때문에, 골반기울기는 몸통의 총 수직이동을 감소시킨다(그림 2.26). 그러나 흔듦기 다리가 지면에서 떨어지기 충분하게 짧아진다면(정상적으로 무릎관절 굽힘과 발목관절 발등굽힘이 발생하면), 골반기울기가 엉덩관절 높이를 감소시킬 수 있다.

3. 디딤기 무릎관절 굽힘 (Knee flexion in stance phase)

세 번째, 네 번째, 다섯 번째 보행 요소들은(그림 2.27) 디딤기 시작과 끝부분에서 길어지고, 중간에서 짧아져서 엉덩관절 높이를 가능한 한 지속적으로 유지함으로 인하여 다리의 길이를 효율적으로 조정하는 것으로 생각된다. 세 번째 '요소'는 디딤기 무릎관절 굽힘이다. 넙다리뼈는 엉덩관절 굽힘에서 폄으로 지나가기 때문에, 다리가 곧은 자세를 유지한다면, 앞에서 언급한 것처럼 엉덩관절을 오르내리기를 해야 한다. 그러나 무릎관절 굽힘은 이 움직임 중간에 다리를 짧게 만들어서 이동곡선의 첨부 높이를 감소시킨다.

4. 발목관절기전 (Ankle mechanism)

이동곡선 첨부를 보완하는 방법은 엉덩관절 굽힘에서 폄으로 움직임의 중간 부위에 다리를 짧게하여 낮추는 것이며, 디딤기의 시작인 뒤축딛기에서 다리가 길어져서 이동곡선의 시작은 올라가 있다. 이것을 보상하는 것은 네 번째 '보행요소'로서 발목관절기전이다. 뒤꿈치가 발목관절 아래 있기 때문에, 체중기동안 발이 효율적으로 길어진다(그림 2.27).

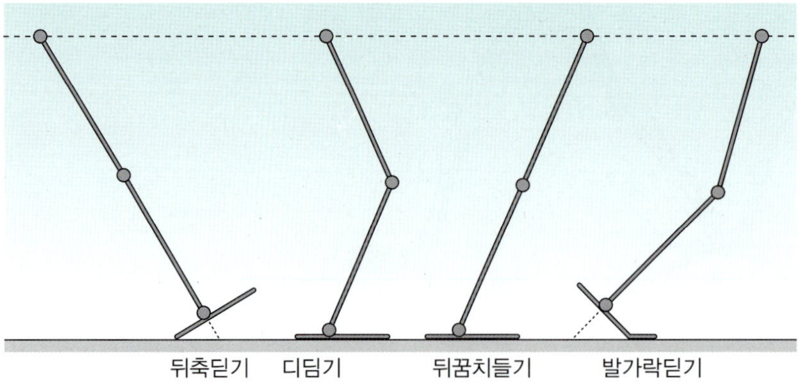

그림 2.27 • 세 번째, 네 번째, 다섯 번째 보행요소들. 디딤기 무릎관절 굽힘은 중간디딤기에서 다리길이를 짧게 한다(세 번째 요소). 뒤축딛기에서 뒤꿈치의 뒤쪽 돌출은 다리길이를 길게 한다(네 번째 요소). 앞흔듦기동안 앞발의 앞쪽 돌출이다(다섯 번째 요소).

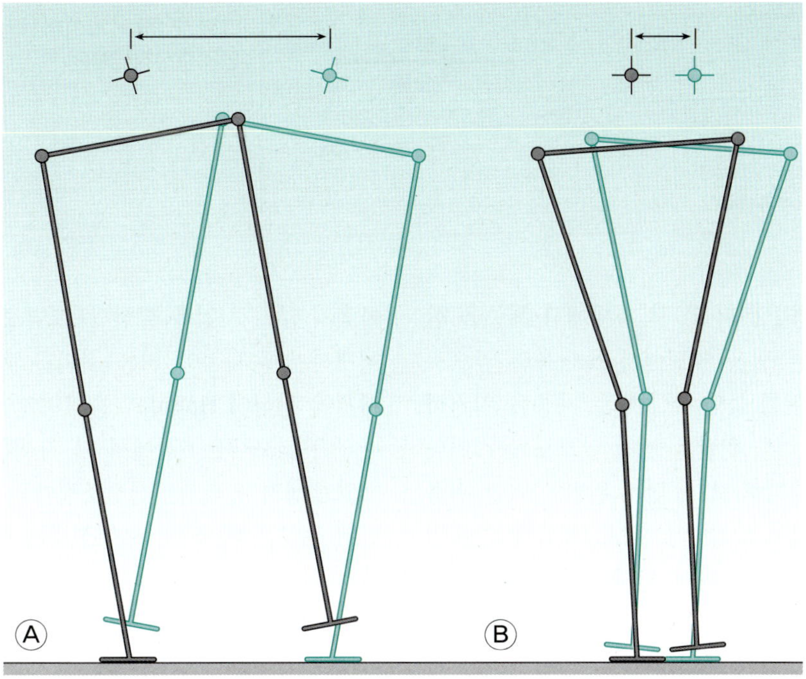

그림 2.28 • 여섯 번째 보행요소. 발이 지면에서 떨어지면(A), 균형을 유지하기 위하여 중력중심점이 가쪽에서 가쪽으로 이동하여야 하며, 양발이 가까울수록(B) 이 움직임의 크기는 감소한다.

5. 발기전 (Foot mechanism)

뒤꿈치가 디딤기 시작부위에서 다리를 길게하는 것과 같은 방법으로, 앞발은 디딤기 끝에서 발을 길게만드는데 이것이 네 번째 '요소'이며 끝축이라고 한다(그림 2.27). 뒤꿈치가 올라가는 시기에, 발등굽힘에서 발바닥굽힘으로 발목관절을 움직이기 때문에 다리의 효율적인 길이가 증가한다.

6. 몸의 가쪽이동 (Lateral displacement of body)

앞에서 설명한 보행의 5가지 요소들은 모두 중력중심점의 수직이동을 감소시키는 것으로 생각된다. 여섯 번째 보행요소는 측면이동이다. 발이 엉덩관절과 가장 멀리 떨어져 있다면, 인체는 보행을 할 때 균형을 유지하기 위하여 측면으로 기울임이 필요하다(그림 2.28A). 좁은 보행너비를 유지하여 작은 가쪽 움직임은 균형을 보존하는데 필요하다(그림 2.28B). 가쪽 가속과 감속의 감소는 근육 에너지 사용을 감소시킨다. 좁은 보행너비를 위해서 무릎관절이 약간 밖굽이 각을 이루어서 약간 모음된 엉덩관절로부터 넙다리가 안쪽으로 기울어지는 동안 정강뼈가 수직이 되도록 한다.

비록 보행의 6요소들이 분리되어 설명될지라도, 그 요소들은 각 보행주기동안 함께 통합되어 작용하는 것은 명백한 사실이다. 그 통합효과는 중력중심점이 더 부드러운 궤도로 움직이게 하고 에너지 소모가 더 줄어들도록 한다(원래 기술에 따르면). Perry(1992)에 따르면, 보행요소들은 몸통의 수직이동을 약 50%, 수평이동을 약 40% 감소시킨다.

개시와 정지 (Starting and stopping)

여기에서는 비교적 안정적으로 지속되는 보행만을 고려하였다. 안정적 보행을 위하여 개시를 하고 목적지에 도달하면 정지를 한다. Winter(1995)는 균형과 자세조절에 대한 고찰에서 보행개시와 보행정지에 대하여 좋은 설명을 하고 있다.

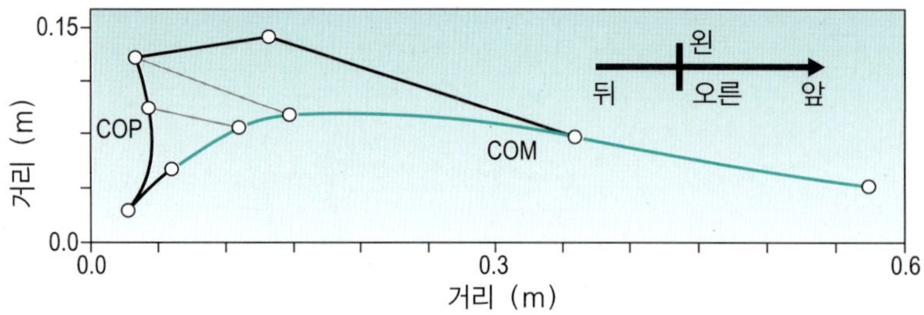

그림 2.29 • 보행개시의 무게중심점(COM)과 압력중심점(COP)

보행개시에서, 양발로 바로 선 자세에서 체중을 한 발로 기울여서 다른 발을 지면에서 들어올려 앞으로 이동하도록 한다. 예를 들면, 오른발로 체중을 지지하는 동안(디딤기 다리), 왼발은 먼저 앞으로 움직인다고(흔듦기 다리) 생각해 보자. 먼저 왼발을 약간 뒤쪽과 뒤–왼쪽으로 밀어서 오른발 위로 체중을 기울인다. 뉴톤의 제2법칙에 따라서 인체의 중력중심점은 앞–오른쪽으로 움직인다. 무게중심점이 오른 발 위로 이동하면, 지면에서 안전하게 왼발을 들어서 앞으로 움직인다. 동시에, 몸통도 앞으로 움직이기 시작한다. 왼발을 대상자의 앞쪽 지면 위에 놓으면 정상보행에서와 똑같이 거의 정확하게 한발짝이다. 체중은 왼발로 이동되고, 오른발은 정상적인 발가락딛기로 지면에서 떨어지며, 대상자는 걷는다. 왼발이 지면에 닿는 시기에, 몸통은 마지막 보행속도의 약 85% 전방이동함, 한 두발짝이면 정상속도에 도달하고 패턴이 생긴다. 아마도 가장 느리게 반응하는 것은 측면 균형으로 안정을 위하여 몇 발짝이 더 필요하다.

보행개시를 평가하는 한 가지 방법은 인체의 무게중심점과 압력중심점을 분리하는 역학적 과정을 고려하는 것으로, 인체가 발목관절 앞쪽으로 떨어지기 때문이다(Halliday 등, 1998; Henriksson과 Hirschfeld, 2005; Martin 등, 2002; Viton 등, 2000). 보행개시 과정은 일반적으로 2단계로 구성되었다고 생각하는데, 첫째는 준비(자세)기이고 둘째는 한 발짝(외발)기이다(Fiolkowski 등, 2002; Mickelborough 등, 2004; Viton 등, 2000). 준비기는 초기에는 흔듦기 다리 방향으로 나중에는 디딤기 다리 방향으로 압력중심점을 기울이는 분리과정이 인체에서 시작하는 시기를 말한다(Halliday 등, 1998). 한 발짝기는 뒤축딛기를 할 때까지 흔듦기 다리가 더 이상 바닥에 닿아있지 않는 시점을 말한다(그림 2.29). 특별하게 보행개시가 문제점이 되는 질환은 파킨슨병으로, 보행개시에 관하여 Halliday 등(1998)이 고찰하였다.
파킨슨병 보행은 6장에서 더 자세히 설명할 것이다.

보행정지가 더 큰 신경조절계의 도전을 받지만 관련된 논문은 더 적다. 보행정지는 한쪽은 흔듦기가 아닌 디딤기이고, 다른 쪽은 짧아진 흔듦기인데 움직이는 발이 고정된 발 옆에 놓이는 것이다. 만약에 왼발이 흔듦기이면, 보행을 정지하기 위한 힘은 오른발에서 제공하는데, 지면반발력이 앞–오른쪽에서 인체의 중력중심점이 뒤–왼쪽으로 이동하며, 전방이동이 멈추면서 양발의 중간지점으로 이동한다. 그런 후 왼발이 오른발 옆에 지면 위에 놓이고 걷기가 정지된다.

보행의 다른 변수들
(Other varieties of gait)

정상적인 보행뿐만 아니라, 인간은 뒤로도 걷고, 줄넘기도 하고 달리기도 하고 경사로와 계단을 오르내리고, 장애물을 넘고, 양 손이나 등 혹은 머리에 짐을 들고 옮기기도 한다. 달리기는 스포츠의학에서 중요한 부분이기 때문에 관련하여 광범위한 문헌들을 가지고 있다. 신경근육계통이 비정상인 환자들은 정상보행보다 일부 다른 활동에서 더 큰 문제점을 빈번히 가지고 있기 때문에, 다른 이동방법들도 연구되었다. 그러나 그런 사항은 본 교재의 관점을 벗어난다.

노화로 인한 보행의 변화
(Changes in gait with age)

아동의 보행 (Gait in the young)

많은 연구에서 아동의 보행발달을 다루었지만, Sutherland 등(1988)이 가장 자세한 연구 중 하나이다. 아동의 보행과 성인의 보행에 주요한 차이점은 다음과 같다:

1. 양발너비가 넓다.
2. 한걸음길이가 작고 속도가 느리며 보행주기가 더 짧으며 분당 걸음수가 더 많다.
3. 아동은 뒤꿈치닿기가 없고, 초기닿기를 발바닥 전체로 한다.
4. 디딤기 무릎관절 굽힘은 매우 작다.
5. 흔듦기동안 다리 전체가 가쪽돌림된다.
6. 교대로 팔 흔들기를 하지 않는다.

보행의 이런 차이점들은 다른 비율로 성숙한다. 위의 번호 중 3, 4, 5번의 특징은 2세 이전에 성인의 패턴으로 변경되고, 1번과 6번은 4세에 성인패턴을 갖는다. 보행주기기간, 한걸음길이 및 속도는 성장하면서 계속 변화하는데, 약 15세에 정상성인의 수치에 도달한다.

대부분의 아동은 첫돌 3개월 안에 걷기 시작한다. 그 이전에 지면을 딛고 바로 선 자세를 유지하는 동안 느리게 앞으로 이동한다면, 작은 아기조차도 교대로 발짝떼기 동작을 수행할 수 있다. 그러나 이것은 완전한 보행이 아니라 다리에 체중을 싣는 작은 시도일 뿐이다.

그림 2.30은 Sutherland 등(1988)의 자료에 기초한 것으로 11~13개월된 49명의 유아를 대상으로 엉덩관절, 무릎관절 및 발목관절에서 평균 시상면 움직임을 보여준다. 정상 성인 여자를 대상으로 동일한 변수를 측정한 그림 2.5와 비교할 수 있다. Sutherland 등은 양쪽에서 뒤축딛기와 발가락딛기의 시기를 제공하고, 엉덩관절 각도의 다른 정의를 사용하였는데, 그림 2.30은 본 교재의 다른 그림과 비교하면 폄을 15° 로 수정되었다.

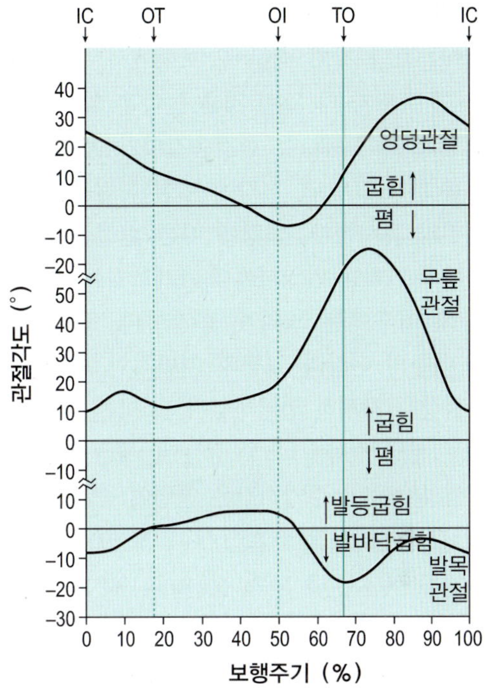

그림 2.30 • 1세 아동의 시상면 엉덩관절, 무릎관절, 발목관절 각도. 엉덩관절 각도는 폄 15° 로 표현되었는데, 측정방법에 따라서 차이가 허용된다. 부호규약과 약어는 그림 2.5를 참조한다 (Sutherland 등, 1988 자료에 기초함).

엉덩관절 굽힘과 폄의 패턴은 폄 각도가 감소하고 엉덩관절이 흔듦기 끝에서 더 이상 굽혀지지 않기 때문에 차이가 있다. 무릎관절은 완전히 펴지지 않으며, Sutherland의 자료에서는 모든 연령에서 이것을 볼 수 있고 측정방법을 반영하는 것이다. 신생아는 디딤기에 무릎관절이 약간 굽혀지는데, 성인보다 더 작은 양이고 더 빨리 나타난다. 또한 흔듦기에서 무릎관절 굽힘은 1세에서 약간 감소된다(그리고 대부분의 성인은 그림 2.5에서 보여지는 것보다 흔듦기 굽힘이 더 크다).

소아의 초기닿기는 발바닥이 뒤꿈치닿기를 대체하여 발 전체가 닿는다. 초기닿기에 발목관절은 발바닥굽힘되고, 디딤기 초기까지는 유지되는데, 대조적으로 성인은 발목관절은 초기닿기에 대략 중립위치이지만 빠르게 발바닥굽힘으로 움직인다. 디딤기의 나머지 기간동안 발바닥굽힘 이후에 발등굽힘이 발생하는데 전체 연령에서 동일하게 기본적으로 나타난다.

아동은 어른보다 작기 때문에, 보행에서 큰보행길이가 더 작고 속도가 더 느린 것은 놀라운 일이 아니다. Sutherland 등(1988)는 한걸음길이가 높이와 밀접한 관계를 가지고 있고, 신장에 대한 한걸음길이의 비율은 성인과 유사하다. 연령에 따른 한걸음길이의 변화는 높이의 변화를 반영하는데, 4세까지는 빠르게 증가하고 그 이후에는 느리게 증가한다. Todd 등(1989)은 아동의 신장과 그들의 일반적인 보행변수 사이의 상관성을 자세히 언급하였다. 소아는 짧은 보행시간(빠른 분당 걸음수)으로 걷는데, 평균 약 0.70 s (171 보행/분)이다. 주기시간은 연령이 증가하면서 증가하지만 7세까지는 약 0.85 s(141 보행/분)이며, 성인은 남자 1.06 s(113 보행/분)이고 여자는 1.02 s(118 보행/분)이다. 더 짧은 보행주기 시간은 더 짧은 한걸음길이에 대해 부분적으로 보상하는데, 1세에는 0.64 m/s에서 7세에는 1.14 m/s이며, 성인남성은 1.46 m/s이고 성인여성은 1.30 m/s이다. Sutherland는 7세 이상의 아동의 보행은 보고하지 않았고, 소년과 소녀 사이의 보행을 비교하지 않았다. 표 1은 Sutherland의 자료 일부를 인용한 것으로 아동의 일반적인 보행변수에 대한 정상범위를 제공하는 것이다. 그러나 연령에 따른 값은 잘못 설명하고 있는데, 큰보행길이는 신장과 보행속도 모두에 영향을 받으며, 장애 아동은 동일연령의 정상 아동보다 두 변수 모두가 낮았다.

그림 2.30에서 설명하는 것처럼, 보행주기의 흔듦기의 비율은 성인보다 소아에서 더 낮아서, 안정성이 떨어지는 한 다리 서기는 최소화한다. 흔듦기는 상대적으로 연령에 따라 증가하고, 약 4세가 되면 성인의 비율에 도달한다. 모든 연령에서 양쪽의 흔듦기는 대칭이다. Sutherland 등(1988)은 골반 윗부분에서 신체의 너비에 대한 양발너비를 검사하였는데, '골반길이/발목관절 길이로 혼동한다. 명확하게 측정단위를 변경하면, 1세의 보행너비는 골반의 70%인데, 3$\frac{1}{2}$세는 45%로 감소하고 7세까지는 그대로 유지된다. 성인의 평균 양발너비는 유용하지는 않지만, 골반너비의 30%이하이다.

소아에서, 근전도 패턴은 대부분의 근육이 성인과 비교하여 보행주기에서 더 크게 활성화되는 경향이 있다. 종아리세갈래근을 제외하고, 대부분의 근육이 2세에서 성인 패턴으로 활성화된다. Sutherland 등(1988)는 아동을 종아리세갈래근이 지연(신생아) 패턴인지 정상(성인) 패턴인지 2개의 근육집단으로 구분하였다. 2세 이하는 아동의 60% 이상이 신생아 패턴이었고, 7세는 30% 이하이었다. 저자는 이런 특징은 말초신경의 감각신경가지에 말이집 생성이 지연되었기 때문이라고 설명하였다.

아동기에 발생하는 보행의 중요한 변화에 관한 훌륭한 체계적 고찰 중 하나는 Sutherland(1997)가 실시한 것이다. 유아(2세 이하)의 보행은 Grimshaw 등(1998)이 검사하였다. 이 연령층의 관절 모멘트와 파워는 Hallemans 등(2005)이 연구하였다.

노인의 보행 (Gait in the elderly)

Cunha(1988)는 노인의 보행을 토론하고 많은 병적 보행장애가 정상 노화과정의 일부라고 생각하는 것은 부적절하다. 치료가능한 잠재적 원인을 검증하

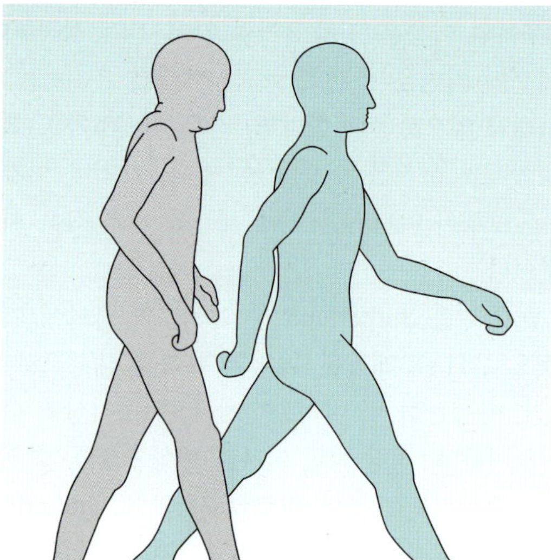

그림 2.31 • 노인(왼쪽)과 젊은 남자(오른쪽)의 오른 뒤축닫기에서 인체의 위치(Murray 등, 1969).

표 1

보행변수의 정상 범위

다양한 연령층의 정상 여자를 대상으로 자유-속도 보행에서 측정한 일반적 보행변수의 범위 (95% 한계)

연령 (년)	분속수 (걸음/분)	보행주기시간 (s)	큰걸음길이 (m)	속도 (m/s)
13–14	103–150	0.80–1.17	0.99–1.55	0.90–1.62
15–17	100–144	0.83–1.20	1.03–1.57	0.92–1.64
18–49	98–138	0.87–1.22	1.06–1.58	0.94–1.66
50–64	97–137	0.88–1.24	1.04–1.56	0.91–1.63
65–80	96–136	0.88–1.25	0.94–1.46	0.80–1.52

다양한 연령층의 정상 남자를 대상으로 자유-속도 보행에서 측정한 일반적 보행변수의 범위 (95% 한계)

연령 (년)	분속수 (걸음/분)	보행주기시간 (s)	큰걸음길이 (m)	속도 (m/s)
13–14	100–149	0.81–1.20	1.06–1.64	0.95–1.67
15–17	96–142	0.85–1.25	1.15–1.75	1.03–1.75
18–49	91–135	0.89–1.32	1.25–1.85	1.10–1.82
50–64	82–126	0.95–1.46	1.22–1.82	0.96–1.68
65–80	81–125	0.96–1.48	1.11–1.71	0.81–1.61

다양한 연령층의 정상 아동을 대상으로 자유-속도 보행에서 측정한 일반적 보행변수의 범위 (95% 한계)
(1–7세의 자료는 Sutherland 등(1988) 참조)

연령 (년)	분속수 (걸음/분)	보행주기시간 (s)	큰걸음길이 (m)	속도 (m/s)
1	127–223	0.54–0.94	0.29–0.58	0.32–0.96
1.5	126–212	0.57–0.95	0.33–0.66	0.39–1.03
2	125–201	0.60–0.96	0.37–0.73	0.45–1.09
2.5	124–190	0.63–0.97	0.42–0.81	0.52–1.16
3	123–188	0.64–0.98	0.46–0.89	0.58–1.22
3.5	122–186	0.65–0.98	0.50–0.96	0.65–1.29
4	121–184	0.65–0.99	0.54–1.04	0.67–1.32
5	119–180	0.67–1.01	0.59–1.10	0.71–1.37
6	117–176	0.68–1.03	0.64–1.16	0.75–1.43
7	115–172	0.70–1.04	0.69–1.22	0.80–1.48
8	113–169	0.71–1.06	0.75–1.30	0.82–1.50
9	111–166	0.72–1.08	0.82–1.37	0.83–1.53
10	109–162	0.74–1.10	0.88–1.45	0.85–1.55
11	107–159	0.75–1.12	0.92–1.49	0.86–1.57
12	105–156	0.77–1.14	0.96–1.54	0.88–1.60

는 것은 환자의 삶이 개선하고 낙상의 위험과 골절을 감소시킬 수 있다. Cunha는 노인의 보행장애 원인을 다음과 같이 분류하였다: 신경학적, 심리적, 정형외과적, 내분비적, 일반적, 약물, 노인성 보행 그리고 관련 질환들. 그는 노인에 영향을 미치는 많은 질환을 대상으로 보행의 특성을 기술하였고 이 환자들을 검사하고 관리하는 계획은 제안하였다.

노화로 인한 보행변화에 관한 수많은 검사가 실시되었고, 특히 Murray 등(1969)는 87세까지의 남자를 대상으로 보행을 연구하였다. Murray 등은 빠른 보행을 검사하였지만, 다음의 기술은 자유속도 보행에 연령이 미치는 영향을 검사한 것이다. 한 지침서(Murray 등, 1970)는 70세까지의 여자를 대상으로 보행을 연구하였다. 연령의 효과에 대한 많은 자료를 제공하지는 않았지만 일반적으로 남자를 대상으로 관찰하였다.

노인의 보행은 2 가지 영향이 있다: 연령 자체의 효과와 뼈관절염과 파킨슨병과 같은 고령에서 더 일반적인 병적 질환의 영향. 병적질환자를 주의 깊게 배제하고, 노인의 보행은 젊은 성인의 보행에서 '느린' 버전이라고 간단히 설명할 수 있다. Murray 등(1969)은 '노인 남자의 보행수행은 병적보행과 유사하지 않다고 지적하였다.

전형적으로 보행에서 노화와 관련된 변화의 출현은 60에서 70까지 10년 단위로 발생한다. 한걸음길이 감소, 일반적이지만 다양한 보행주기시간 증가(분당 걸음수 감소) 및 양발너비 증가를 보인다. 또한 다른 많은 변화들이 관찰되는데, 보행주기 비율로 디딤기 기간이 상대적으로 증가하고, 대부분의 변화들이 큰보행길이, 보행주기 및 보행너비 다음의 이차적인 변화이다. 속도(큰보행길이를 보행주기로 나눈 것)는 노인에서 거의 항상 감소된다. 표 1은 80세까지 일반적인 보행변수의 정상범위를 제공한다.

Murray 등(1969)으로부터 기술한 그림 2.31은 젊은 성인과 노인의 보행에서 명확한 일부 차이를 보여준다. 저자들은 노인의 보행변화 목적은 보행의 안전성을 개선하기 위함이라고 제안하였다. 한걸음길이 감소와 양발너비 증가 모두 보행하는 동안 균형을 더 쉽게 유지할 수 있도록 한다. 보행주기의 증가(분속수 감소)는 보행주기에서 홑버팀 비율을 감소시킨다.

보행주기 길이의 증가는 디딤기와 겹버팀 시간의 증가의 영향이 크다.

노인의 관절 각이동의 변화는 엉덩관절 굽힘과 폄의 총 범위 감소, 흔듦기 무릎관절 굽힘 감소, 앞발들기동안 발목관절 발바닥굽힘 감소 등이 포함된다. 그러나 이 모든 요인들은 보행주기와 한걸음길이의 영향을 받으며, 이런 요소들의 원인을 안다면 정상적인 제한 안에 있을 것이다. Nigg 등(1994)은 20세에서 79세 사이의 남자와 여자를 대상으로 보행하는 동안 3차원 관절가동범위에 대한 자세한 연구를 통하여 이러한 관찰을 확인하였다. 머리의 수직이동은 감소하고 가쪽 이동은 증가하여 각각 큰보행 길이와 보행너비의 변화에 이차적으로 영향을 미쳤을 것이다.

지면 위에 발가락의 이동 궤도는 노인에서 주정되어서 흔듦기의 초기 1/2지점까지 지면에서 발가락 제거가 개선되었다. 이것은 안전성을 개선하기 위한 또 다른 기전일 것이다. 뒤꿈치는 앞흔듦기 동안에 더 낮아졌고, 발의 위치는 초기닿기에서 수평에 가깝고, 이 변화 모두 한걸음길이의 감소와 관련이 있을 것이다. 또한 노인의 토우아웃 각이 증가하고 팔의 자세와 움직임이 변화하며 팔꿉관절은 더 굽혀지고 어깨관절은 더 펴져있다. 이런 차이가 발생하는 이유는 밝혀지지 않았다.

노인에서 정상과 비정상의 구분하는 것은 어려운 일이다. '노인의 특발성 보행장애' 라고 알려진 진환중 하나는 정상적인 노화로 발생하는 보행변화에 악화가 필수적이며, 조심스럽게 보행을 하고 보행주기 증가(분속수 감소), 짧은 한걸음길이 및 보행간 차이 증가 등이 특징이다. 노화로 인한 보행변화를 다룬 포괄적인 고찰은 Prince 등(1997)을 참조한다.

참고문헌 (References)

Anderson, F.C., Pandy, M.G., 2003. Individual muscle contributions to support in normal walking. Gait Posture 17, 159–169.

Baker, R., Kirkwood, C., Pandy, M., 2004. Minimizing the vertical excursion of the center of mass is not the primary aim of walking. In: Eighth International Symposium on the 3-D Analysis of Human Movement. Tampa, Florida, USA, March 31–April 2, pp. 101–104.

Basmajian, J.V., 1985. Muscles Alive: Their Functions Revealed by Electromyography. Lippincott Williams & Wilkins, Baltimore, MD.

Blanc, Y., Balmer, C., Landis, T., Vingerhoets, F., 1999. Temporal parameters and patterns of foot roll over during walking: normative data for healthy adults. Gait Posture 10, 97–108.

Bresler, B., Frankel, J.P., 1950. The forces and moments in the leg during level walking. American Society of Mechanical Engineers Transactions 72, 27–36.

Buczek, F.L., Sanders, J.O., Concha, M.C., et al., 2003. Inadequacy of an inverted pendulum model of human gait. In: Gait and Clinical Movement Analysis Society. Eighth Annual Meeting, Wilmington, Delaware, USA, pp. 185–186.

Burnfield, J.M., Tsai, Y.J., Powers, C.M., 2005. Comparison of utilized coefficient of friction during different walking tasks in persons with and without a disability. Gait Posture 22, 82–88.

Cavagna, G.A., Margaria, R., 1966. Mechanics of walking. J. Appl. Physiol. 21, 271–278.

Cham, R., Redfern, M.S., 2002. Changes in gait when anticipating slippery floors. Gait Posture 15, 159–171.

Cunha, U.V., 1988. Differential diagnosis of gait disorders in the elderly. Geriatrics 43, 33–42.

De Luca, C.J., 1997. The use of surface electromyography in biomechanics. J. Appl. Biomech. 13 (2), 135–163.

Della Croce, U., Riley, P.O., Lelas, J.L., et al., 2001. A refined view of the determinants of gait. Gait Posture 14, 79–84.

Fiolkowski, P., Brunt, D., Bishop, M., Woo, R., 2002. Does postural instability affect the initiation of human gait? Neurosci. Lett. 323 (3), 167–170.

Gage, J.R. (Ed.), 2004. The Treatment of Gait Problems in Cerebral Palsy. MacKeith Press, London.

Gard, S.A., Childress, D.S., 1997. The effect of pelvic list on the vertical displacement of the trunk during normal walking. Gait Posture 5, 233–238.

Garrison, F.H., 1929. An Introduction to the History of Medicine. WB Saunders, Philadelphia, PA.

Grimshaw, P.N., Marques-Bruna, P., Salo, A., et al., 1998. The 3-dimensional kinematics of the walking gait cycle of children aged between 10 and 24 months: cross sectional and repeated measures. Gait Posture 7, 7–15.

Hallemans, A., De Clercq, D., Otten, B., et al., 2005. 3D joint dynamics of walking in toddlers. A cross-sectional study spanning the first rapid development phase of walking. Gait Posture 22, 107–118.

Halliday, S.E., Winter, D.A., Frank, J.S., et al., 1998. The initiation of gait in young, elderly and Parkinson's disease subjects. Gait Posture 8, 8–14.

Henriksson, M., Hirschfeld, H., 2005. Physically active older adults display alterations in gait initiation. Gait Posture 21 (3), 289–296.

Hof, A.L., 2000. On the interpretation of the support moment. Gait Posture 12, 196–199.

Inman, V.T., Ralston, H.J., Todd, F., 1981. Human Walking. Williams & Wilkins, Baltimore, MD.

Kerrigan, C.D., 2003. Discoveries from quantitative gait analysis. Gait Posture 18 (Suppl. 1), S13.

Lamoth, C.J.C., Beek, P.J., Meijer, O.G., 2002. Pelvis-thorax coordination in the transverse plane during gait. Gait Posture 16, 101–114.

Macellari, V., Giacomozzi, C., Saggini, R., 1999. Spatial-temporal parameters of gait: reference data and a statistical method for normality assessment. Gait Posture 10, 171–181.

Martin, M., Shinberg, M., Kuchibhatla, M., Ray, L., Carollo, J.J., Schenkman, M.L., 2002. Gait initiation in community-dwelling adults with Parkinson disease: comparison with older and younger adults without the disease. Phys. Ther. 82 (6), 566–577.

Mickelborough, J., van der Linden, M.L., Tallis, R.C., Ennos, A.R., 2004. Muscle activity during gait initiation in normal elderly people. Gait Posture 19 (1), 50–57.

Mueller, M.J., Sinacore, D.R., Hoogstrate, S., et al., 1994. Hip and ankle walking strategies: effect on peak plantar pressures and implications for neuropathic ulceration. Arch. Phys. Med. Rehabil. 75, 1196–1200.

Murray, M.P., 1967. Gait as a total pattern of movement. Am. J. Phys. Med. 46, 290–333.

Murray, M.P., Kory, R.C., Clarkson, B.H., 1969. Walking patterns in healthy old men. J. Gerontol. 24, 169–178.

Murray, M.P., Kory, R.C., Sepic, S.B., 1970. Walking patterns of normal women. Arch. Phys. Med. Rehabil. 51, 637–650.

Nene, A., Mayagoitia, R., Veltink, P., 1999. Assessment of rectus femoris function during initial swing phase. Gait Posture 9, 1–9.

Nigg, B.M., Fisher, V., Ronsky, J.L., 1994. Gait characteristics as a function of age and gender. Gait Posture 2, 213–220.

Oeffinger, D., Brauch, B., Cranfill, S., et al., 1999. Comparison of gait with and without shoes in children. Gait Posture 9, 95–100.

Paul, J.P., 1965. Bio-engineering studies of the forces transmitted by joints. (II) Engineering analysis. In: Kenedi, J.P. (Ed.), Biomechanics and Related Bioengineering Topics. Pergamon, Oxford, pp. 369–380.

Paul, J.P., 1966. Forces transmitted by joints in the human body. Proceedings of the Institute of Mechanical Engineers 181, 8–15.

Pedotti, A., 1977. Simple equipment used in clinical practice for the evaluation of locomotion. IEEE Transactions on Biomedical Engineering BME-24 456–461.

Perry, J., 1974. Kinesiology of lower extremity bracing. Clin. Orthop. Relat. Res. 102, 18–31.

Perry, J., 1992. Gait Analysis: Normal and Pathological Function. Slack Incorporated, Thorofare, NJ.

Prince, F., Winter, D.A., Stergiou, P., et al., 1994. Anticipatory control of upper body balance during human locomotion. Gait Posture 2, 19–25.

Prince, F., Corriveau, H., He ´bert, R., et al., 1997. Gait in the elderly. Gait Posture 5, 128–135.

Radin, E.L., 1987. Osteoarthrosis: what is known about its prevention. Clin. Orthop. Relat. Res. 222, 60–65.

Rose, J., Gamble, J.G., 1994. Human Walking, second ed. Williams & Wilkins, Baltimore, MD.

Rose, Gamble, 2005. Human Walking, third ed. Lippincott Williams and Wilkins.

Sadeghi, H., 2003. Local or global asymmetry in gait of people without impairments. Gait Posture 17, 197–204.

Saunders, J.B.D.M., Inman, V.T., Eberhart, H.S., 1953. The major determinants in normal and pathological gait. J. Bone Joint Surg. Am. 35, 543–558.

Sawatzky, B.J., Sanderson, D.J., Beauchamp, R.D., et al., 1994. Ground reaction forces in gait in children with clubfeet – a preliminary study. Gait Posture 2, 123–127.

Sekiya, N., Nagasaki, H., 1998. Reproducibility of the walking patterns of normal young adults: test-retest reliability of the walk ratio (step-length/step-rate). Gait Posture 7, 225–227.

Shiavi, R., 1985. Electromyographic patterns in adult locomotion: a comprehensive review. J. Rehabil. Res. Dev. 22, 85–98.

Siegel, K.L., Kepple, T.M., Stanhope, S.J., 2004. Joint moment control of mechanical energy flow during normal gait. Gait Posture 19, 69–75.

Steindler, A., 1953. A historical review of the studies and investigations made in relation to human gait. J. Bone Joint Surg. Am. 35, 540–542.

Sutherland, D.H., 1984. Gait Disorders in Childhood and Adolescence. Williams & Wilkins, Baltimore, MD.

Sutherland, D.H., 1997. The development of mature gait. Gait Posture 6, 163–170.

Sutherland, D.H., 2001. The evolution of clinical gait analysis. Part I: Kinesiological EMG. Gait Posture 14, 61–70.

Sutherland, D.H., 2002. The evolution of clinical gait analysis. Part II: Kinematics. Gait Posture 16, 159–1179.

Sutherland, D.H., 2005. The evolution of clinical gait analysis. Part III: Kinetics and energy assessment. Gait Posture 21, 447–461.

Sutherland, D.H., Olshen, R.A., Biden, E.N., et al., 1988. The Development of Mature Walking. MacKeith Press, London.

Todd, F.N., Lamoreux, L.W., Skinner, S.R., et al., 1989. Variations in the gait of normal children. J. Bone Joint Surg. Am. 71, 196–204.

Viton, J.M., Timsit, M., Mesure, S., Massion, J., Franceschi, J.P., Delarque, A., 2000. Asymmetry of gait initiation in patients with unilateral knee arthritis. Arch. Phys. Med. Rehabil. 81 (2), 194–200.

Wall, J.C., Charteris, J., Turnbull, G.I., 1987. Two steps equals one stride equals what? The applicability of normal gait nomenclature to abnormal walking patterns. Clin. Biomech. (Bristol, Avon) 2, 119–125.

Waters, R.L., Mulroy, S., 1999. The energy expenditure of normal and pathological gait. Gait Posture 9, 207–231.

Waters, R.L., Lunsford, B.R., Perry, J., et al., 1988. Energyspeed relationship of walking: standard tables. J. Orthop. Res. 6, 215–222.

Wells, R.P., 1981. The projection of the ground reaction force as a predictor of internal joint moments. Bull. Prosthet. Res. 10–35, 15–19.

Whittle, M.W., 1999. Generation and attenuation of transient impulsive forces beneath the foot: a review. Gait Posture 10, 264–275.

Winter, D.A., 1980. Overall principle of lower limb support during stance phase of gait. J. Biomech. 13, 923–927.

Winter, D.A., 1983. Energy generation and absorption at the ankle and knee during fast, natural and slow cadences. Clin. Orthop. Relat. Res. 175, 147–154.

Winter, D.A., 1991. The Biomechanics and Motor Control of Human Gait, second ed. University of Waterloo Press, Waterloo, Ontario.

Winter, D.A., 1995. Human balance and posture control during standing and walking. Gait Posture 3, 193–214.

Winter, D.A., Quanbury, A.O., Reimer, G.D., 1976. Analysis of instantaneous energy of normal gait. J. Biomech. 9, 253–257.

병리학적 비정상적인 보행
(Pathological and other abnormal gaits)

3

정상 보행은 매우 다양한 형태로 나타나지만, 특히 근육의 사용 등 측정가능한 모든 변수들을 이용하여 보행의 '정상 패턴(normal pattern)'과 '정상범위(normal range)'를 정의할 수 있다. 이동체계(locomotor system)에 병리학적 손상이 발생하면 보행 패턴은 명확하게 비정상적으로 나타나게 된다. 몇몇의 비정상적인 문제점들은 육안으로도 확인할 수 있지만 그외 문제점은 적절한 측정시스템을 사용하여만 확인할 수 있다.

이동체계에서 아래의 4 조건을 수행할 수 있어야 보행이라 간주한다.

1. 넘어지지 않고 교대로 다리에 체중을 지지해야 한다.
2. 체중을 지지하는 다리(single leg stance)는 정적 또는 동적 균형을 유지해야 한다.
3. 유각기 다리(swing leg)는 체중을 지지하는 역할이 아니라 앞으로 이동하는 역할을 수행해야 한다.
4. 필요한 하지의 움직임과 체간을 추진하기 위해서는 충분한 파워(power)가 필요하다.

정상적인 보행 중에는 이와 같은 조건을 특별한 어려움 없이 최적의 에너지를 소비하며 수행한다. 그러나 병리학적 보행시에는 에너지를 많이 소비하여 비정상적으로 움직이거나, 지팡이(cane)나 목발(crutches), 보조기[orthoses; 캘리퍼(calipers)와 브레이스(braces)] 등 보행 보조도구(walking aids)를 사용하게 된다. 위의 네 가지 필수 조건 중 하나라도 만족하지 않는다면 보행하기 어렵다.

보행 패턴은 신경근육계와 이동체계의 여러 구조적 요소의 복잡한 상호작용의 결과로 나타난다. 비정상적인 보행 패턴은 뇌, 척수, 신경, 근육, 관절, 골격 등의 시스템 손상으로 나타날 수 있다. 또한 정상적으로 걸을 수 있는 사람도 통증이 발생하면 보다 편안한 방법을 택하여 걷게 되므로 비정상적인 보행 패턴으로 보행할 수 있다.

절름발이 보행(limp)은 비정상적인 보행 패턴을 기술하는데 널리 사용되는 용어지만, 사전적인 의미로는 절룩거리며 걷는 것을 표현하는데 사용되는 전형적인 용어 중 하나일 뿐이다. 과학적으로 명확하게 정의된 것은 아니므로 보행분석 결과에서 사용 시 주의해야 한다. 비정상적인 보행 상태를 표현하는데 적절한 용어 중 하나는 특별히 보행 분석에 대한 교육을 받지 않은 사람들도 명확하게 구분할 수 있는 비대칭 정도(degree of asymmetry) 등이 있다.

보행은 복잡한 과정의 결과물이므로 원인은 달라도 비정상적인 보행 패턴이 비슷하게 나타날 수 있다. 이러한 이유로 비정상적인 보행 패턴을 원인에 따른 병리학적 상태에 따라 분류하여 기술하려고 한다. 이 장에서는 가장 보편적으로 발생하는 비정상적인 보행 패턴을 상세하게 기술할 것이다. 이후에는 지팡이와 목발과 같은 보행 보조도구의 사용과 트레드밀 보행에 대해 기술할 것이다.

특정한 비정상적 보행
(Specific gait abnormalities)

앞으로 소개하는 내용은 뉴욕대학(New York University, 1986)의 보조기학 수업 시 사용된 강의록을 바탕으로 하였다. 25년의 세월이 지났지만, 강의록에는 현재까지도 매우 유용하게 간주되는 육안으로 확인 가능한 보편적인 비정상적 보행(common gait abnormalities) 등과 관련된 내용들이 있다. 병리학적 원인에 따라 보행의 비정상성을 규정하고 있는 사례에 대해 부적절하다고 비평하는 내용도 있는데, 예를 들면, 편마비보행(hemiplegic gait)에서 편마비환자들은 모두 같은 양상으로 보행을 하는 것처럼 기술하는 경우가 많지만 실제는 그렇지 않으며 시간이 경과하거나 치료 결과에 따라 보행 패턴이 달라질 수 있음을 간과하고 있기 때문이다. 또한 보행 패턴을 묘사하는데 있어서 '과도한 내측발 접촉(excessive medial foot contact)'과 같이 명확한 용어를 사용할 것을 권고하였다. 적용 방법에 대해서는 추후에 기술할 것이다. 뉴욕대학 출판부에서 기술한 비정상적인 보행의 내용에는 보조기 착용한 대상자에 관한 내용도 있었지만, 본 장에서는 제외하였다.

병리학적 보행 패턴은 한가지나 복합적인 원인으로 나타날 수 있다. 복합적인 원인으로 나타나는 경우에는 여러 원인의 상호작용으로 인하여 개인마다 보행 패턴이 수정될 수 있으므로 기술된 내용과는 다를 수도 있다. 아래 기술한 목록에는 모든 내용이 포함되어 있지 않으므로, 검사 시 일반적인 보행 패턴에서 변형되었거나 여기에는 기록하지 않은 보행 패턴일 수 있다.

병리학적 보행 연구 시 기준이 되는 여러 보행 패턴(standard pattern)에 적합하지 않을 수도 있으며, 비정상적인 움직임은 두 가지 원인 중 하나에서 발생될 수 있다는 것을 기억해야 한다.

1. 대상자가 근약화나 강직, 변형으로 인하여 선택의 여지없이 한 방향으로만 움직임이 가능하다.
2. 대상자가 다른 문제를 교정하기 위한 보상움직임을 하고 있다면, 이 문제점을 확인해야 한다.

외측 체간 굽힘 (Lateral trunk bending)

입각기에 지지하는 다리 쪽으로 체간을 기울이는 동작을 외측 체간 굽힘(lateral trunk bending), 동측 기울임(ipsilateral lean), 트렌델렌버그 보행(Trendelenburg gait)이라 한다. 일반적으로 한 다리 서기 시, 고관절 벌림근(hip abductor)의 약화로 나타난다.

외측 체간 굽힘은 정면이나 후면에서 관찰하는 것이 좋다. 양발로 지지하고 있는 시기(double stance phase)에서는 체간을 바로 세우고 있지만 한 다리를 드는 유각기에 체간을 입각기 다리방향으로 기울였다가 양발 지지기에 체간을 다시 바로 세운다. 체간은 한쪽 방향으로만 기울일 수도 있지만, 양방향으로 모

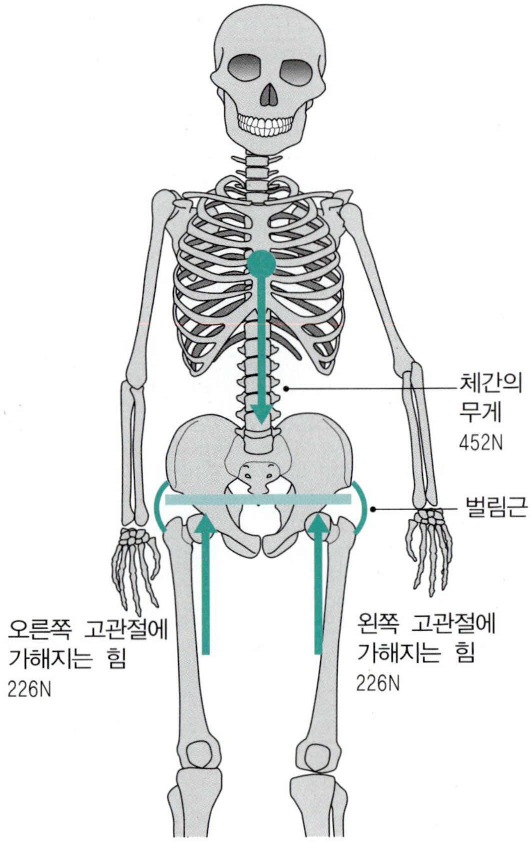

그림 3.1 • 양하지 지지 모식도: 각 고관절에 가해지는 힘(226N)은 체간에 가해지는 무게(452N)의 반이다. 고관절 외전근은 수축하고 있지 않다.

두 기울일 수 있는데, 이를 동요성 보행(waddling)이라 한다.

예를 들면, 체간의 질량이 46kg이면 무게로는 452N이며, 오른쪽 다리의 질량이 15kg이면 무게는 146N이 된다. 이 계산은 1장에서 이미 설명한 바와 같이 무게는 힘(force)에 속하며, 질량에 중력가속도 9.81m/s^{2}를 곱하여 구한다.

그림 3.1은 서있는 동작에서의 체간, 골반과 고관절에 가해지는 힘의 모식도이다. 체간의 무게를 양쪽 고관절에 동일하게 분배할 경우에는 고관절 벌림근은 수축하지 않는다. 그림 3.2는 오른다리를 바닥에서 들어 올리는 현상을 모식화한 것으로, 이때 왼쪽 고관절에 가해지는 힘은 6배 이상 작용하여 226N (23kgf 또는 51lbf)에서 1510N(154kgf 또는 339lbf)로 증가한다. 가해지는 힘이 증가하는 이유는 다음의 세 가지 요소로 설명할 수 있다.

1. 양쪽 고관절에 동일하게 지지하고 있던 체간 전체의 무게가 왼쪽 고관절에 가해지며 반시계방향으로의 모멘트가 발생했다.
2. 바닥에 지지하고 있던 오른쪽 다리의 무게 역시 왼쪽 고관절이 지지하게 되어 반시계 방향으로의 모멘트가 발생했다.
3. 왼쪽 고관절의 벌림근(주로 중간볼기근, gluteus medius)이 수축하여 골반이 지지하지 않는 방향

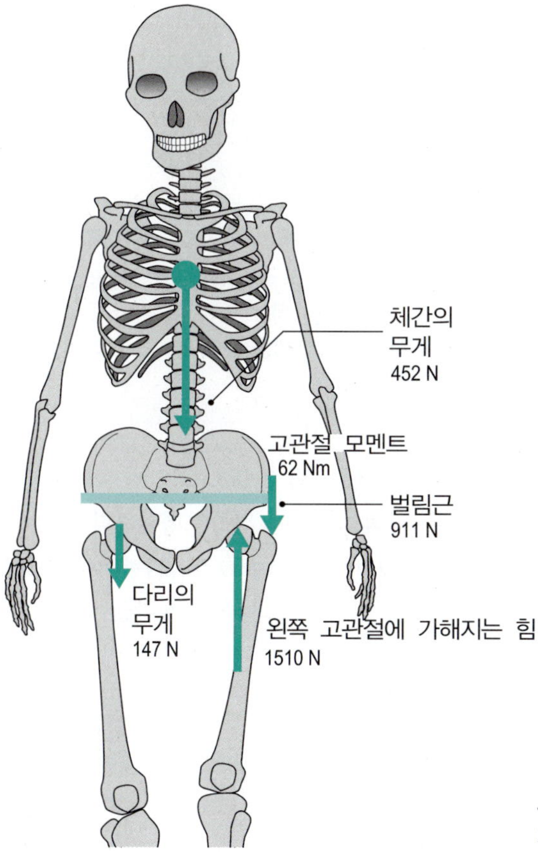

그림 3.2 • 왼쪽 단하지 지지 모식도(오른쪽 다리를 들고 있을 때). 왼쪽 고관절에 가해지고 있는 힘(1510N)은 (i)체간의 무게, (ii)오른다리의 무게, (iii)고관절 외전근의 수축력(911N)의 합이다.

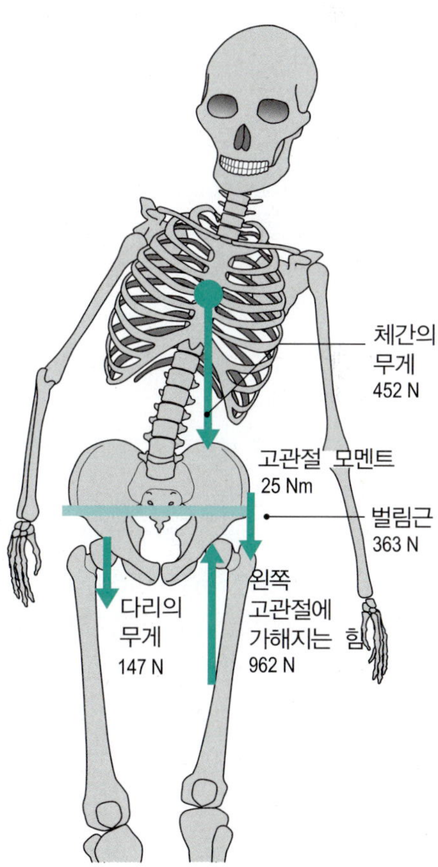

그림 3.3 • 외측 체간 굽힘(lateral trunk bending): 지지하고 있는 고관절 방향으로 체간을 기울이면 왼쪽 고관절에 가해지는 반시계 방향 모멘트가 62Nm에서 25Nm로 낮아져서 적은 외전근의 힘으로도 골반이 안정된다. 왼쪽 고관절에 가해지는 힘(962N)은 (i)체간의 무게(452N), (ii)오른 다리의 무게(147N), (iii)외전근의 수축력(363N)의 합이다.

으로 기울어지지 않도록 시계방향으로 모멘트를 발생했다. 이 근육의 수축으로 왼쪽 고관절에 반작용힘(reaction force)이 발생했다.

왼쪽 고관절에 증가된 힘에 영향을 주는 세 가지 요소는 다음과 같다.

1. 체간의 체중을 왼쪽 고관절로만 지지하게 되면서 226N에서 452N(23kgf 또는 51lbf)으로 증가하였다.
2. 오른 다리의 무게: 147N(15kgf 또는 33lbf)
3. 고관절 벌림근의 수축력: 911N(93kgf 또는 204lbf)
4. 총 1284N 증가(131kgf 또는 288lbf)

그림을 설명하기 위해 제시한 예는 실제 값과는 차이가 있을 수 있다.

이 체제가 적절하게 실행되기 위해서는 다음의 네 가지 조건을 만족해야 한다:

- 체중이 지지될 때(loading) 통증이 없어야 한다.
- 고관절 벌림근에 적절한 파워가 있어야 한다.
- 고관절 벌림근 지렛팔의 길이가 충분하게 유지되야 한다.
- 고관절이나 그 주위에 견고한 지레중심점(fulcrum)이 위치해야 한다.

위 조건 중 하나라도 만족하지 않으면 이를 보상하기 위해서 체간을 기울이는 동작이 발생한다.

그림 3.3은 체간을 외측으로 기울였을 때 왼쪽 고관절에 가해지는 힘의 영향을 나타낸 것이다. 체간의 체중(i)과 오른다리의 무게(ii)가 증가하였지만, 체간의 무게중심을 왼쪽 고관절 쪽으로 이동하여 체간이 반시계방향으로 움직이는 모멘트를 줄였다. 이때 고관절 벌림근이 363N(37kfg 또는 81lbf) 정도만 수축하면 오른다리의 무게로 발생하는 반시계방향으로의 모멘트를 상쇄할 수 있다. 고관절 벌림근 수축을 548N(56kgf 또는 123lbf) 정도 감소하면 고관절 전체에 가해지는 힘을 1501N에서 962N으로 감소된다. 그림에 표시한 값은 보행의 입각기에 서있는 동작을 기준으로 제시한 것이나 실제 보행시에는 다리를 상하로 움직이는 힘이 전달되어 무게중심점(center of gravity)의 수직가속력(vertical acceleration)이 증

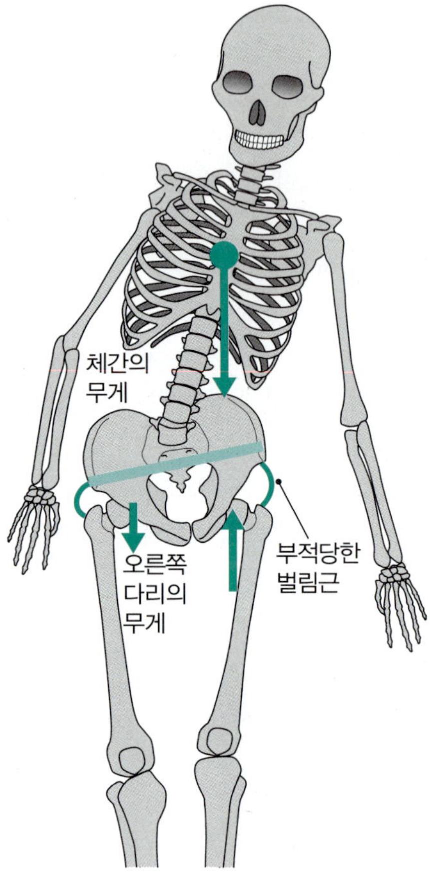

그림 3.4 • Trendelenburg 증상: 고관절 외전근의 힘이 불충분할 때 다리를 들고 있는 쪽 골반이 수평보다 아래로 기울어진다. 체간을 체중을 지지하는 다리쪽으로 기울이는 보상작용을 한다.

가할 수 있다(그림 2.19). 그러나 이 수직가속의 변동폭은 병적보행시에 정상보행시보다 적게 나타나며, 활보 길이(stride length)가 짧은 경우에도 변동폭이 적다. 그 외 많은 요소들이 체간을 기울여서 체간의 무게중심점을 고관절 바로 위로 이동하는데 영향을 준다. 실제로 체간의 무게중심이 고관절 중심에 정확하게 도달하기는 어렵고 고관절 중심에 미치지 못하거나 지나치게 될 수 있다.

이와 같은 비정상적인 보행 패턴이 나타날 수 있는 다양한 조건들은 다음과 같다.

1. 고관절 통증(painful hip): 골관절염이나 류마티스관절염으로 인하여 고관절에 발생하는 통증 정도는 관절에 가해지는 힘의 정도에 따라 달라진다. 외측으

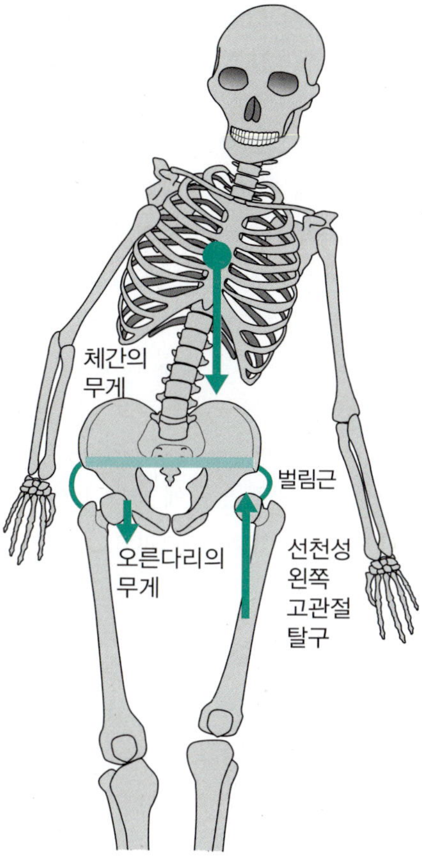

그림 3.5 • 선천성 고관절 탈구: 고관절 외전근의 길이와 지레팔이 모두 감소한다. 보상작용으로는 지지하고 있는 쪽 골반으로 체간을 기울인다.

로 체간을 굽히면(lateral trunk bending) 관절 전체에 가해지는 힘을 줄일 수 있으므로, 고관절에 관절염이 있는 환자들에게서는 흔히 'Trendelenburg 보행'이 나타난다. 이 보행 패턴은 고관절에 가해지는 힘과 통증을 감소시키지만, 여전히 상당한 힘이 가해지므로(그림 3.3에는 962N) 반드시 치료(definitive treat ment)를 해야 한다.

2. 고관절 벌림근 약화(hip abductor weakness): 고관절 벌림근이 약화되어 있으면 입각기에 한 다리로 골반을 안정적으로 유지하면서 서 있을 만큼 충분히 근수축하기 어렵다. 이 경우에 골반은 지지하고 있는 다리의 반대쪽인 유각하는 다리쪽으로 기울어진다(Trendelenburg's sign이나, Trendelenburg 보행이라고도 한다). 서거나 걷는 동작에서 약화된 고관절 벌림근이 덜 수축하도록 체간외측굴곡을 실시하여 가능한 관절 모멘트를 줄이려고 할 것이다(그림 3.4). 고관절 벌림근 약화는 근육 자체나 근육을 조절하는 신경계의 질환이나 손상으로 인해 발생한다.

3. 비정상적인 고관절(abnormal hip joint): 고관절 벌림근을 수축하여 골반의 안정성을 유지하기 어려운 질환으로는 선천성 고관절 탈구(congenital dislocation of the hip; CDH, developmental dysplasia of the hip으로도 알려져 있음), 내반고(coxa vara), 넙다리뼈머리끝분리증(대퇴골두골단분리증, slipped femoral epiphysis)의 세 가지가 있다. 세 경우 모두 대퇴대전자가 골반 가장자리 쪽의 근위부로 이동되어 고관절 벌림근이 효율적으로 수축할 수 있는 길이보다 짧아지게 된다. 근육 길이가 짧아지면, 효율적으로 근기능을 수행하지 못하여 발생하는 장력이 줄어들게 된다. CDH와 심각한 대퇴골두골단분리증 환자에서는 정상적인 고관절의 기능을 하지 못하여 가성 관절증(pseudarthrosis)이 발생할 수 있다. 이러한 비정상 관절에서는 더 심하게 외측으로 놓이게 되어 고관절 벌림근의 지렛팔이 감소하여 반드시 유지되어야 하는 견고한 지렛중심점(solid and stable fulcrum)이 소실될 수 있다. 지렛팔이 감소하고 근육 수축력이 감소하는 현상이 복합적으로 발생하면, 환자는 외측으로 체간을 굽히면서 보행할 수밖에 없다(그림 3.5). 많은 임상사례 중 특히 CDH가 있는 노인환자에서 가성고관절에 관절염이 발생하고 고관절에 통증이 더해져서 기타 문제를 발생하기도 한다. 대퇴골두골단분리증 환자에서도 흔히 통증이 발생된다.

4. 넓은 보행 기저면(Wide walking base): 보행 기저면이 비정상적으로 넓게 유지하고 있다면, 한 다리 서기 시 균형을 유지하지 못할 가능성이 있다. 그림 2.28A에서 몸 전체가 균형을 유지하기 위해서는 체간을 한쪽으로 기울여서 체중의 무게중심점을 지지하고 있는 다리 쪽에 유지하도록 해야 한다. 대부분은 양발 모두 입각기의 한발 서기 시 체간을 기울이므로 동요성 보행(waddling gait)으로 걷게 된다. 이러한 보행 패턴을 보이면 보행 기저면이 넓어지게 되며 다양한 이유는 추후에 설명하기로 한다.

5. 다리 길이 불일치(unequal leg length)**:** 다리 길이가 다르면 보행 시에 짧은 다리쪽의 골반이 아래로 내려가면서 전체 체중을 짧은 다리쪽으로 이동하게 된다. 이 현상을 '구멍에 빠진 상태'로 표현하기도 한다. 골반 기울임(pelvic tilt)은 체간의 한쪽 기울임을 보상하기 위해 나타난다.

6. 기타 이유: Perry(2010)는 체간의 한쪽 기울임 현상이 나타나는 여러 이유에 대해 고관절 모음근의 구축, 척추측만증, 뇌졸중 후에 전형적으로 나타나는 자세 인식 손상(impaired body image) 등이 있다고 했다.

체간 앞쪽 굽힘 (Anterior trunk bending)

체간 앞쪽 굽힘이란 초기 입각기에 체간을 앞쪽으로 굽히는 동작을 의미한다. 한쪽 다리만 영향을 받을 경우에는 다른 쪽 다리의 입각기 시에는 체간을 펴고 있게 되지만, 양쪽 다리 모두 영향을 받을 경우에는 보행주기 전체에서 체간을 굽히고 있게 된다. 이러한 보행이상 양상은 옆에서 관찰하기 쉽다.

이 보행 패턴은 무릎 폄근(knee extensor)이 약화되었을 때 보상하기 위해 실시한다. 그림 3.6의 왼쪽은 입각기 초기의 그림으로 정상적으로는 지면반발력의 벡터(vector) 연장선은 무릎관절 축의 뒤쪽을 지나게 되므로, 외적 모멘트는 무릎관절의 굽힘 방향으로 발생한다. 이때 넙다리네갈래근이 수축하여 무릎 폄 쪽으로 반대 방향의 내적 모멘트를 발생시킨다. 넙다리네갈래근이 약하거나 마비되었다면 이러한 내적 모멘트를 발생하지 못하여 보행 시 체간을 갑자기 굽히는 동작을 보이게 될 것이다. 그림 3.6의 오른쪽에서 볼 수 있듯이 체간을 앞쪽으로 굽히면 체간의 중력중심이 앞으로 이동하게 되어 무릎관절에서 가해지는 힘의 연장선이 관절 앞쪽에 있게 되어 결과적으로 외적 신전(과신전, hyperextension) 모멘트를 발생하게 된다. 부가적으로 보행시 체간을 굽히면서 두 손으로 다리를 지지하면 무릎관절의 안정성을 제공할 수 있다.

체간을 굽히는 다른 이유로는 첨족 변형(equinus deformity), 고관절 신전근 약화, 고관절 굽힘근 구축 등이 있다(Perry, 2010).

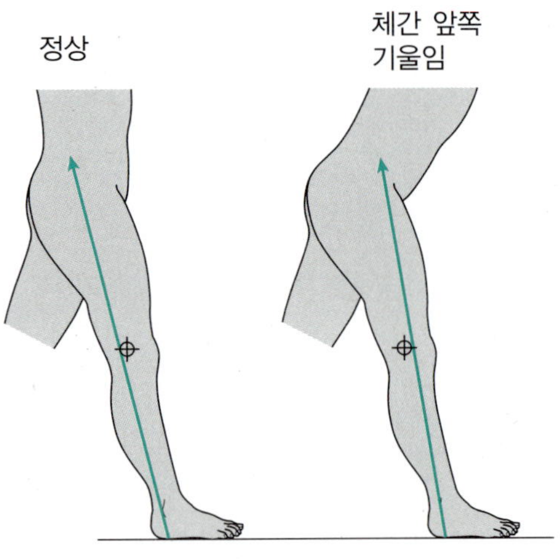

그림 3.6 • 체간 앞쪽 기울임(anterior trunk bending): 정상 보행에서 초기 입각기에는 힘의 연장선이 무릎 뒤를 지나지만 체간 앞쪽 기울임 증상이 있는 경우에는 무릎 앞쪽을 지나게 된다. 무릎 폄근이 약한 경우의 보상작용이다.

후방 체간 굽힘 (Posterior trunk bending)

후방 체간 굽힘 동작은 전방 체간 굽힘의 반대 동작으로 초기 입각기 시에 체간을 앞으로 숙이는 대신 뒤로 젖히는 동작이다. 이 동작 역시, 측면에서 관찰하기 쉽다. 고관절 신전근이 약하거나 효율적으로 작용하지 못할 때 보상작용으로 이러한 보행 패턴으로 걷게 된다. 초기 입각기 시 지면반발력의 연장선은 정상적으로는 고관절 앞쪽을 지난다(그림 3.7, 왼쪽). 이러한 외적 모멘트는 체간을 앞쪽인 넙다리(thigh) 쪽으로 굴곡하게 하므로, 이를 고관절 신전근인 큰볼기근(gluteus maximus)을 수축하여 이를 방지한다. 그러나 고관절 신전근이 약하거나 마비된 상태라면, 이를 보상하기 위하여 그림 3.7의 오른쪽 모식도에서 볼 수 있듯이 체간을 뒤쪽으로 신전시켜(후방 체간 굽힘) 외적 힘의 작용선을 고관절의 축 뒤쪽으로 이동시킨다.

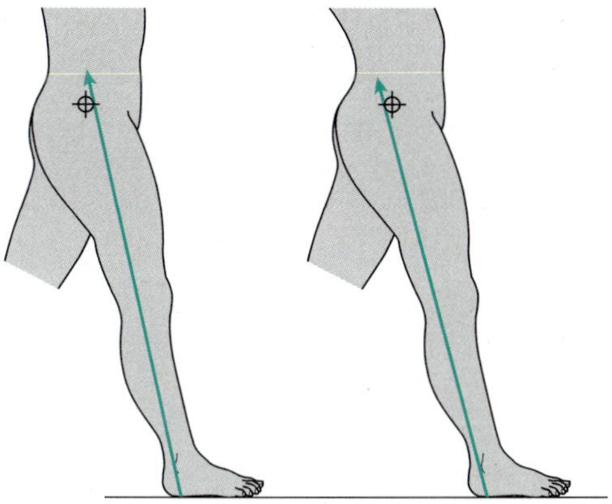

그림 3.7 • 체간 뒤쪽 기울임(posteiror trunk bending): 정상 보행에서 초기 입각기에는 힘의 연장선이 고관절의 앞쪽을 지난다. 고관절 폄근이 약한 경우에 보상작용으로 체간을 뒤쪽으로 기울여 힘의 연장선이 고관절 뒤쪽으로 지나가도록 만든다.

다리를 들어 앞쪽으로 이동할 때 체간을 뒤쪽으로 신전하는 후방 체간 굽힘 동작은 초기 유각기에서도 발생할 수 있다. 이 보행 패턴은 고관절 굽힘근이 약하거나 고관절 신전근에 강직이 심하게 나타나서 유각기시 넙다리뼈(femur)를 앞쪽으로 이동시키는 동작이 어려울 때 나타나기도 한다. 이 보행방법은 무릎을 굴곡하기 어려운 환자에게도 나타날 수 있는데, 다리 전체를 하나의 단위로 앞으로 추진하려면 고관절 굽힘근은 더 많이 수축해야하기 때문이다. 고관절이 유착되어(ankylosed) 신전하기 어려운 경우에도 다리를 앞으로 옮기기 위해 체간을 후방쪽으로 굽히기도 한다.

요추 전만 증가 (Increased lumbar lordosis)

많은 사람들에서 요추 전만 증가가 나타나지만 보행시 도움을 주기 위해 요추 전만 증가가 나타나는 경우에는 보행 이상(gait abnormality)이라 볼 수 있으며, 보행 주기 동안에 요추 전만이 증가하는 다양한 경우를 의미한다. 요추 전만 증가는 측면에서 관찰하기 용이하며 일반적으로는 환측 다리의 입각기 말기에 요추 전만 정도가 가장 증가된다.

요추 전만 증가가 발생하는 가장 흔한 원인으로는 고관절 굽힘 구축이 발생했을 경우이다. 고관절이 유착되어 움직이지 않는 경우에도 발생할 수 있다. 이 두 가지 양상의 변형 모두 고관절이 굽힌 상태로 유지되며 신전하지 못하여 활보 길이(stride length)가 매우 짧아진다. 이러한 문제는 대퇴골(femur)을 지면의 수직상태(vertical, 또는 신전상태)로 놓을 수 있으면 해결되므로, 고관절을 움직이지 않고도 요추를 신전하여 결과적으로 요추 전만을 증가시키게 된다(그림 3.8).

골반의 위치는 시상면(sagittal plane)에서 보았을 때, 서로 잡아당기는 골반 위의 체간 근육과 골반 아래의 다리 근육 사이에서 중립을 지키고 있어야 한다. 그러나 전방 복벽근 약화나 고관절 신전근 약화, 또는 고관절 굽힘근 강직 등 근 불균형(muscle imbalance)이 발생하면 과도한 전방 골반 기울임(excessive anterior pelvic tilt)이 발생하여, 요추 전만 증가가 심해질 수 있다.

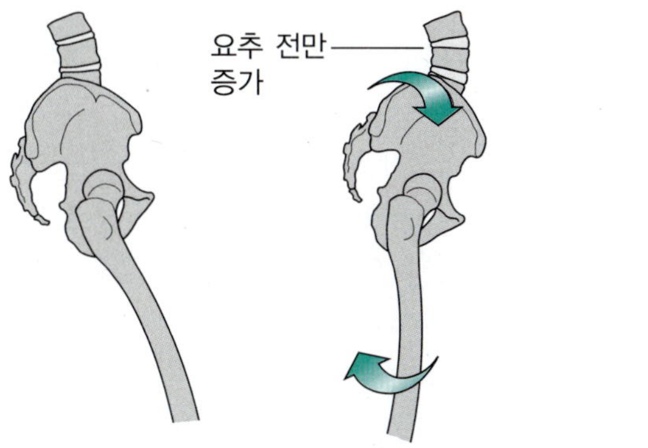

그림 3.8 • 요추 전만 증가: 고관절에 굽힘 변형이 고정되면(왼쪽 그림), 수직 자세에서 대퇴골에 비해 골반을 앞쪽으로 회전해야 하므로 그 결과 요추 전만이 증가한다.

기능적 다리 길이 불균형 (Functional leg length discrepancy)

네 가지 형태의 보행 이상양상 [회전보행(circumduction), 고관절 올림보행(hip hiking), 족하수보행(steppage), 뒤꿈치들림(vaulting)]과 밀접한 관련이 있으며, 동일한 문제 증상을 해결하기 위한 방법을 기능적 다리 길이 불균형이라 한다. Gurney(2002)이 출판한 다리 길이 불균형에 대한 내용을 고찰한 것이다.

'해부학적' 다리 길이 불균형은 줄자나 X-ray 등으로 실측해 보았을 때 실제 다리 길이에 차이가 있는 것을 말한다. '기능적' 다리 길이 불균형은 실제 다리 길이에는 차이가 없지만(차이가 있을 수도 있지만) 한쪽이나 양다리에서 특정 보행주기 동안 적절하게 다리 길이를 유지하지 못하는 것을 말한다. 자연스럽게 보행하기 위해서는 입각기 동안의 다리 길이는 유각기의 다리 길이보다 길어야 한다. 하지만, 그렇게 유지되지 않는다면 유각기 다리는 바닥에 끌려 입각기 다리를 지나 전방으로 이동시킬 수 없다. 입각기의 다리를 기능적으로 길게 늘리기 위해 고관절과 무릎관절을 신전시키고, 발목관절을 발바닥쪽굽힘한다. 반대로 유각기의 다리 길이를 줄이는 방법으로는 고관절과 무릎관절을 굽히고, 발목관절을 발목쪽굽힘하면 된다. 적절하게 굽히거나 신전하지 못하면 기능적 다리 길이 불균형 현상이 발생하여 보행 이상 양상이 나타나게 된다. 이와 같이 보행 이상은 신경학적 손상이 발생했을 때 나타날 수 있다. 신전근에 강직이 발생하거나 굽힘근 약화가 발생하면 관절에서는 신전 잠김상태가 되어 유각기 다리가 길게 유지된다. 반대로, 굽힘근에 강직이 발생되었고, 신전근이 약하거나 굽힘 구축이 되면 입각기시 다리 길이가 상대적으로 짧게 유지된다. 그 외 기능적 다리 길이 불균형이 발생하는 원인으로는 천장관절 기능 부전(sacroiliac joint dysfunction) 등의 근골격계 이상증상이 있을 경우이다.

뇌졸중 후에도 족하수[(foot drop; 앞정강이근(tibialis anterior)의 약화 또는 마비)]와 함께 고관절과 무릎관절에서 신전근의 근긴장도 증가로 기능적 다리 길이 불균형이 발생할 수 있다.

이와 같은 보행 패턴의 문제를 해결하기 위해서는 입각기의 하지길이를 증가하거나 유각기 다리길이를 짧게 하도록 하여 정상적 유각 형태를 만들어 줄 수 있도록 보행 패턴을 수정(modification)하도록 한다. 이는 상호배타적인 것이 아니며 대상자는 복합적으로 적용할 수 있다. 보행수정은 치료사가 병리학적 요소를 고려하여 수정하거나 우연한 기회에 될 수도 있다. 확연히 다른 임상적 양상이 있는 두 환자의 문제점을 해결하기 위해서는 각기 다른 해결책(처방)을 내려야 한다.

회전보행 (Circumduction)

유각하는 동안 다리가 바닥에 끌리지 않도록 바깥쪽으로 돌리면서 걷는 보행을 회전보행이라고 한다(그림 3.9). 일반적으로 반대쪽 다리는 정상적인 유각기 보행을 한다. 회전보행 패턴은 정면이나 후면에서 관찰하기 용이하다. 회전보행시 유각기를 진행하면서 신전된 고관절을 굴곡해야 하는데 이때 고관절 굴곡근이 약한 경우에 고관절 모음근을 이용하여 고관절을 굴곡하는 것을 돕는다.

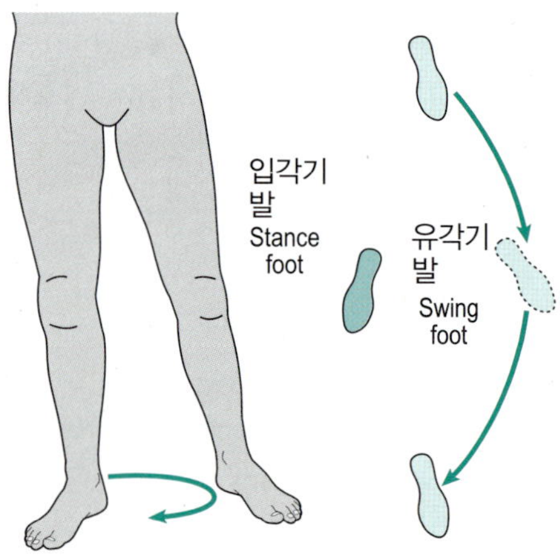

그림 3.9 • 회전보행: 다리를 앞으로 이동할 때 회전아크를 그리며 이동한다. 유각하는 발을 바닥에 끌리지 않게 하기 위해서 실시한다.

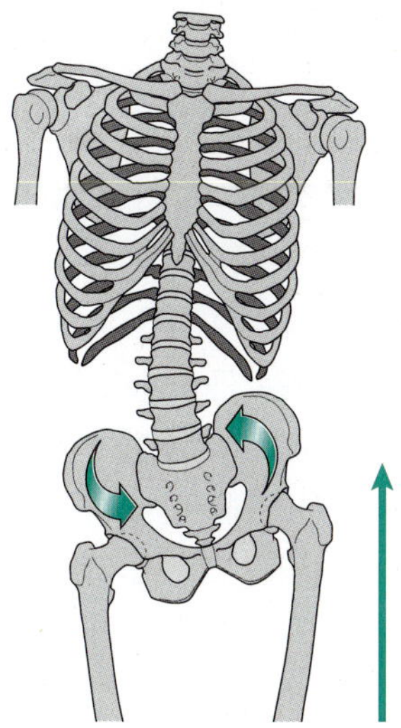

그림 3.10 • 고관절 올림 보행(hip hiking): 유각기에 유각하는 쪽의 골반을 위로 올린다.

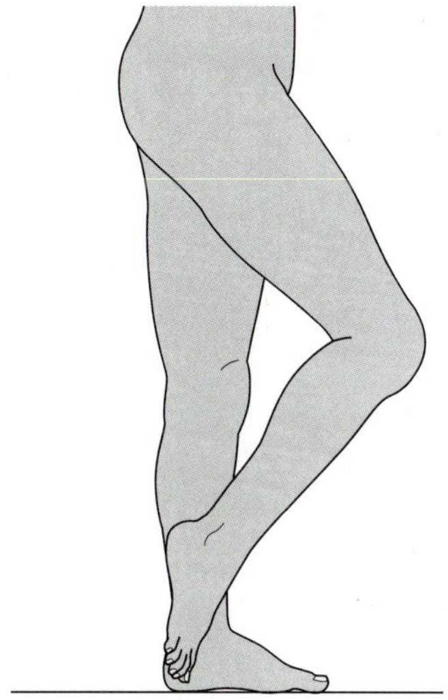

그림 3.11 • 발처짐걸음, 족하수보행(Steppage): 유각기에 바닥에 발이 끌리지 않도록 고관절과 무릎관절을 과도하게 굽히는 것으로 족하수가 있는 사람에게서 확인할 수 있다.

고관절 올림 보행 (Hip hiking)

고관절 올림 보행(hip hiking)이란 유각기쪽 다리의 골반을 척추 근육과 외측 복벽을 근수축하여 위로 올리는 보행을 말한다(그림 3.10). 이와 같은 보행 패턴은 후면이나 전면에서 관찰할 수 있다.

유각기 시의 다리 쪽 골반을 한쪽으로 들어 올리는 고관절 올림 보행(hip hiking)은 보행의 이차적 결정요인(second determinant)에 반대되는 양상으로 나타난다(전-후 축으로부터 골반이 비스듬하게 기울어진다). 다리가 앞으로 진행하는 것을 돕기 위해 보행의 일차적 결정요인(first determinant) 역시 과도하게 나타난다(세로축을 중심으로 골반이 회전됨). 유각기를 시작할 때 체간을 뒤로 젖히면서 다리를 앞으로 추진하도록 돕기도 한다.

New York University 교재(1985)에는, 고관절 올림 보행(hip hiking)은 넙다리뒤근육(hamstring)이 약한 환자가 천천히 보행할 때 무릎을 일반적인 양상에 비해 빨리 신전하여 유각기 말에 다리를 펼 수 있도록 하기 위하여 시행한다고 했다. 이때 발바닥쪽 굽힘근을 이용하는 경우는 거의 없다고 했다.

발처짐걸음, 족하수보행 (Steppage)

족하수보행은 유각기에 지면반발력을 높이기 위해서 일반적인 보행 패턴에 비해 발을 높이 들어올리기 위해서 고관절과 무릎관절을 더 많이 굽히는 보행이다(그림 3.11). 측면에서 가장 관찰하기 좋다. 족하수(foot dropt)라고 일컫는 발목관절이 바닥쪽굽힘(plantar flexed ankle) 되어 있어서 발등쪽굽힘(dorsiflexion)은 조절이 어려움 사람에게서 보상작용으로 사용된다. 자세한 설명은 이후에 할 것이다.

뒤꿈치들림 (Vaulting)

뒤꿈치들림(Vaulting)이란 유각기 다리가 바닥에 끌리지 않도록 입각기 다리의 발끝을 들어 올리는 보행을 말한다(그림 3.12). 원인은 체간의 수직 움직임(vertical movement)이 과장되어 나타나게 되며, 어색해 보일 뿐만 아니라 에너지를 낭비하게 된다. 이 보행은 정면이나 측면에서 모두 관찰할 수 있다.

뒤꿈치들림은 입각기에 나타나는 수정된 보행 패턴이지만, 유각기 보행시에 나타나는 보행 이상 [gait abnormalities: 회전보행, 고관절 올림 보행(hip hik-

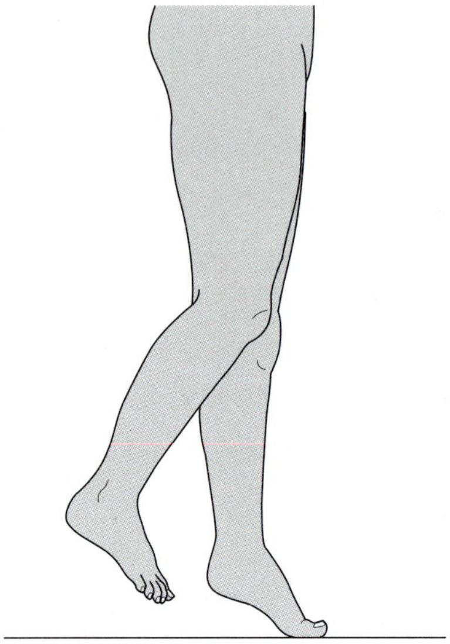

그림 3.12 • 뒤꿈치들림(Vaulting): 유각기 다리가 바닥에 끌리는 것을 막기 위해서 입각기의 발 뒤꿈치를 들어 올리는 것을 말한다.

ing), 발처짐걸음(steppage)]과도 관련이 있다.

이러한 이유로 유각기 보행 이상 시에 많이 나타나게 된다. 넙다리뒤근육(hamstring) 약화로 인하여 느린 보행을 하는 경우에 고관절 올림보행(hip hiking)이 나타나며, 유각기에는 무릎관절을 빨리 신전하는 경향이 나타난다. 무릎위 절단환자(above knee amputee)의 경우에도 유각기에 무릎관절을 충분히 굴곡하지 못하면, 절단하지 않은 정상 쪽에서 이와 같은 보행 패턴이 나타날 수 있다.

비정상적인 고관절 회전 (Abnormal hip rotation)

무릎관절과 발목 관절에서 충분한 보상움직임이 일어나지 않으면 고관절의 가로면(transverse plane)에서는 회전움직임이 많이 나타나게 되며, 이렇게 고관절에서 비정상적인 회전움직임이 나타나면 발끝이 안쪽으로 돌아가거나(toe in) 바깥쪽으로 돌아가는(toe out) 등 다리 전체에서 비정상적인 정렬이 나타나게 된다. 이러한 보행 패턴은 입각기와 유각기에 모두 나타날 수 있으며, 정면이나 후면에서 관찰할 수 있다.

비정상적인 고관절 회전은 다음의 세 가지 원인으로 발생하게 된다:

1. 고관절의 회전을 발생시키는 근육 이상
2. 지면에 발이 닿는 동작에서의 이상(fault)
3. 기타 문제를 극복하기 위한 보상 움직임

고관절을 회전하는 근육의 이상은 고관절에서 넙다리뼈(femur)에서 회전하는 근육이 경직(spasticity)되거나 약화(weakness)되는 경우에 나타난다. 예를 들어, 뇌성마비 아동에서 안쪽 넙다리뒤근육(medial hamstring)이 과다 항진되는 경우에 고관절은 내회전(internal rotation) 된다. 다리가 내회전되는 원인으로는 안쪽 넙다리뒤근육과 바깥쪽 넙다리뒤근육이 불균형(imbalance)할 때 주로 발생하며, 넙다리두갈래근(biceps femoris)이 약화되어 있거나 안쪽 넙다리뒤근육이 경직되어 있을 때이다. 반대로 넙다리두갈래근이 경직되어 있고, 안쪽 넙다리두갈래근이 약화되어 있는 경우에는 고관절이 외회전된다(external rotation).

발 장애(foot disorder)의 다양한 원인으로도 비정상적으로 고관절이 회전될 수 있다. 발이 내번(inversion)되어 있거나, 내반족(pes varus)과 같이 변형되었거나 종아리 근육(peroneal muscle)이 약화된 경우에도 다리에 체중을 지지하는 동안 다리 전체가 내회전 될 수 있다. 발이 외번(eversion)되었거나 외반족(pes valgus)으로 변형이 고정되었거나 앞정강근(anterior tibial muscle)이나 뒤정강근(posterior tibial muscle)이 약화된 경우에는 고관절이 외회전(external rotation)될 수 있다.

고관절 외회전은 주로 넙다리네갈래근(quadriceps femoris)이 약화된 경우에 보상작용으로 나타나서, 무릎관절을 통과하는 힘작용선(line of force)이 변경된다. 고관절 외회전시 체간 굽힘(trunk bending)으로 동시에 나타나거나 이 동작으로 대체할 수 있다. 순수하게 고관절을 굽히는 근육이 약화되었다면, 고관절을 외회전하여 모음근(adductor)을 굽힘근으로 대체하여 고관절 굽힘을 촉진할 수 있다. 장딴지 세갈래근(triceps surae)이 약한 환자의 경우에는 다리를 외회전하여 종아리 근육(peroneal muscle)을 발바닥쪽굽힘근으로 대체할 수 있다. 넙다리 앞굽힘(전굴, femoral anteversion) 또는 뒤굽힘(후굴, retroversion)이 있는 경우에도 과도한 고관절 내회전이나 외회전이 나타날 수 있다.

과도한 무릎관절 신전 (Excessive knee extension)

무릎관절이 과도하게 신전되는 보행 이상이 있는 경우, 정상적으로 입각기에서 무릎관절이 굽히는 움직임이 나타나지 않고 오히려 완전히 신전하거나 과도하게 과신전하는 양상을 보여 무릎관절이 오히려 뒤쪽으로 빠지는 후굴현상이 나타난다. 이 동작은 측면에서 가장 관찰하기 좋다.

무릎관절이 과신전되는 몇 가지 이유는 이미 기술한 것과 같이; 넙다리근육 약화를 보상하기 위하여 무릎을 완전히 신전하거나, 체간을 앞쪽으로 굽히거나(그림 3.6), 다리를 외회전하는 등으로 무릎관절 움직임 축의 뒤쪽을 지나가는 지면반발력의 작용선(line of ground reaction force)을 유지하려는데 있다. 무릎관절을 완전히 신전시키는 방법으로는 보행시 한 손을 이용하여 넙다리를 뒤쪽으로 밀거나 입각기의 초기 접촉(initial contact)시 고관절 신전근을 갑자기 수축하여 넙다리를 뒤쪽으로 보내는 방법이 있다.

체간을 앞으로 굽히면서 무릎관절을 과신전(hyperextension)하는 양상은 소아마비로 인하여 넙다리네갈래근이 마비된 환자에서 쉽게 볼 수 있다. 이렇게 하지 않고는 보행하는 것이 불가능하기 때문에, 소아마비 환자에서 비정상적인 보행인지 아닌지는 중요하지 않다. 그러나 외적 과신전 모멘트(external hyperextension moment)로 인하여 무릎관절 뒤쪽의 관절낭(posterior joint capsule)은 늘어나면서 장력(tension)이 발생하지만, 점차 관절낭이 늘어나면서 무릎관절은 과신전 변형(hyperextension deformity; genu recurvatum 전반슬, 젖힌무릎)이 발생하게 된다. 이러한 관절 변형이 진행되면서 나중에는 골관절염으로 진행되는 경우가 많다. 그림 3.13은 12세에 소아마비로 인하여 양쪽 넙다리근이 모두 마비된 41세 여성의

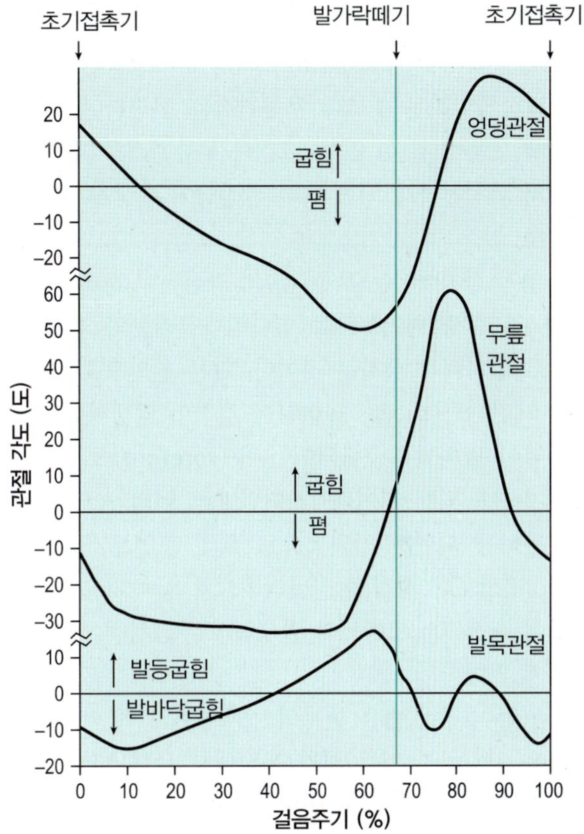

그림 3.13 • 과도하게 무릎관절의 신전됨: 대퇴사두근이 마비된 환자를 시상면에서 고관절과 무릎관절, 발목관절을 관찰해 보았을 때, 무릎관절과 고관절이 과도하게 신전되어 있다. 그림 2.5을 확인하라.

보행 패턴을 왼쪽 측면에서 관찰한 그림이다. 전완목발(forearm crutch)을 사용하여 매우 느리게 보행한다[보행주기(cycle time) 1.9초; 분당걸음수(cadence) 63 steps/min; 활보길이(stride length) 1.00m, 보행속도(speed) 0.52 m/s)]. 체중을 지지하는 동안 무릎관절은 32° 과신전하였고, 유각기에는 63° 굴곡하였다. 무릎관절이 정상에 비해 후방으로 과신전되면서 고관절 역시 정상에 비해 신전된 양상을 보여, 넙다리뼈의 각(angle of femur)이 변하게 된다.

정상 보행에서는 입각기 말기(terminal stance)에 무릎관절을 과신전하는 외적모멘트가 발생한다. 이 모멘트는 장딴지근(gastrocnemius)에 의해 생성되는 내적 굴곡 모멘트(internal flexor moment)에 의해 저지된다. 따라서 장딴지근이 약하면 무릎관절은 과

신전된다. 이러한 동작은 다리길이를 늘이는 효과가 있어 유각기 전(pre-swing) 과정에서 발목관절을 발바닥쪽굽힘하는 것보다 무릎관절을 신전하여 보행동작에 도움이 될 수 있다. 그러나 무릎관절을 과도하게 펴서 과신전하게 되면 뒤쪽 관절낭이 손상될 수도 있다.

경직 환자에서는 무릎관절의 과신전이 흔히 나타난다. 주 발생 원인으로는 넙다리네갈래근의 과활동성으로 인하여 발생하는 것이다. 다른 원인으로는 종아리 세갈래근(triceps surae)에 경직이 발생하여, 발목관절이 발바닥쪽굽힘되어 앞발(forefoot)로 체중을 지지하게 되는 것이다. 지면반발력 벡터가 앞쪽으로 이동하게 되면서 결과적으로 외적 모멘트가 생성되어, 정상보다 심하게 발바닥쪽으로 굴곡되고 무릎관절이 신전되는 모멘트가 발생하여 무릎관절은 과신전하게 된다.

한쪽 다리가 짧은 환자의 경우에는 긴쪽 다리로 체중을 지지하고 있는 서기 동작에서 무릎관절은 과신전된다. 양다리로 체중을 지지하는 것이 불편하기 때문에 긴쪽 다리는 무릎관절을 굽히고 있게 된다.

과도한 무릎관절 굽힘 (Excessive knee flexion)

보행주기에서 무릎관절은 정상적으로 두 번 완전히 신전하게 된다(거의 신전상태일 수도 있다): 초기 접지기(intial contact)와 발꿈치떼기(heel rise) 시기. 과도한 무릎관절 굽힘은 비정상적 보행 패턴의 하나로 한 다리 또는 양 다리에서 무릎관절이 신전되지 않는 것이다. 무릎관절의 굽힘과 신전은 측면에서 관찰하는 것이 좋다.

무릎관절의 굽힘 구축(flexion contracture)이 발생하면 정상적으로 신전시키기 어렵다. 고관절이 굽힘 구축되어 있어도 입각기 말기에 넙다리뼈를 지면에서 수직상태로 이동하기 어려워서 무릎관절을 펴기 어렵다(그림 3.14). 기능적 다리길이 불일치(functional leg length discrepancy) 환자에서 입각기에 다리의 길이를 효율적으로 줄이기 위해서는 보상작용을 해야 한다.

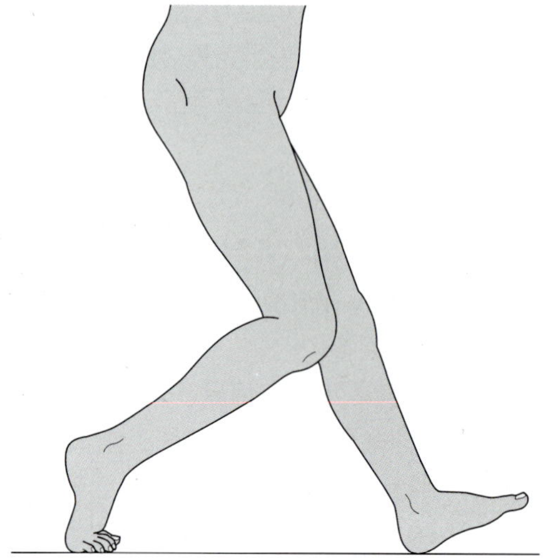

그림 3.14 • 과도한 무릎관절 굽힘(Excessive knee flexion): 입각기말에 무릎관절이 증가하는 현상으로 고관절이 굴곡 구축되어 있을 경우에 나타난다.

무릎관절 굽힘근에 경직이 있어도 무릎관절이 굽혀지는 보행 패턴이 나타난다. 넙다리네갈래근이 상대적으로 무릎굽힘근보다 약한 경우에는 체간을 앞으로 굽히는 방식으로 보행 패턴이 나타나기도 한다. 부하반응기(loading response)시기에 발목관절의 부동성(immobility)이나 발꿈치뼈(calcaneus) 변형으로 인하여 발목관절이 정상적으로 발바닥쪽굽힘이 이뤄지지 않으면 힘 벡터가 발 앞쪽으로 이동하지 못하게 되면서 초기 접지기(initial contact)에 무릎관절이 과도하게 굴곡될 수 있다. 무릎관절이 굴곡되는 현상은 기능적 다리길이 불일치가 있는 환자나 고관절과 무릎관절, 팔의 움직임이 과도한 환자, 발바닥쪽 굽힘근이 약한 환자에게서 밀기(push-off)를 도와주게 되는 보상움직임으로 나타날 수 있다.

부적절한 발등쪽굽힘 조절 (Inadequate dorsiflexion control)

발등쪽굽힘근은 보행주기에서 2회 작용하게 되므로 이 근육의 조절에 문제가 발생하면 각기 다른 2종류의 보행 패턴 이상이 나타날 수 있다. 부하반응기

(loading response) 시에 발등쪽굽힘근은 외적 발바닥쪽굽힘 모멘트를 조절하는 역할을 하게 되어, 발이 바닥에 부드럽게 닿도록 하는 역할을 한다. 그러나 이 근육이 약하면 발은 바닥에 탁 내려놓게 된다(foot slap). 발등쪽 굽힘근은 유각기에도 작용하여 발을 위로 올림으로써 바닥에 닿지 않도록 하는 역할을 수행한다. 그러나 유각기 초기에 발을 발등쪽으로 충분히 굽히지 못하면, 발가락은 바닥에 끌리게 된다(toe drag). 두 동작 모두 측면에서 관찰할 수 있으며, 발생시 독특한 소음이 발생된다. 주관적으로 평가하자면 발등쪽굽힘 조절이 부적절한 환자는 직접 대면하지 않고도 소리만으로도 진단할 수 있다.

발등쪽굽힘 조절이 부적절한 경우는 앞정강이근(tibialis anterior)이 약하거나 마비되었을 때나 세 갈래 장딴지근(triceps surae)에 경직이 심할 때 발생한다. 기능적 다리길이 불일치가 있는 환자에서 유각기에 발을 발등쪽으로 충분히 굽힐 수 없다면, 이미 언급한 다양한 보상작용이 나타난다. 보상작용을 할 수 없다면 발가락 끌림(toe drag) 현상을 확인할 수 있다. 발등쪽굽힘을 할 수 없는 환자에서 초기 유각기에 고관절과 무릎관절을 굽히는 동작이 늦어진다면 발이 지면에 닿게 된다.

경직이 심하여 발등쪽굽힘 조절이 어려운 환자의 경우에는 1장에서 언급한 원시반사(primitive reflex) 중 회피반사(withdrawal reflex)를 이용하면 고관절과 무릎관절을 굽히는 동안 반사적으로 발목관절을 발등쪽으로 굽힐 수 있다.

비정상적인 발의 접촉 (Abnormal foot contact)

비정상적으로 발에 체중을 가하게 되면 발의 네부분 중 한 곳에 체중이 집중된다. 발뒤꿈치(heel), 발의 앞부분(forefoot), 안쪽이나 바깥쪽 부분에 체중이 집중될 수 있으며, 전면에서 관찰하는 것이 용이하지만, 일부 전문가는 후면에서 관찰하는 것이 좋다고 한다. 유리보행길(유리판으로 만들어진 측정도구, glass walkway) 위를 걷는다면 발의 어느 부분에 체중이

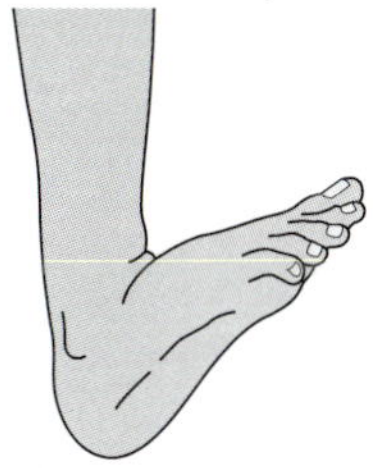

그림 3.15 • 발등쪽굽힘 변형(talipes calcaneus)

가하게 되는지 정확히 알 수 있다.

발뒤꿈치으로만 체중을 싣는 변형을 등쪽굽은조막발(talipes calcaneus, pes calcaneus)라 하며, 발의 앞쪽(forefoot)이 완전히 발등쪽굽힘되어 있는 형태로(그림 3.15) 앞정강근(tibialis anterior)이 경직되어 있거나, 세 갈래 장딴지근(triceps surae)이 마비되어 있는 근불균형 환자에서 나타나게 된다. 경미한 경우를 제외하고는 체중을 발의 앞쪽에 싣기 어려우며, terminal rocker로써의 역할이 감소하게 되어 입각기 지속시간(stance phase duration)도 감소하게 된다. 손상된 쪽의 입각기 지속시간이 감소하면, 반대쪽에서도 유각기 지속시간이 감소되어 걸음길이(step length)와 활보길이(stride length)가 감소하게 된다. 지면반발력 벡터는 여전히 뒤쪽에 남아있게 되어, 무릎관절에서는 외적 굽힘 모멘트(external flexion moment)가 커지게 된다.

발꿈치들린휜발증(talipes equinus) 변형(그림 3.16)은 발의 앞쪽이 발바닥쪽굽힘되어 고정된 형태로 발바닥쪽굽힘근이 경직된 경우에 나타난다. 발꿈치들린휜발증(equinus)이 경미한 경우에는 보행시 발바닥 전체가 닿을 수도 있지만, 심한 경우에는 보행

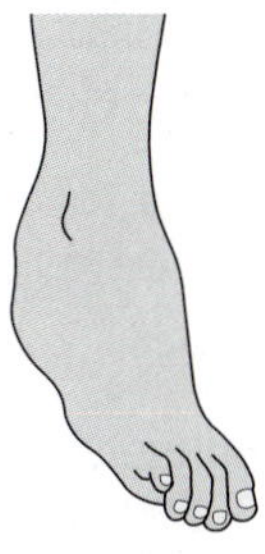

그림 3.16 • 발꿈치들린휜발증(talipes equinus) 변형

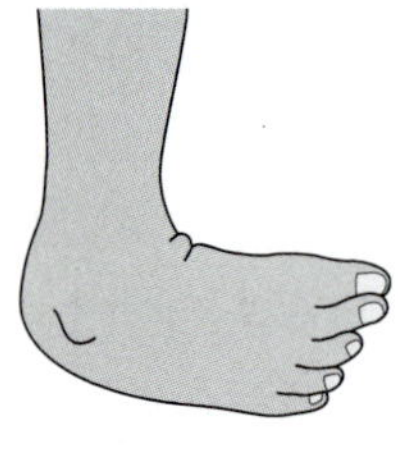

그림 3.17 • 발끔치바깥들린휜발(talipes equinovarus)

시 발바닥 전체가 바닥에 닿기 어려울 뿐 아니라 초기 접지(initial contact)를 발허리뼈 머리(metatarsal heads) 부위로 하여, 발끝보행(primary toe strike)을 하게 된다. 이 때 지면반발력 벡터는 관절의 앞쪽으로 이동되어 무릎관절에서도 신전된다(발바닥쪽굽힘/무릎관절 신전이 동시에 나타난다). initial rocker 기능이 상실되면서 활보길이(stride length)는 감소한다.

여러 발 변형 환자에서 발의 안쪽으로 체중을 지지하게 된다. 내번근(inverters)이 약화되었거나 외번근(everters)에 경직이 있는 환자에서 발의 안쪽에 체중의 대부분을 지지하게 된다. 가쪽들린휜발증(talipes valgus, 외반족) 환자는 발안쪽아치(medial arch)가 낮아져서 체중을 지지할 수 있게 된다. 발 안쪽으로 체중을 지지하면, 무릎관절에서도 외반슬(genu valgum, 안굽이무릎) 변형이 나타나게 되어 보행 지지면(walking base)이 넓어지게 된다.

근육 경직이나 마비로 인하여 발 안쪽 아치가 높아지거나 발 외측 아치가 낮아지면, 과도하게 발의 외측으로 체중을 지지하게 되어 발 변형이 발생한다. 이러한 발의 변형을 발끔치바깥들린휜발(내반첨족, talipes equinovarus, 그림 3.17)이라 하며 발끔치들린휜발증(equinus)와 바깥들림증(varus)가 동시에 나타나는 변형으로, 보행시 체중을 발의 앞쪽과 외측으로 하게 된다. 곤봉발(club foot)은 발의 변형 중 어느 형태에서도 발견할 수 있지만, 특히 발끔치바깥들린휜발(talipes equinovarus)에서 많이 나타난다.

그 외 비정상적으로 지면에 발을 접촉(abnormal foot contact)하는 이상 중에는 stamping(보행시 지면에 힘을 주어 발을 내딛는 것)이 있는데, 발의 감각이 소실된 척수로(tabes dorsalis)나 말기 매독(syphilis) 환자에서 증상이 나타난다. 이런 환자들은 바닥을 힘차게 내딛어서 얻어진 진동으로 지면에 발이 닿았다는 피드백을 받게 된다.

비정상적인 발의 회전
(Abnormal foot rotation)

정상인의 경우 걷는 방향으로 약간 토-아웃(toe-out)하여 발을 내딛게 된다. 병적 토인(toe in)이나 toe out 은 고관절의 내회전이나 외회전, 넙다리뼈(femur, 대퇴골) 또는 정강뼈(tibia, 경골)의 비틀림, 발의 변형으로 발생한다. 비정상적인 발 회전(rotation) 변형으로 인하여 발 이외 다리의 다른 부분에 가해지는 지면반발력도 비정상적인 위치에 가게 된다. 예를 들어, 발이 내회전되면, 지면반발력은 정상보다 무릎의 내측으로 가해지게 되며, 발목과 무릎관절에 외적 내전모멘트가 발생한다. 내적 발 회전이나 외적 발 회전 모두, 보행 진행방향에서 효율적인 발길이(effective length of foot)가 감소되므로, 말기 입각기(terminal stance)와 유각기 전(pre-swing) 시기 동안, 지면반발력은 정상에 비해 후방으로 치우치게 된다. 이러면 세갈래 장딴지근(triceps surae)은 내적 발바닥쪽 굽힘(internal plantarflexion) 모멘트를 생성하게 된다.

이 문제는 '지렛팔 질병(lever arm disease)' 또는 '지렛팔 부족증(lever arm deficiency)' 으로 알려져 있으며, 이 문제가 있는 사람들은 정상만큼 내적 관절 모멘트(internal joint moments)를 충분히 낼 수 없기 때문에 근육의 지렛팔 길이(length of a muscle's lever arm)가 감소하게 된다. 이러한 문제는 내적 발 회전이나 외적 발 회전이 심한 뇌성마비 환자에서 발견할 수 있으며, 지면반발력이 후방으로 이동하게 되어 무릎관절이 굽혀지는 외전 모멘트가 증가하게 된다.

불충분한 밀기 (Insufficient push off)

정상보행에서는 유각-전(pre-swing)기에서 밀기(push off) 동안 발 앞쪽으로 체중을 지지하게 된다. 불충분한 밀기(push off)로 알려진 보행 패턴에서는 주로 발뒤꿈치(heel)로 체중을 지지하여 밀기 주기(push off phase)가 나타나지 않아 지면에서 발 전체를 한번에 뗀다. 관찰은 측면에서 할 수 있다.

불충분한 밀기(push off)의 주 원인은 세갈래 장딴지근(triceps surae)나 아킬레스건(Achilles tendon)의 문제로 발 앞쪽(forefoot)으로 체중을 충분히 지지하지 못하게 되기 때문이다. 전형적인 원인으로는 아킬레스건이 파열되고 가자미근(soleus)과 장딴지근이 약화되기 때문이다. 발의 내재근이 약화되거나 마비되어도 발 전체로 체중을 지지하기가 어려울 수 있다. 해부학적으로 변형되어 그 결과로 정상적으로 발의 앞쪽에 체중을 지지하지 못하여 밀기를 충분하게 하지 못할 수도 있다. 발끝들린휘발증(talipes calcaneus, 등쪽굽은조막발) 변형(그림 3.17)의 경우에는 발 앞쪽으로 체중지지가 불가능하다.

불충분하게 밀기(push off)를 할 수밖에 없는 두 번째 원인으로는 체중 지지시 발생되는 통증의 정도에 따라 차이는 있겠지만 발의 앞쪽 부분에 통증이 있는 경우이다. 체중 지지 시 발허리통증(중족골통증, metatarsalgia)이 발생할 수도 있고 발허리관절에 관절염이 있는 경우에도 영향을 줄 수 있다. 고관절이 완전히 신전되기 전에 보행 시 terminal rocker가 완전히 이루어지지 않아서 발이 바닥에 불완전하게 지지하고 있을 수 있다. 입각기에 손상쪽(affected side)으로 체중을 충분히 지지하지 못하게 되므로 반대쪽 유각기와 걸음길이(step length)가 길어지게 되어 비대칭적인 보행 패턴을 보인다.

비정상적인 보행면 (Abnormal walking base)

보행면(walking base)은 대개 50~130mm이다. 병리적 보행에서는 이 범위를 넘어설 수도 있고 이 범위보다 줄어 들 수도 있다. 이상적으로는 실제로 측정하는 것이 좋지만, 대상자 뒤에 서서 눈으로 대략적으로 예측하는 경우가 많다.

고관절 외전이나 무릎관절 외반(knee valgus)과 같은 변형이 있는 경우에는 보행시 정상보다 넓게 두 발을 지지하게 되므로 보행면이 증가된다. 보행면이 증가하면 그림 2.28에서 볼 수 있는 것처럼 균형을 유지하기 위하여 체간의 외측으로의 움직임이 증가한다.

불안정성과 낙상에 대한 두려움으로 인하여 두 발을 넓게 지지하여 보행면이 증가할 수 있다. 보행 면을 넓게 하면 두 발 사이에 질량 중심(center of gravity)을 위치하기 쉽다. 이러한 비정상적인 보행은 하지의 고유수용성 감각이 결핍되어 있는 경우, 체간에 비해 발을 디디는 것이 불안정 할 때 나타날 수 있다. 소뇌실조(cerebellar ataxia) 환자에서 볼 수 있는 비조절된 보행 패턴에서 안정성을 증가시키기 위한 방법이다. 안정성을 증가시키기 위한 방법으로는 하나나 두 개의 지팡이를 사용하여 보행하는 것이다.

보행면이 좁은 경우는 엉덩관절에서 모음변형(adduction deformity)이 발생했거나 무릎관절에서 내반변형(varus deformity)이 나타날 때이다. 엉덩관절의 모음변형이 있는 경우 유각기 보행시 다리가 정중선을 넘는 가위보행이 나타날 수 있으며, 뇌성마비 아동에서 흔히 나타난다. 경증 환자의 경우에는 유각기 보행시 지지하고 있는 다리를 지나 앞쪽으로 내딛을 수는 있지만 정중선을 지나 입각기의 다리 앞쪽에 내딛게 된다. 중증의 경우에는 유각기의 다리를 지지하고 있는 다리를 넘지 못하고 뒤쪽에 디딛게 되어 두 발이 역행되는 자세가 된다. 온걸음길이의 길이가 매우 짧은 비정상적인 장애 보행 패턴으로 보행면이나 보행길이가 비정상적으로 나타난다.

보행 리듬 장애 (Rhythmic disturbance)

보행 장애에는 보행 주기 타이밍이 비정상적으로 나타날 수 있다. 두 가지 양상의 보행 리듬 장애가 나타날 수 있다; 비대칭적 리듬 장애(asymmetrical rhythmic disturbance)는 두 다리 사이의 보행 리듬 시간의 차이가 발생하는 것이다; 불규칙적 리듬 장애(irregular rhythmic disturbance)는 처음 활보(stride)와 다음 활보(stride)에 차이가 나타나는 것이다. 보행 리듬 장애는 측면에서 관찰하는 것이 좋고 소리로도 확인할 수 있다.

통증 보행 양상(antalgic gait pattern)은 통증이 있는 환자가 통증을 줄이기 위해 보행 패턴을 수정한 것을 말한다. 이 용어는 보행 리듬 장애 중 통증이 있는 다리로는 체중을 짧게 지지하고 이에 비해 반대 다리로는 비교적 오랫동안 체중을 지지하는 것을 말한다. 두 다리는 비대칭적으로 보행 패턴이 나타나지만 보행주기(gait cycle)로 관찰해 보았을 때는 한주기와 다음 주기는 규칙적인 양상으로 나타나며, 관절구축이나 경화(ankylosis)가 있는 경우에는 두 번의 활도(two stride) 사이에도 차이가 나타날 수 있다.

불규칙적 보행 리듬 장애는 한 발걸음과 다음 발걸음의 타이밍 차이가 나타나는 것으로 신경학적 손상 환자들에게 나타난다. 특히, 소뇌실조환자의 경우에는 발걸음을 규칙적이며 조화롭게 만드는 보행 패턴 생성기(pattern generator)가 소실된다. 감각이나 고유수용감각이 저하된 경우에도 발의 위치나 지남력(orientation)을 확인하기 어려워서 리듬장애가 나타날 수 있다.

기타 보행 비정상 (Other gait abnormalities)

이미 위에서 열거한 보행 비정상 양상은 단독으로 나타날 수도 있고 여러 양상이 복합적으로 다양하게 관찰될 수 있다. 다음과 같은 양상이 포함될 수 있다:

1. 비정상적인 움직임, 예를 들면 의도성 진전(intention tremor)과 비정위형 움직임(athetoid movements)이 이에 속한다.
2. 상지의 비정상적인 자세나 움직임, 예를 들면 팔의 흔들지 못하는 것
3. 머리와 목의 비정상적인 자세나 움직임
4. 발꿈치를 디딘 후(heelstrike) 발이 옆쪽으로 회전되는 것(sideways rotation)
5. 유각기에 발이 과도하게 외회전하는 것, '휘돌림 보행(whip)' 이라고 불리기도 함
6. 피로가 빨리 오는 것

보행의 비정상적인 양상을 요약한 것으로 눈으로 관찰가능 할 수도 있다. 그러나, 비정상적인 보행 패턴 중에는 운동학(kinetic)/운동형상학(kinematic) 보행 분석 시스템을 통해서만 발견할 수도 있다. 예를 들어, 척수수막탈출증(myelomeningocele) 아동의 무릎에서 과도한 내적 내반 모멘트(varus moment)가 나타나서 결과적으로는 골관절염이 발생할 것이라고 예측할 수 있다(Lim 등, 1998).

보행 보조기구 (Walking aids)

보행 보조기구를 사용하여 보행 패턴을 수정할 수 있다. 아픈 관절에 발생되는 통증을 줄여 보행하기 쉽게 보행 보조기구를 사용하는 경우도 있고, 보행 보조기구를 사용하지 않으면 보행하기 어렵기 때문에 보조기구를 사용하기도 한다. 보조기구는 다양한 디자인으로 제작되지만 보조장치(assistive device)는 크게 지팡이(canes), 목발(crutches), 프레임(frames)의 세가지 형태로 분류된다. 세가지 형태의 보조기구 모두 다리보다는 팔을 지지하는 형태이다. 다리 기능이 부족한 경우 보상하기 위한 방법으로 적용되지만, 손목이나 어깨 관절에 무리가 올 수 있으므로 큰 힘을 전달할 수 있는 형태로 디자인되지 않아야 한다.

사용하고 있는 보행 보조기구는 다양하므로 아래에 설명하는 내용과는 완전히 부합되지 않을 수도 있다.

지팡이 (Canes)

보행 보조기구 중에 가장 간단한 형태로, 힘을 손목과 손을 통해 지면으로 전달하기 때문에 보행 막대기(walking stick)로 알려져 있다. 전완 근육이 상대적으로 약하고 손목 관절도 작은 편이기 때문에 장시간 동안 지팡이를 사용하여 큰 힘을 전달하는 것은 무

리가 될 수 있다. 상지의 큰 부분에 쥐고 있는 지팡이에게 가해지는 토크는 쥐는 힘과 핸들의 모양에 따라 영향을 받을 수 있고 손이 쉽게 미끄러질 수도 있다. 이런 이유로 지팡이의 축을 따라 힘을 전달하게 된다. 지팡이는 세가지 목적으로 사용하며, 복합적으로 사용하기도 한다.

1. 안정성 향상
2. 모멘트 생성
3. 한 다리에 가해지는 부하 감소

안정성의 향상 (Improve stability)

지팡이는 노인이나 불안정한 사람들에게 안정성을 향상시키기 위해 사용되고 있다. 두 발 사이의 좁은 체중 지지면을 지팡이로 넓혀 질량중심점을 안정적으로 유지할 수 있도록 한다. 안정성에만 약간 문제가 있는 경우에 지팡이 하나를 사용한다. 지팡이 하나만으로는 단하지 지지기(single limb support)에 안정성을 충분히 제공해주지는 못하지만 약간의 불균형성이 있는 경우에는 쉽게 교정할 수 있다. 발에서 약간 떨어진 거리에 지팡이를 짚게 되므로 상대적으로 지렛팔(lever arm)이 길어지므로 그리 크지 않은 힘으로도 상당한 모멘트를 발생시키므로 어떤 자세 오류라도 교정할 수 있다. 안정성을 최대로 주기 위해서는 지팡이를 두 개 사용하여 체중지지면을 삼각형 모양으로 만들 수 있다. 단하지 지지기(single limb support)에서는 두 지팡이와 한 발, 양하지 지지기(double limb support)에는 두 발과 지팡이 하나로 체중지지면을 구성한다. 지팡이를 하나만 사용하는 경우에는 안정성이 있는 다리 쪽에 짚으면 된다. 지팡이를 두 개 사용하는 경우에는 각각 사용할 수도 있지만 양하지 지지기(double limb support)에 최대 안정성을 제공할 수 있다.

모멘트 생성 (Generate a moment)

그림 3.18은 지팡이를 사용하였을 때 발생하는 모멘트를 설명한 것이다. 100N의 수직힘이 지팡이에 가해졌을 때 시계방향의 모멘트가 발생하여 어깨로 가해져서 골반으로 전달된다. 골반을 수평으로 유지하기 위한 골반외전근의 모멘트의 양을 줄어든다. 근육의 수축력은 911 N(93 kgf 또는 204 lbf)에서 463 N(47 kgf 또는 104 lbf)로 448 N(56 kgf 또는 123 lbf)로 감소된다. 이 힘과 지면으로 지팡이에 가해지는 힘이 합해져서 엉덩관절에 가해지는 총 힘이 줄어든다. 이러한 메커니즘으로 인하여 지팡이는 아픈쪽 엉덩관절의 반대편에 짚어야 한다. 또한 지팡이는 무릎관절에 외측 모멘트(lateral moment)를 발생시켜 관절의 한쪽에 가해지는 부하를 줄일 수 있다. 유각기

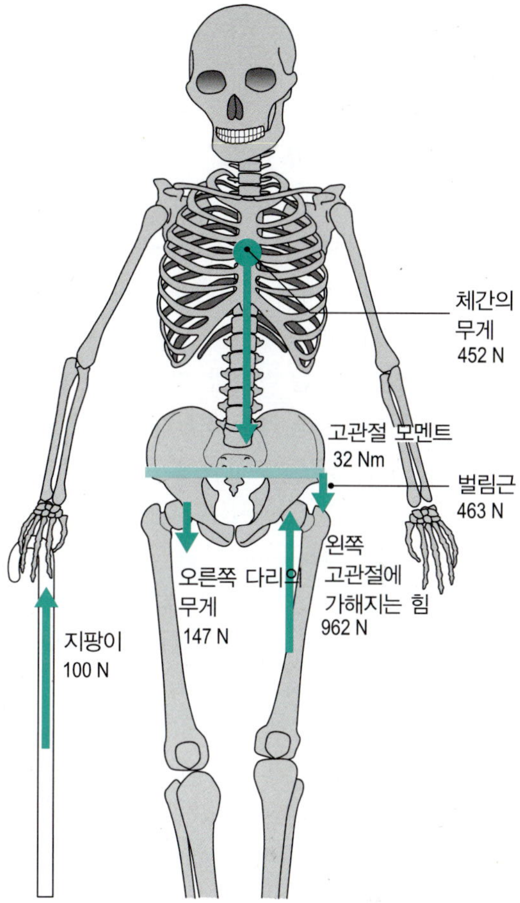

그림 3.18 • 지팡이를 사용하면 오른 다리 유각기에 시계방향의 모멘트가 발생하여 고관절 외전근의 수축모멘트가 감소하고 고관절에 가해지는 힘이 감소한다. 왼쪽 고관절에 가해진 힘(962N)은 (i)체간의 무게(452N), (ii)오른다리의 무게(147N), (iii)고관절 외전력(463N), (iv)지팡이 사용으로 감소된 힘(100N)의 합니다. (그림 3.2와 비교해보면 한다리 서기시 가해지는 왼쪽 고관절의 힘은 1510N이다)

에는 지팡이가 먼저 앞으로 나가야 다리를 보호할 수 있다.

다리에 가해지는 부하 감소 (Reduce limb loading)

아픈 다리쪽에 가해지는 부하를 줄이기 위해서는 아픈 다리쪽 발 가까이에 지팡이를 짚도록 한다. 이 방법은 지팡이와 다리로 부하를 분산시키기 위한 방법으로 다리에 가해지는 부하를 거의 줄일 수 있다. 유각기에 아픈쪽 다리를 먼저 움직인 후 지팡이를 움직인다. 다리에 가해지는 부하를 줄이고 지팡이에 수직 부하를 증가시키기 위해서는 지팡이에 기대어 체간을 외측 기울임(lateral lurch)하도록 한다. 지팡이를 사용하여 엉덩관절, 무릎관절, 발목, 발의 통증을 감소할 수 있다. 일반적으로 권고하는 대로 지팡이를 반대편 손에 짚으면 외측 기울임(lateral lurch)을 피할 수 있지만 다리의 부하를 줄일 수 있는 정도(degree of off-loading)는 감소된다.

지팡이를 사용하는 세가지 목적 중 어느 것이라도 지팡이를 한 손이나 양손에 사용하여 장애 정도를 줄일 수 있다. 목적에 상관없이 아픈쪽의 반대편에 지팡이를 짚는 경우를 관찰 할 수 있다. 특별한 이유없이 아픈 쪽 반대편에 지팡이를 사용한다면 지팡이를 사용함으로써 얻을 수 있는 이득이 줄어들 수도 있고 환자에게 발생할 수 있는 보상작용도 줄이지 못할 수 있다.

지팡이는 손잡이(hand grip)도 다양한 모양으로 되어 있는 등 다양한 종류가 있다. 일반 지팡이에서 발을 세 개(tripod)나 네 개(tetrapod 또는 quad cane)로 변형하여 체중지지 면을 넓힌 편마비용 지팡이(hemi 또는 crab cane)도 있다. 이 지팡이는 혼자 세울 수 있으며 적은 양의 수평력(horizontal force)을 견딜 수 있는 형태이며 지팡이 자체의 지지면 내에 전체 벡터가 유지된다. 이 지팡이는 앉은 자세에서 선 자세로 전환할 때 도움이 될 수 있다. 안정성을 증가시키려면 지팡이의 무게가 증가하고 부피가 커져서 문을 드나들기 불편할 수 있다.

목발 (Crutches)

지팡이와 목발의 큰 차이점은 목발은 수평면 내에서 가해지는 힘을 전달 할 수 있다는 것이다. 지팡이는 몸에서 한 부위(point)로만 고정하지만 목발은 손과 팔의 두 부위가 고정되어 토크를 전달할 수 있는 지렛팔 역할을 할 수 있다는 점에서 차이가 있다. 목발은 다양한 디자인이 있지만 크게 두가지 형태로 분류할 수 있다: 겨드랑이형 목발(axillary crutches)과 전완형 목발(forearm crutches). 지팡이와 마찬가지로 발이 세 개나 네 개로 되어있는 바닥면이 넓은 목발도 있다.

겨드랑이형 목발(그림 3.19, 왼쪽 그림)은 이름에서 알 수 있듯이 겨드랑이(axilla, ampit) 아래 부분으로 고정하는 형태이다. 일반적으로 패딩이 되어 있는 위부분과 적절한 위치에 손으로 잡을 수 있는 간단한 디자인으로 구성되어 있다. 겨드랑이와 손 사이에 지렛팔은 상당히 긴 편이며 충분히 수평힘을 전달할 수 있어서 두 다리가 완전히 펴 있거나 기능적이지 않아도 보행할 수 있다. 이 형태 목발의 단점으로

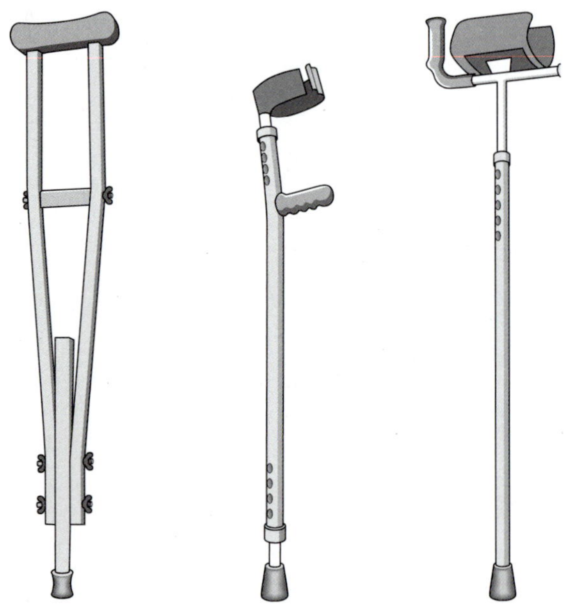

그림 3.19 • 3가지 형태의 목발: 겨드랑이형(왼쪽그림), 전완형(가운데그림), 편평형(gutter, 오른쪽 그림)

는 겨드랑이는 체중을 지지하는데 적절한 부위가 아니라는 것으로 부적절하게 고정하거나 장시간 동안 사용하면 겨드랑이 아래로 지나가는 혈관이나 신경이 손상될 수 있다. 수년동안 겨드랑이형 목발을 사용하는 사람들도 있지만, 겨드랑이형 목발은 골절되었거나 고정한 경우 등 단시간동안 사용하기에 적절한 형태이다.

전완형 목발은 팔굽관절형(elbow), Lofstrand 또는 Canadian 목발 등 여러 형태가 있다(그림 3.19, 중간그림). 겨드랑이형 목발과의 차이점은 목발의 윗부분이 전완이나 팔에 지지하도록 되어 있다는 점이다. 겨드랑이형 목발보다는 지렛팔이 짧지만 이 점이 문제가 되지는 않으며 조직이 손상될 수 있는 위험이 줄고 보다 가벼워서 외관상으로도 적용하기 좋다. 일반적인 전완형 목발은 수직힘을 손 부위로 전달하지만 구상형(gutter)이나 편평형(platform)은 전완으로 체중을 전달할 수 있다(그림 3.19, 오른쪽).

보행 프레임 (Walking frame)

가장 안정성이 높은 보행 보조도구는 보행 프레임으로 워커(walker)나 Zimmer frame으로 불리는 도구로 프레임 자체의 지지면내에서 걷거나 설 수 있도록 고안된 형태이다. 프레임에 수직힘을 지지할 수 있고 수평힘이 가해져도 어느 정도 지탱할 수 있도록 되어 있어서 모든 힘 벡터가 프레임의 지지면내에 유지할 수 있다. 보행할 때는 일반적으로 프레임을 먼저 앞으로 내딛고 나서 두 발을 각각 앞으로 내어딛고 다시 프레임을 앞으로 보내는 방법을 반복한다. 보행하다가 서다가를 반복하게 되므로 보행속도는 상당히 느리다. 지면에서 미끄러지듯이 두 발을 앞으로 내어딛을 때마다 프레임을 앞으로 들어 움직이는 방법을 사용할 수 있다.

바퀴형 워커(rolling walker)는 다양한 보행 프레임의 변형 중 하나로 프레임의 앞쪽 발이 바퀴로 되어 있다. 앞으로 움직이기 쉽지만 앞으로 이동할 때 안정성이 저하될 수 있다. 보행 방법은 프레임의 뒤쪽 발을 바닥에서 들어올려야 하기 때문에 바퀴로 밀기 쉽다는 것 외에는 일반적인 보행 프레임과 비슷하다. 바퀴형 워커를 잘못 사용하는 예로는 프레임의 뒷발 끝부분을 고정하는데 사용하지 않고 테니스 공 등을 끼워 밀기 편하게 바꾸어 놓는 것이다. 다른 변형으로는 rollator라고 부르는 프레임으로 네 발이 모두 바퀴로 되어 있고 핸드 브레이크를 조작해야 하는 형태이다. 이 보조도구의 중간 부분에는 시트가 놓여져 있어 필요하면 의자로 사용할 수 있지만 진행방향과는 반대로 앉을 수 있도록 고안되어 있도록 되어있다. 접을 수 있거나 전완으로 체중을 지지할 수 있도록 gutter형으로 되어 있거나 후방형 프레임 등 다양한 형태의 보행틀과 워커가 있다. 서다 가다(stop-start)하는 보행 형태를 '체포 보행(arrest gait)'이라 부른다.

보행보조기구를 이용시 보행 패턴 (Gait patterns with walking aids)

지팡이, 목발, 워커를 이용하여 보행하는 방법은 여러 가지가 있다. 저자마다 용어의 차이는 있지만 Pierson(1994)이 기술한 교재를 기반으로 설명하려고 한다. 처음에 소개하는 4점보행(four gait patterns)은 워커 프레임이나 목발, 지팡이를 양쪽에 사용하여 상지로 최대한 지지하는 보행방법이다. 다음 소개하는 보행은 목발이나 지팡이를 한 손에만 사용하여 지지하는 정도를 줄인 방법이다.

1. 4점 보행(four-point gait)은 지팡이나 목발을 사용할 수 있다. 교대보행(reciprocal gait)이라 부르기도 하며 두발과 두 개의 보행 보조도구를 각각 교대로 움직이는 보행방법이다: 예를 들어 왼쪽 목발-오른쪽 다리-오른쪽 목발-왼쪽 다리(그림 3.20). 이 보행방법은 매우 안정적이고 에너지 소모가 적지만 보행속도가 매우 느리지만, 아래에서 소개할 3점 보행방법에 비해 산소 소비량(oxygen cost, 단위 거리당 산소 소모량)이 높을 수 있다.
2. 3점 보행은 다리 한쪽으로만 체중을 지지하거나 두 다리를 한번에 같이 움직이는 보행방법이다. 목발이나 워커만 사용할 수 있다. 3점 보행방법에는 step-through와 step-to의 두 개의 유형이 있다. 이

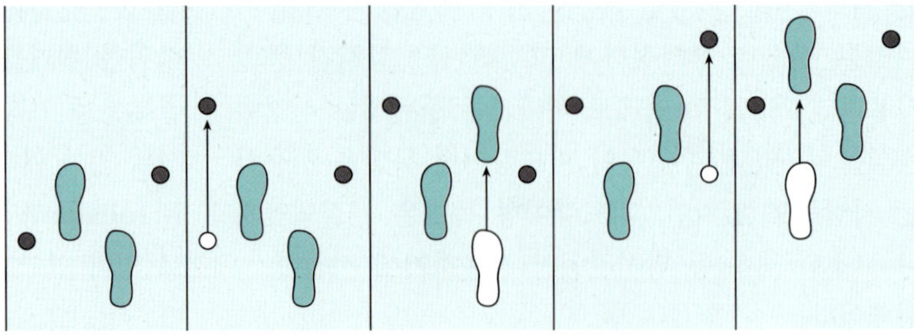

그림 3.20 • 4점 보행. 한쪽 목발 또는 다리가 동시에 앞으로 나가는 유형: 왼쪽 목발-오른쪽 다리-오른쪽 목발-왼쪽 다리.

용어는 다리 근육을 사용하여 움직일 수 있을 때 사용한다. 만약 하지마비인 경우 상지나 체간의 힘으로 보행하는 경우에는 swing-through나 swing-to라고 부른다(Pierson, 1994). step-through 보행에서는 발을 목발 뒤에서부터 앞으로 이동한다(그림 3.21). 이 보행 패턴은 에너지가 많이 소모되고 균형 조절을 잘 해야 하지만 빠르게 이동할 수 있다. Step-to 보행은 발을 목발이 있는 선 바로 뒤까지만 이동하는 방법으로 목발을 이동한 후 발을 이동시키는 방법을 반복한다(그림 3.22). 온걸음길이길이가 짧고 보행 속도는 느리지만 step-through 보행에 비해 에너지나 안정성을 많이 필요하지 않다.

3. 수정된 3점 보행(three-one gait라고도 한다)은 한쪽 다리는 전혀 체중을 지지할 수 없고 다른 한쪽 다리로 완전히 체중을 지지할 수 있을 때 사용하는 방법이다. 워커나 목발 두 개, 지팡이 두 개를 이용할 수 있다. 보행 보조도구와 체중을 지지할 수 없는 다리를 함께 앞으로 이동하고 다른 쪽의 건강한 다리로 체중을 지지하는 방법이다. 건강한 다리를 앞으로 이동할 때 체중을 지지할 수 없는 다리와 보행 보조도구가 체중을 지지한다. 안정적인 보행 패턴이고 근력과 에너지가 많이 필요하지 않지만 보행 속도가 느린편이다.

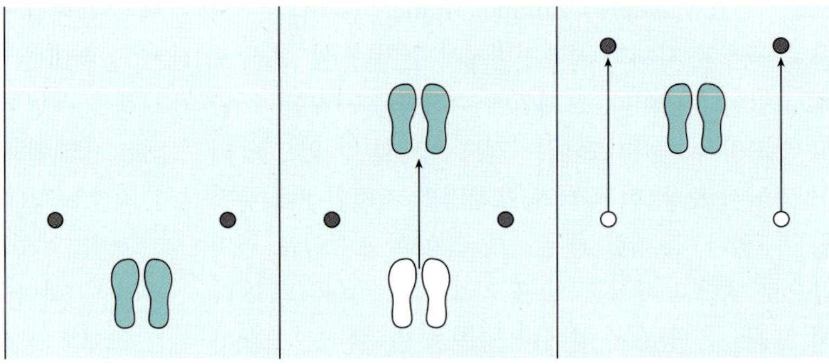

그림 3.21 • 양 다리에 체중을 지지하는 3점 step-through 보행. 두 다리가 동시에 목발보다 앞쪽으로 이동한 후 목발을 다리보다 앞으로 이동함.

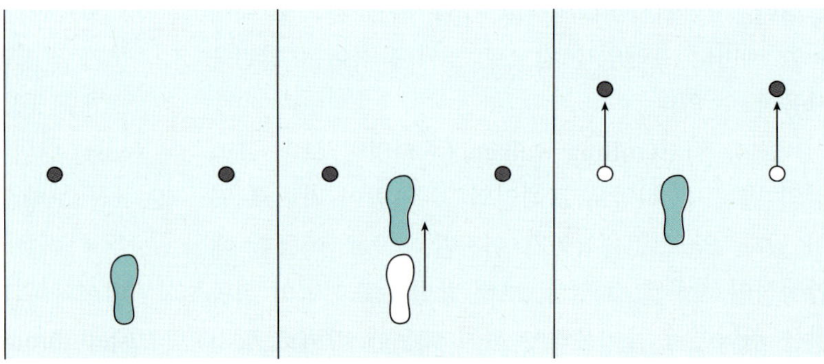

그림 3.22 • 한 다리에 체중을 지지하는 3점 step-to 보행. 한 다리를 목발을 놓은 선보다 뒤로 이동한 후 다시 목발을 앞쪽으로 동시에 이동한다.

4. 2점 보행방법은 한쪽 다리와 반대쪽 보행보조도구가 동시에 앞으로 이동하는 것 외에는 4점 보행과 비슷하다: 예를 들어 왼쪽 목발/오른쪽 다리-오른쪽 목발/왼쪽 다리가 동시에 이동한다. 4점 보행보다 보행속도가 빠르며 안정적이며 에너지 소모가 적다. 그러나, 조화 능력이 필요하다.
5. 수정된 4점 보행방법은 손상된 다리와 반대쪽 보행 보조도구가 함께 이동하는 방법이다. 이 보행 패턴은 한쪽 팔과 다리가 마비된 편마비 환자가 사용하는 방법이다. 전형적으로 오른쪽 목발-왼쪽다리-오른쪽 다리 순서로 보행하는 방법이다.
6. 수정된 2점 보행은 손상된 다리와 반대쪽 보행보조도구를 이용하는 방법으로 동시에 앞으로 이동한다: 예를 들어, 오른쪽 목발/왼쪽 다리-오른쪽 다리순으로 이동한다. 4점 보행보다는 근력과 조화능력을 많이 필요로 하지만 보행속도는 빠르다.

트레드밀 보행 (Treadmill gait)

보행 연구시 지면을 걷는 것 보다 트레드밀 위에서 걷는 것이 측정 양이 적어도 되고 호흡측정기 등을 함께 부착할 수 있기 때문에 연구하기가 편리하다. 그러나, 트레드밀 위에서 보행하는 것이 지면 위를 보행하는 것과는 차이가 있기 때문에 관절의 각 등을 고려해야 한다. 몸에 가해지는 공기흐름(airflow)이 적은 것은 큰 문제가 되지 않지만, 트레드밀 길이가 제한되어 있기 때문에 온걸음길이의 길이가 짧아지는 문제가 있다. 그러나, 가장 큰 차이는 트레드밀 벨트의 속도를 조절할 수 있다는 점으로 트레드밀 모터에서 초기 접지(initial contact)시 감속하고 밀기(push-off)시 가속하며 에너지를 저장할 수 있다. 이 영향은 힘 좋은 모터를 사용하는 큰 트레드밀을 사용하면 줄일 수 있다(Savelberg 등, 1998). 트레드밀에 힘측정판이 부착되어 있는 도구는 지면과 트레드밀 위에서 보행하거나 달릴 때의 차이를 연구하기 위해 사용되고 있다. 일반적으로 트레드밀 벨트가 딱딱한 편이지만 연구대상자의 대부분은 적응을 하기 때문에 트레드밀 보행/달리기와 지면에서의 보행/달리기 연구시 운동학(kinetic)/운동형상학(kinematic) 변수의 차이는 적다.

참고문헌 (References)

Gurney, B., 2002. Leg length discrepancy. Gait Posture 15, 195–206.

Lim, R., Dias, L., Vankoski, S., et al., 1998. Valgus knee stress in lumbosacral myelomeningocele: a gait-analysis evaluation. J. Pediatr. Orthop. 18, 428–433.

New York University, 1986. Lower Limb Orthotics. New York University Postgraduate Medical School, New York, NY.

Perry, J., 2010. Gait Analysis: Normal and Pathological Function. Slack Incorporated, Thorofare, NJ.

Pierson, F.M., 1994. Principles and Techniques of Patient Care. WB Saunders, Philadelphia, PA.

Riley, P.O., Paolini, G., Croce, U.D., et al., 2008. A kinematics and kinetic comparison of overground and treadmill running. Med. Sci. Sports Exerc. 40 (6), 1093–1100.

Savelberg, H.H.C.M., Vorstenbosch, M.A.T.M., Kamman, E.H., et al., 1998. Intra-stride belt-speed variation affects treadmill locomotion. Gait Posture 7, 26–34.

추천도서 (Further reading)

Saunders, J.B.D.M., Inman, V.T., Eberhart, H.S., 1953. The major determinants in normal and pathological gait. J. Bone Joint Surg. Am. 35, 543–558.

보행분석 방법

(Methods of gait analysis)

4

신경계와 근골격계의 병리적 손상시 보행 패턴에도 영향을 주며, ICF의 건강 영역(health domains) 중 하나이기도 한다. 보행은 이동성(mobility)의 활동과 참여 요소 중 하나이며 임상현장에서 이동성을 평가를 위해 사용하기도 한다. 그러므로 재활팀 구성원들은 보행에서 어떤 기능이 소실되었는가를 평가하는 것이 중요하다.

보행 분석은 두가지 목적으로 사용된다: 환자 개인의 치료를 직접적으로 도와주기 위한 목적으로 사용되고 연구를 통해 보행에 대한 이해를 돕고자 사용된다. 보행에 대한 연구는 보행의 기본 연구와 임상 연구로 나눌 수 있다. 이 주제에 대해서는 다음 장에서 설명할 것이다. 보행을 분석하는 방법은 하나만 있는 것이 아니고 이용 목적에 따라 다양한 범위에서 여러 방법이 개발되어왔다.

보행 분석을 수행하는 방법은 '스펙트럼(spectrum)'이나 '연속성(continuum)'으로 기술적 도움없이도 할 수 있는 방법에서 복잡하며 비싼 장비를 사용하여 분석하는 방법까지 다양하다. 이 장에서는 장비 없이 분석하는 방법에서 정교한 시스템을 이용하는 방법으로 소개하려고 한다. 일반적으로 정교한 분석 시스템을 이용하면 비용이 많이 들지만 질적으로 우수한 객관적인 데이터를 제공할 수 있다. 그러나, 간단한 분석시에는 필요없는 장비이기도 하다. 임상현장에서는 비용과 공간, 시간이 많이 소요되는 기술력이 높은 보행 분석보다는 임상에서의 문제점 파악이 쉬운 간단한 기술을 필요로하는 방법이 적절할 수 있다.

시각적 보행 분석

(Visual gait analysis)

시각적 보행 분석 방법은 눈으로 관찰하는 방법으로 가장 쉬운 방법이라 할 수 있다. 물론 눈으로 관찰한 데이터를 사람의 뇌로 분석하는 과정에서 많은 데이터 소실이 있을 수는 있다. 실제적으로 시각적 보행 분석 방법은 사용할 수 있는 분석 방법 중 가장 복합적으로 다용도로 사용할 수 있는 방법이다. 하지만, 여러 가지 제한점이 있을 수 있다:

1. 일시적으로(transitory) 관찰하므로 영구적으로 기록할 수 없다.
2. 눈으로는 빠른 속도의 움직임을 관찰하기 어렵다.
3. 움직임은 관찰할 수 있지만 힘은 알 수 없다.
4. 관찰자의 숙련도에 따라 영향을 받는다.
5. 주관적인 방법으로 환자가 치료 중이라면 관찰자의 오류를 배제하기 어렵다.
6. 대상자가 관찰 중이라는 것을 알고 있다면 평소와는 다르게 행동 할 수 있다(호오손 효과).
7. 임상 치료실이나 연구실 환경은 실제 환경과는 다를 수 있다.

Kreb 등(1985)의 시각적 보행 분석 방법의 재현성 연구에서는 중등도의 신뢰성(moderately reliable)을 보인다고 했으며, Saleh와 Murdoch(1985)는 숙련된 관찰자의 분석과 운동학/운동역학 시스템으로 수집한 데이터를 비교하였다. 시각적으로 관찰하는 것 보다는 측정 시스템을 이용하여 분석하는 것이 비정상적인 보행을 확인하기 쉽다는 결론을 내렸다.

임상현장에서는 임상 검사 중 환자의 보행을 관찰한다. 그러나 한번만 관찰하거나 치료실의 위 아래로 이동하는 것만을 관찰한다면 보행분석을 하는것은 적절하지 않을 수 있다. 이 방법으로는 잘 걸을 수 있는가와 심각한 보행 이상이 있는가 정도만 확인할 수 있을 뿐이다. 시각적 보행 분석방법은 환자가 걷는 동안 양 옆이나 앞뒤에서 관찰하는 것이다. 환자가 걷는 동안 검사자는 3장에서 이미 기술해 놓았으며 표 4.1에 요약해 놓은 여러 보행 이상 증상이 있는가를 관찰한다. 다른 보행 이상이 있는가를 확인하는 것이 논리적인 방법이지만, 표에 제시되어 있는 보행 관찰

표 4.1 비정상적인 보행을 잘 관찰할 수 있는 방향

비정상적인 보행	관찰 방향
체간의 외측 굽힘	옆
체간의 앞쪽 굽힘	옆
체간의 뒤쪽 굽힘	옆
요추 전만 증가	옆
회전보행	앞 또는 뒤
고관절 올림 보행(hip hiking)	앞 또는 뒤
발처짐걸음	옆
뒤꿈치들림(Vaulting)	옆 또는 앞
비정상적인 고관절 회전	앞 또는 옆
과도한 무릎관절 신전	옆
과도한 무릎관절 굽힘	옆
비정상적인 발등쪽굽힘 조절	옆
비정상적인 발 닿기	앞 또는 뒤
비정상적인 발 회전	앞 또는 뒤
불충분한 발 떼기	옆
비정상적인 걸음 폭	앞 또는 뒤
리듬 불균형	옆

방향을 동시에 복합하는 것은 추천하지 않는다. Rose (1983)에 의하면 시각적 보행 분석을 하는 동안 검사 테이블에서 관찰했던 관절의 움직임 범위보다 클 수도 있고 적을 수도 있기 때문에 움직임을 확인하는 것도 중요하다고 볼 수 있다.

보행 분석을 위해 필요한 최소 거리에 대한 주제는 여전히 논의되고 있다. 저자의 의견으로는 빠른 속도로 걷는 경우 측정을 시작하기에 앞서 충분한 온걸음 길이를 유지할 수 있다면, 젊은 성인의 경우 최소 8m(26ft)는 되어야 하며 12m(39ft)정도가 적절하다고 생각된다. 그러나 보행 속도가 느린 경우에는 보행 거리는 짧아도 된다. 병리적 보행의 경우 걷기 시작한 후 두 세걸음부터는 보행 패턴이 안정적으로 유지된다. 그러나 파킨슨씨병은 예외적인 경우로 몇 온걸음 길이정도 걸어야 보행 패턴이 안정기에 접어든다. 보행하는 길의 폭은 측정하는 도구에 따라 달라진다. 시각적 보행분석을 하는 경우에는 3m(10ft)정도면 충분하다. 비디오 영상 기록을 하는 경우에는 카메라 설치할 공간이 필요하므로 4m(13ft) 정도 필요하다. 운동역학 시스템을 사용하는 경우에는 양쪽을 모두 분석해야 하므로 적어도 5~6m(16~20ft)의 폭이 필요하다. 그림 4.1은 시각적 보행 분석, 비디오 영상 기록, 일반적인 보행 변수 측정을 하는 경우에 필요한 실험실의 면적을 제시하였다.

연구자에 따라 보행하는 사람 스스로 보행 속도를 결정하도록 하기도 하지만, 메트로놈에 보행시간을 맞추도록 보행 주기를 조절하거나 분당 걸음수(분속수, cadence)를 맞추도록 한다. 분당 걸음수를 조절하는 이유는 보행 속도에 따라 측정할 수 있는 변수가 매우 다양하기 때문에 다양성을 줄이기 위한 방법 중 하나로 사용하는 것이다. 그러나, 메트로놈에 따라 속도를 맞추면 평상시에 걷던 보행과는 차이가 있어서, 운동조절에 문제가 발생하거나 심지어는 속도에 맞춰서는 보행하지 못할 수도 있다. Zijlstra 등 (1995)의 연구에 의하면 정상 성인의 경우 자연스러운 보행(natural walking)과 메트로놈에 보행속도를 맞추거나 발 놓는 위치를 정해놓은 제한된 보행(constrained walking) 사이에는 상당한 차이가 있다고

그림 4.1 • 작은 보행분석실에서의 시각보행분석 예시, 비디오로 녹화하고 일반적 보행 변수를 측정한다.

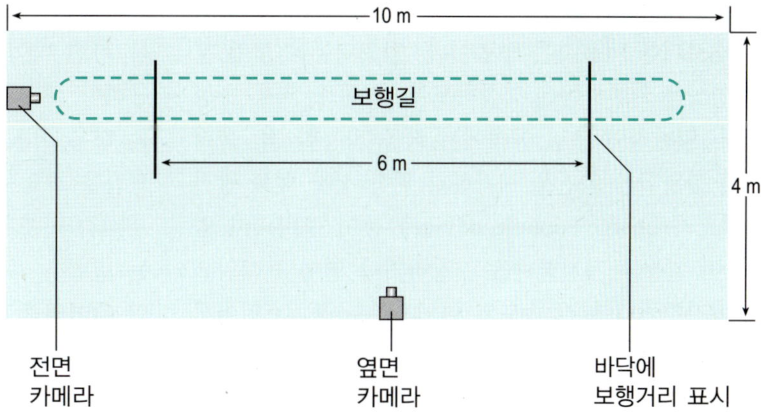

했다. 이 딜레마는 사람마다 보행 속도가 차이가 나는 것을 인정하고 데이터를 적절하게 해석하는 방법을 찾는 것으로 해결할 수 있다. 이 의미는 보행 속도의 범위 내에 정상값(normal value)이 존재한다는 것이다. 보행 속도가 너무 느린 경우에는 정상값을 적용할 수 없는데, 일반적으로 아주 느리게 걷는 사람도 없고 아주 느리게 걷도록 했을 때는 보행 측정 변수의 값이 매우 달라지기 때문이다(Brandstater 등, 1983).

보행 측정 (Gait assessment)

단순히 보행을 관찰하고 비정상적이라고 판단하는 것만으로는 의미가 없다. 비정상적이라고 판단되면 대상자의 과거력, 신체 검사, 검사자의 지시기과 경험 등 여러 정보와 보행 관찰의 정보를 통합하는 과정이 필요하다(Rose, 1983). 시각적 보행 분석은 상당히 주관적인 평가로 분석을 하는 평가자의 경험과 기술에 따라 질적 분석의 차이가 나타난다. 거리에서 걷는 보행자를 뒤에서 관찰하여 보행 분석 연습을 할 수있지만, 대상자의 정확한 임상정보가 부족하면 어떤 문제인지를 정확히 밝히지 못할 수 있다.

어떤 형태의 보행 분석을 수행하더라도 현재 관찰하고 있는 것만을 고려하며 원인을 밝히려고 하지 말아야 한다. 관찰되는 보행 패턴이 환자의 현재 병리적 과정으로 발생한 것이 아니라 병리적 진행과정의 결과나 대상자의 보상작용으로 인해 발생했을 가능성도 있음을 고려해야 한다. 관찰한 보행 패턴은 보상작용을 하기 위해 사용한 메커니즘의 결과일 수도 있다(Rose, 1983).

비디오 영상 기록을 통한 검사

역사적으로 1990년대부터 비디오테이프를 사용하여 영상 기록을 하기 시작했으며, 현재는 DVD나 메모리 카드, 컴퓨터로 기록하고 있다. 최근 임상 현장에서 보행 분석을 하는데 가장 널리 사용되는 방법중 하나이다. 이 검사 방법은 시각적 보행 분석방법의 영구적으로 기록하기 어려운 점과 빠른 속도의 움직임은 관찰하기 어려운 두 가지 단점을 보완할 수 있는 방법이다. 부가적으로 다음의 장점을 들 수 있다.

1. 분석하는데 필요한 걸음수를 줄일 수 있다.
2. 보행하는 방법을 명확하게 볼 수 있다.
3. 다른 사람에서 시각적으로 보행을 분석하는 방법을 쉽게 가르칠 수 있다.
4. 영상 분석을 하는 동안 환자의 영상을 저장하여 보행 보고서에 사진을 첨부할 수 있다.

비디오 영상 기록을 이용한 보행 검사법은 다양한 형태의 양적 데이터를 제공하기는 어려우므로 객관적인 분석방법이라고 볼 수는 없다. 그러나, 영구적으로 기록할 수 있으므로 충분한 가치가 있다. 초기 보행 영상을 기록해두면 시간이 많이 지나도 회복이 얼마나 많이 되었는지 확인 할 수 있다. 특히 몇 달이 지나면 기억하기 어려우므로 환자나 환자의 가족들에게 향상 정도를 알려주기 편리하다.

비디오 영상으로 기록할 때 가장 실용적인 시스템은 캠코더를 이용하는 방법이다. 캠코더에는 보행 분석 영상을 기록하는데 적합하도록 줌 렌즈, 자동 초점장치, 일반적인 조명 아래에서 작동 가능한 점, 움직임시 불명확한 화면을 제거하기 위한 전자 폐쇄 광전변환소자(charge-couple device) 등이 구비되어 있다. 이 기능은 정지화면을 저장하거나 연속 프레임으로 저장하거나 느린 속도의 화면으로도 볼 수 있어서 움직임이 빨라서 눈으로 관찰하기 어려운 부분도 확인 가능하다. 보행 분석실에서는 대부분 동작 분석 시스템(추후 설명) 데이터 연동하여 비디오 영상을 기록하거나 사용하는 카메라의 수에 따라 운동역학 분석을 수행하기도 한다. 캠코더 기록장치의 유일한 단점은 영상을 수집하는 프레임 빈도(frame rate)가 일반적으로 초당 25~30 프레임으로 아주 빠른 움직임을 확인하는 것은 어렵다는 것이다. 그러나, 소프트웨어 PAL(Phase Alternating Line)로 교정하면 최대 50Hz, NTSC(National Television Standards Committee) 기반 시스템을 이용하면 60Hz까지 교정가능하고 적은 비용이지만 빠른 속도의 카메라를 이용할 수 있는 새로운 기술이 개발되고 있다.

시각적 보행 분석을 하는 동안 비디오 영상으로 기록하지 않으면 대상자가 움직임을 확인하거나 표 4.1에서 제시한 비정상 보행 패턴에 해당되는지를 알아보기 위해서 반복적으로 보행해야 할 수도 있다. 환자가 통증이 심하거나 쉽게 피로를 호소하는 경우에는 반복적으로 보행하기 어려우므로 시각적 보행 분석만으로는 만족할만한 데이터 분석이 어려울 수 있다. 이러한 경우에 비디오 영상으로 기록하면 반복적으로 보행할 필요가 없고 분석하는데 필요한 만큼 영상을 확인하면 된다.

비디오 영상 기록을 이용하면 매우 빨리 움직이는 비정상적인 움직임을 확인하기 쉽기 때문에 학생들에게 시각적 보행 분석 과정을 가르치기 쉽다. TV나 컴퓨터 모니터를 통해서 보행하는 움직임을 느린 속도로 확인할 수 있다. 비디오 영상으로 다양한 비정상적인 보행을 기록해 둘 수 있다. 교육에 필요한 영상 자료로 이용할 수 있다(부록 3).

환자에게 자신이 보행하는 모습을 확인할 수 있도록 하면 바이오피드백으로 보기는 어렵지만 매우 유용하다. 치료사가 환자의 비정상적인 보행을 교정하는 경우, 비디오 영상을 통해서 객관적으로 자신을 모습을 보면서 어떤 문제가 있는지 확인할 수 있다.

시각적 보행 분석을 하면서 비디오 영상을 기록하는 방법은 주관적이기는 하지만 동시에 몇몇 객관적인 데이터를 제공할 수도 있다. 일반적 보행 변수(보행 주기나 분당 걸음수, 온걸음길이, 속도) 등을 다음 부분에서 소개하는 방법으로 측정할 수 있다. 화면의 각을 측정하는 Siliconcoach와 Dartfish를 이용하면 관절의 각도 측정할 수도 있다. 아주 정밀하게 측정하기는 어렵고 오류가 있을 수는 있지만 시상면에서 하지의 움직임 각을 측정할 수 있고, 일부 관상면에서도 측정할 수 있다.

여러 연구자들이 각자의 방법으로 비디오 영상 기록을 사용하여 보행 분석을 수행하려는 시도를 하고 있다. 일반적인 방법으로는 하지의 움직임을 관찰하기 편리하도록 반바지나 수영복을 착용한 상태에서 기록한다. 환자가 가급적 자연스럽게 보행해야 하기 때문에 실내화나 실외화를 착용한 상태에서 보행하기도 하며 필요한 경우에는 양말 신는 것을 허용하기도 한다. 환자가 피로하지 않도록 실제 영상 기록을 하기 전에 한 두 번 연습 보행을 실시하도록 한다. 카메라는 시상면에서 관찰할 수 있도록 환자의 측면과 관상면에서 관찰할 수 있도록 전방에 2대 설치한다(그림 4.1). 처음에는 머리부터 발끝까지 몸 전체를 확인할 수 있도록 보행분석로(walk way)를 한 방향으로 끝까지 걷도록 한다. 끝지점에 도달하면 뒤를 돌아 걷도록 하거나 휴식이 필요한 경우에는 쉬도록 한 후 보행하는 것을 다시 영상으로 기록한다. 몸 전체를 영상으로 기록한 후에 허리 이하나 분석하고 싶은 신체부위를 영상으로 기록한다.

환자의 해부학적 기준점(landmaker) 부위 피부에 눈썹연필이나 마커 등을 부착하여 영상으로 기록하는 것이 좋다. Hillman 등(1998)은 가로면(transverse plane)에서 움직임을 관찰하기 위해 대상자의 피부 표면에 회전 지시대(rotation indicator)를 부착하여 비디오 영상으로 기록하였다.

환자는 보행하는 동안 모니터를 통해 움직임을 확인할 수 없도록 특히 아동의 경우에는 카메라를 떨어져서 설치해야 한다. 카메라의 위치는 관심을 집중할 수 없는 부위에 설치한다. 비디오 영상 기록 후에는 환자가 검사실을 나가면 재촬영이 어려우므로 나가기 전에 영상기록이 제대로 되어 있는지 확인하여 필요한 경우 재촬영하도록 한다.

비정상 보행 패턴과 과거력이나 신체 검사결과와 부합하는 움직임을 확인하기 위해서 비디오 영상을 반복적으로 관찰하도록 한다. 이 과정은 두 명 이상의 검사자가 함께 실시하는 것이 좋다. Rose(1983)는 보행분석 시 논의가 필요하고 가설 검정을 하기 위해서는 팀 어프로치를 기반으로 하는 것이 좋다고 제안했다. 5장에서는 보조기를 맞추거나 국소부위의 근육을 마취하여 마비를 발생시켜 보행 방법을 교정하기 위한 가설 검정에 대한 내용도 포함하고 있다.

보행시 시간과 공간 변수 (Temporal and spatial parameters during gait)

보행시 시간과 공간 변수는 일반적인 보행 변수라 말하기도하며, 보행 주기(cycle time, stride time), 활보 길이(stride length), 속도를 말한다. 이 변수는 객관적 보행 평가시 가장 간단한 형태(Robinson and Smidt, 1981)로 초시계와 줄자만 있어도 측정가능하다. 다른 시간과 공간 변수로는 걸음 시간(step time), 양하지 지지시간(double support time), 단하지지지 시간(single support time), 걸음 길이(step length), 걸음폭(base width), 발각도(foot angle)등이 있다. 그러나 이와 같은 변수들을 측정하기 위해서는 이후에 설명하려고 하는 여러 가지 특정한 장비를 필요로 한다.

보행기능 장애(locomotor disabilities)가 있는 경우 보행주기와 활보길이, 속도는 함께 영향을 받게되는데, 보행주기가 길어지면 일반적으로 활보길이가 짧아지고, 속도로 느려지게 된다(속도는 활보길이를

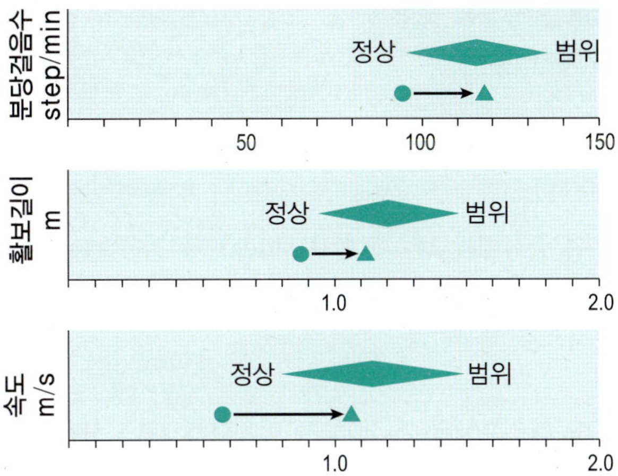

그림 4.2 • 환자의 나이와 성별에 따른 정상 범위에서의 일반적 보행 변수의 예. 70대 여성 무릎 치환술 환자의 수술 전 후의 값이 제시되어 있다.

보행주기로 나눈 값이다). 일반적인 보행 변수는 환자의 보행 능력에 대한 정보를 주지만 특정 정보는 제공하기 어렵다. 2장에서 이미 설명한 바와 같이 보행 변수를 해석할 때는 환자의 나이와 성별을 고려해야 한다. 그림 4.2는 데이터를 제시하는 방법 중 하나로 다이아몬드는 동일한 나이와 성별의 정상 대상자들의 95% 신뢰구간에서의 값을 표시한 것이다. 보행 검사 시 보행주기를 점차 분당 걸음수(cadence)를 제시하는 것으로 바꾸고 있는데, 분당 걸음수(cadence)가 제시하기 편하기 때문이며, 보행 속도가 느리면 일반적으로 사용되는 보행 변수 그래프 세 개가 왼쪽으로 이동되는 경향이 보인다.

보행주기 또는 분당 걸음수 (Cycle time or cadence)

보행주기나 분당 걸음수는 단위 시간 당 걸음 수를 세는 것으로 초시계 등의 도구가 있으면 측정할 수 있다. 임상현장에서는 1분 전체 보다는 10~15초 정도의 시간에서 걸음수를 센다. 시간이 짧을수록 비정확성이 높아질 수는 있지만 실제적으로 중요하지는 않다. 대상자는 자연스러운 속도로 걷도록 하고, 실제 측정을 하기 전에 최도 속도로 걸을 수 있도록 미리 연습

보행을 하도록 해야 한다. 보행주기는 다음의 공식으로 계산한다:

보행주기(s) = 시간(s) ×2 / 센 걸음수

위 공식에서 2는 한 활보(stride) 당 걸음수(steps)가 2이기 때문이다. 분당 걸음수(cadence)는 다음의 공식으로 계산한다:

분당 걸음수(steps/min)= 센 걸음수 × 60 / 시간 (s)

위 공식에서 60은 1분이 60초이기 때문이다.

활보 길이 (온걸음 길이, Stride length)

활보 길이는 실제로 측정하거나 속도와 보행주기에서 간접적인 방식으로 계산하는 두가지 방법으로 구할 수 있다. 실제로 측정하는 것은 가장 간단한 방법 중 하나로 일정한 거리를 대상자에게 걷도록 하고 활보(stride) 수를 세는 것이다. 유용한 측정방법으로는 발바닥에 잉크를 묻혀서 종이위를 걷도록 하는 방법(Rafferty and Bell, 1995), 신발에 마커펜을 고정한 후 걷도록 하는 방법(Gerny, 1983), 탤컴파우더(talcum powder)를 발바닥에 묻히고 바닥을 걷거나 잉크 자국(foot print)이 남도록 판지(construction paper)위를 걷도록 하는 방법 등이 있다. 이러한 방법으로 왼쪽와 오른쪽 걸음 길이(step length), 활보 길이(stride length), 보행면(walking base), 발회전각(toe out angle), 발의 접지 양상(foot contact pattern) 등의 정보를 측정할 수 있다. 짧은 시간을 소요하여 측정하지만 상당히 유용하며 정확한 정보를 제공할 수 있다. 탤커파우더 사용시 여러 가지 색의 물감으로 염색하여 사용할 수도 있다(Rose, 1983).

대상자는 종이 위나 이미 표시해 둔 점선 위를 걷도록 하여 두 발이 놓는 정확한 위치를 표시할 수 있도록 할 수 있다.

보행주기와 속도를 모두 측정한 경우, 활보길이는 다음의 공식으로 계산할 수 있다.

활보 길이(m) = 속도 (m/s) × 보행주기(s)

분당 걸음수(cadence)를 이용해서도 활보길이(Stride length)를 구할 수 있다.

$$활보\ 길이(m) = \frac{속도(m/s) \times 2 \times 60}{분당\ 걸음수(steps/min)}$$

위 공식에서 2는 한 활보길이는 두 걸음이며, 60은 1분을 초로 환산하였기 때문이다. 정확한 측정 결과를 산출하기 위해서는 동일하게 걷는 동안 보행주기와 속도를 측정해야 한다. 그러나, 동시에 걸음 수를 세거나 시간을 측정하는 것은 상당히 어려운 일이기 때문에 보행시마다 걷는 양상이 아주 다르지 않으면 동일한 보행에서 추출한 데이터가 아니더라도 예상되는 측정 오류는 크지 않다.

속도 (Speed)

속도는 일정 거리를 걷는 동안의 시간을 측정하는 것으로 바닥에 표시해두거나 기둥 사이를 걷도록 하여 측정한다. 걷는 거리가 중요한 변수는 아니지만 일반적으로 6~10m(20~33ft)을 걷도록 하는 것이 적절하다. 다시 강조하자면, 대상자에게는 평상시에 걷는 자연스러운 속도로 걷도록 하며, 측정 데이터를 수집하기 전에 자연스러운 속도로 걸을 수 있도록 연습한 후 측정한다. 속도는 다음의 공식으로 구할 수 있다:

속도(m/s) = 거리 (m) / 시간(s)

비디오 영상 기록을 통한 일반적 보행 변수의 측정

이미 정해놓은 거리 내에서 보행하도록 한 비디오 영상 기록을 이용하여 일반적인 보행 변수를 측정하는 것은 쉽다. 사용되는 간단한 방법 중 하나는 거리를 알 수 있도록 줄자를 이용하여 두 선을 그려놓은 후 걷도록 하는 방법이다. 첫 번째 표시해 둔 선에 도달하기 전에 가속할 수 있고, 두 번째 그려놓은 선

이후의 보행시에는 감속할 수 있는 충분한 공간이 있어야 한다. 비디오 영상기록을 재생하면서 주어진 거리를 걷는데 소요된 시간과 걸음수를 측정한다. 첫 번째 표시해 둔 선을 넘어서는 순간을 최초 접지(initial con tact)라 정하고 이때부터 두 번째 표시해둔 선을 넘어서 발을 디딜 때까지 시간을 측정하고 걸음수를 센다. 걸음 수는 처음 발을 딛는 순간을 1이 아닌 0으로 기록한다. 출발선과 도달선을 넘어서 첫 걸음과 마지막 걸음을 정의하기 때문에 보행거리가 정확하다고 볼 수는 없지만 여기서 발생하는 오류는 미비하다. 위에서 이미 설명한 대로 비디오 영상으로 기록하지 않고도 측정할 수 있다.

거리, 시간, 걸음수를 측정하면 일반적인 보행 변수는 다음의 공식으로 계산할 수 있다.

보행주기(s) = 시간(s) × 2 / 걸음수
분당 걸음수(steps/min) = 걸음수 × 60 / 시간(s)
활보길이(m) = 거리(m) × 2 / 걸음수
속도(m/s) = 거리(m) / 시간(s)

보행시 시공간 변수의 측정 (Measurement of temporal and spatial paratmenters during gait)

보행주기의 시간 변수를 자동으로 측정하는 시스템을 이를 보행의 시간적 변수라고 한다. 측정 시스템을 크게 발 스위치(footswitches)와 보행분석로(walk-ways)로 구분할 수 있다. 그림 4.3는 이와 같은 형태의 시스템을 이용하여 측정할 수 있는 전형적인 데이터의 예시이다.

발 스위치 (Footswitches)

발 스위치(footswitches)는 보행시 시간을 기록하기 위해 사용해 온 도구이다. 스위치가 한 쪽 발의 발꿈치 바닥과 앞쪽 발바닥에 각각 고정되어 있으며, 초기 접지(intial contact), 발바닥 닿기(foot flat), 발

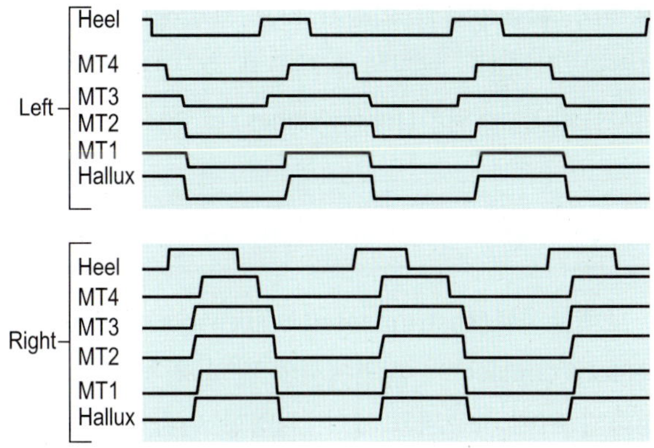

그림 4.3 • 양쪽 발뒤꿈치와 1~4 발바닥뼈(MT1~MT4), 엄지발가락에 부착한 발스위치(footswitched)의 결과. 스위치가 켜있을 때(예, 지면에 부착되어 있는 면적) 그래프는 위로 올라간다.

꿈치 올리기(heel rise), 발가락 떼기(toe off)와 입각기 기간(그림 2.2와 4.3 참고)을 측정할 수 있다. 두 활보 길이 이상의 데이터를 수집하면 보행주기와 보행시 유각기 시간도 계산할 수 있다. 양발에 모두 발 스위치(footswitches)를 설치하면, 한발 지지 시간(single support time)과 일반 지지시간(double support time)도 측정할 수 있다. 일반적으로 발 스위치(footswitches)는 전선(trailing wire)으로 컴퓨터와 연결하며, 전파 이동기(radio transmitter)나 이동용 저장 장치(portable recording device)로 데이터를 수집하고 측정 장비로 데이터를 전송할 수 있다.

발 스위치(footswitches)는 매우 큰 힘에 노출되기 때문에 신뢰도에 영향을 줄 수 있어서, 수년에 걸쳐 디자인이 개발되어 왔다. 가장 신뢰도가 높은 발 스위치(footswitches)는 얇은 플라스틱 틀로 분리된 구멍 안에 메탈 메쉬(metal mesh)가 두겹으로 구성되어 있다. 압력이 가해지면 구멍을 통해 가해진 압력이 메쉬 시트 누르며 전기회로(elctrical circuit)를 형성한다. 발 스위치(footswitches)의 대부분은 신발 내에 부착할 수 있도록 만들어져 있지만, 발바닥에 테이프로 고정시킬 수 있는 것도 있다. 작은 스위치들을 인솔(insole)에 내장하여 신발을 신도록 만든 것도 있다. 기본적으로는 발꿈치와 발의 앞쪽에 스위치를 부착하고 부하를 가하고 부하를 제거하면서 시간적 보

행 변수를 측정하기 위해서 다른 부위에도 스위치를 부착할 수 있다. 가정에서 사용할 수 있도록 다양한 회사들이 발 스위치(footswitches)를 제작하고 있다.

보행분석로 (Instrumented walkways)

보행분석로(Instrumented walkways)는 발의 접촉(foot contact)과 지면에서의 발의 위치를 모두 측정하기 위해 사용되고 있다. 다양한 디자인으로 개발되고 있으며, 실험실마다 고유의 측정장비를 구비해 두고 있다. 측정 장비는 특정 시스템이 아닌 기본적인 디자인을 기반으로 설명하려고 한다.

전도성 통로(conductive walkway)는 보행 분석을 실시하기 위해 구성된 복도 형태로 금속판, 금속 메쉬나 전도성 고무 등 전기적 전도 물질로 도포되어 있다. 대상자의 신발이 지면에 닿으면 전기회로가 구성된다. 전도성 통로는 발 스위치(foot switches)와는 다른 구조의 측정 장비이지만 동일한 정보도 제공한다. 다시 말하지만, 발 스위치(foot switches)의 전기케이블은 발과 컴퓨터를 연결하는 역할을 한다. 보행속도는 마음대로 정할 수 있지만, 일반적으로 광전지(photoelectric cell) 두개에서 빔이 한꺼번에 작동하면 간섭효과가 있을 수 있기 때문에 한쪽 보행분석로(walkway)가 작동 한 후에 반대쪽 보행분석로(walkway)가 연결된다. 발이 지면에 닿는 시간 정보로 보행주기를 계산할 수 있으며, 보행주기와 속도 정보로 활보길이(stride length)를 계산할 수 있다.

보행분석로(walkway) 자체에 다수의 스위치가 교대로 배치되어 있기 때문에 발의 위치를 감지하여 발바닥이 닿는 순간과 떼는 순간을 측정할 수 있다. 보행분석로(walkway)의 장점으로는 발과 연결하는 전기케이블이 필요하지 않다는 것과 한걸음 길이(steps length)와 활보 길이(stride length)를 모두 측정할 수 있다는 것이다. 이러한 측정 장비는 시중에 많이 개발되어 시판하고 있으며, 이 정보와 발과 지면 사이에 가해지는 힘에 대한 정보를 제공하는 장비도 있다. 이러한 장비 중 흔히 사용되는 장비의 명칭으로는 'GAITRite'가 있다(Bilney 등, 2003; Menz 등, 2004)(그림 4.4).

카메라 기반 움직임 분석 (Camera-based motion analysis)

운동학(kinematics)은 움직임을 측정하거나 전위(displacement), 속도(velocity), 가속도(accelerations) 등을 사용하여 보다 구체적으로 움직임을 기하학적으로 설명하는 것이다. 운동학 시스템(kinematics systems)은 신체 분절의 위치와 방향, 관절의 각, 선형 속도와 각속도, 가속도를 기록하여 보행분석을 하였다.

1870년대 Marey와 Muybridge는 사진을 이용하여 인간의 움직임을 측정한 선두자적 연구를 수행하였으며, 전자시스템이 개발되어 사용되기 전까지 약 100년 동안 사용되었다. 기본적으로 사진 촬영술(cine photography)과 다중노출영상(multiple exposure photography)의 두 개의 방법이 사용되어왔다.

사진 촬영술(cine photography)은 사진 여러 장을 시리즈로 촬영하여 연결동작으로 만드는 것이다. 다중노출영상(multiple exposure photography)은 수년 동안 여러 형태로 발전되어 왔다. 사진 한장을 기반으로 하거나 여러 장의 필름을 겹쳐서 각 사진들 간에 수평 전위를 확인하기 위한 것이다. 1960년대와 1970년대는 텔레비전 등을 포함하는 광전자기술(optoelectronic technique)을 이용한 보행 분석 장비가 개발되어 현재는 사진 영상을 사용하여 분석하던 기술을 대체하게 되었다. 운동학 측정의 기본 원리는 모든 시스템에 공통적으로 적용되며 특정 시스템에 대해서는 이후 자세히 설명할 것이다.

기본 원리 (General principles)

운동학은 이차원 또는 삼차원적으로 측정한다. 삼차원 측정하기 위해서는 카메라 한 대로 사용하여 제한적으로 측정할 수 있는 방법이 있긴 하지만 대체적으로 두 대 이상의 카메라를 사용한다.

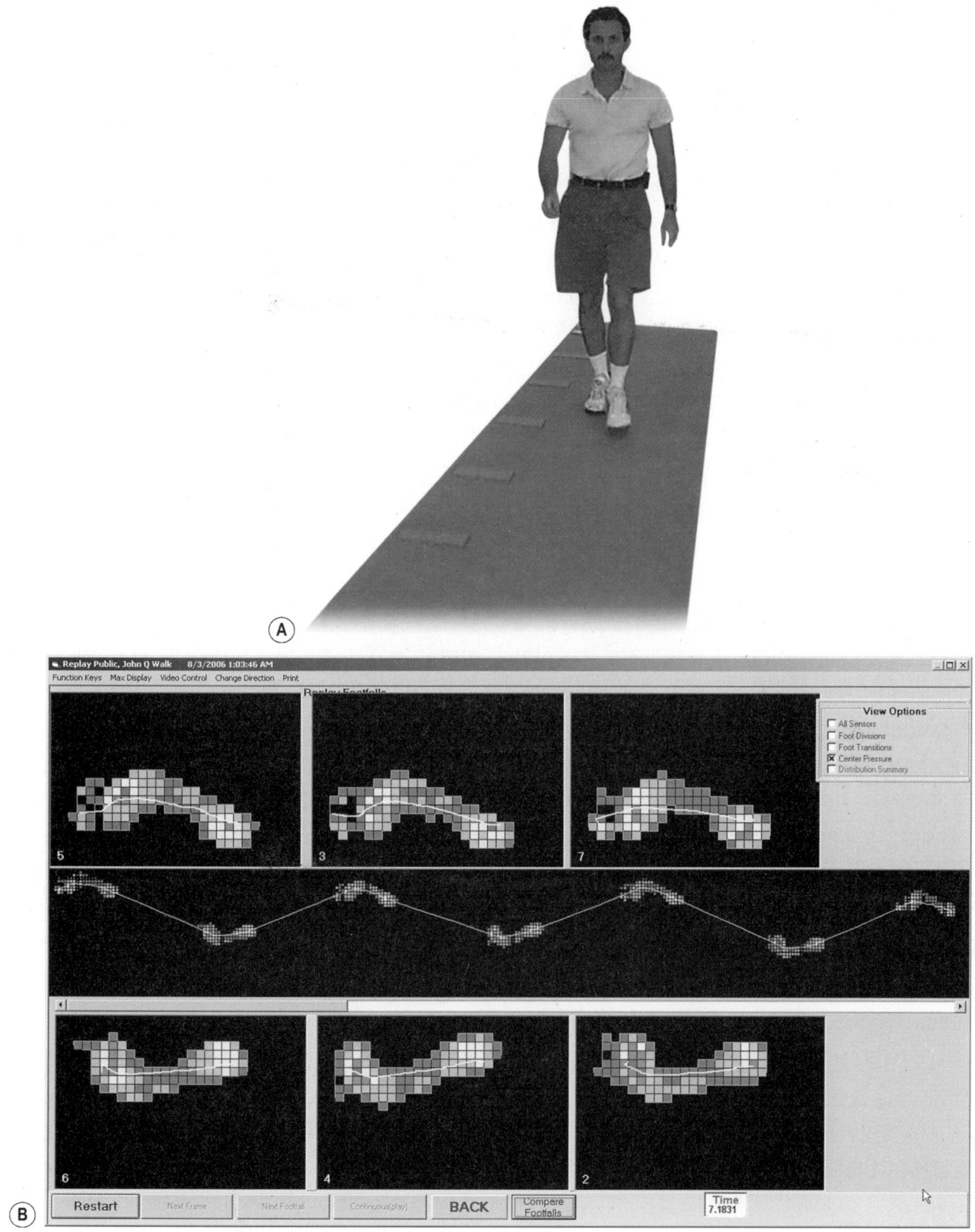

그림 4.4 • GAITRite™ 시스템(A)과 전형적인 결과(B).

가장 기본적인 운동학 측정으로는 영점보정 시스템이 구비되어 있지 않은 카메라 한 대를 사용하는 방법이다. 이 측정 방법은 상당히 부정확한 방법이지만 여러 가지 목적으로는 유용하게 사용할 수도 있다. 영점보정을 하지 않고는 거리를 정확하게 측정할 수 없기 때문에 시상면에서 관절의 각을 측정하는 데만 사용할 수 있다. 카메라는 움직임 면과 수직방향으로 가능한 멀리 배치하여 관찰하는데 방해가 될 수 있는 외곡을 최소화하도록 한다. 이미지 해상도를 고려하여 고배율렌즈(망원렌즈)를 장착하여 먼거리에 배치한다. 삼차원 영상을 이차원 영상으로 투사하고 필요 없는 부분은 무시하도록 한다. 텔레비전 이미지를 활용한 상업적 시스템으로도 관절의 각을 측정할 수 있다. 이러한 측정 장비는 텔레비전에서 사용하는 수평과 수직 단위가 달라 다른 장비에 비해 오류가 발생할 수 있다.

카메라 한 대를 사용한 시스템도 대상자의 뒤에 설치되어 있는 줄자 등의 영점 보정 장비가 있으면 대략적인 거리를 측정할 수 있다. 측정의 정확성은 어떤 움직임을 하는가와 카메라에서 얼마나 멀리 떨어져있는가에 따라 달라질 수 있지만 고배율렌즈를 장착하여 카메라를 대상자와 충분한 거리를 두고 설치하였다면 이러한 오류는 줄일 수 있다. 팔다리 부분의 각이 카메라를 향하거나 먼 방향으로 움직인다면 거리를 측정하는데 방해가 될 수도 있다.

운동학 측정을 정확하게 하려면 삼차원 시스템을 이용하여 영점 보정 후에 하나 이상의 관점에서 측정해야 한다. Cappozzo et al(2005), Chiari 등(2005), Leardini 등(2005), Della Croce et al(2005). 등은 인체 움직임의 삼차원 측정에 대해 기술적으로 고찰하였다. 사진 필름, 비디오 영상 기록, 텔레비전/컴퓨터를 사용하여 측정하는 방법들 사이에는 편리성과 정확도에는 상당한 차이가 있지만, 각각의 삼차원 시스템으로 측정한 데이터 추출 과정은 비슷하다.

상업용 운동학 시스템은 대부분 삼차원 측정 장비로 동시 또는 순서에 따라 모든 카메라로 관찰된다. 영점 보정은 이미 설정해놓은 삼차원 위치에서의 마커와 여러 카메라로 관찰하고자 하는 마커와의 관계를 설정하는데 컴퓨터 소프트웨어를 사용한다. 영점보정을 하는 다른 방법으로는 Codamotion system을 사용하는 것으로 광전자 감지기가 고정되어 있어 영점보정을 할 수 있도록 한 것이다.

대상자가 카메라 앞을 걸으면 영점보정 과정은 반대로 진행되며 두 대 이상의 카메라에서 관찰된 데이터를 바탕으로 대상자의 팔다리에 고정된 마커를 기준으로 삼차원적으로 계산된다. 데이터 수집은 '프레임'에 따라 시간 간격에 따라 순차적으로 진행된다. 시스템의 프레임 사이의 시간 간격은 대부분 20 ms, 16.7 ms, 5 ms 중 하나로 각각 주파수로 환산하면 50 Hz, 60 Hz, 200 Hz로 최근에는 500 Hz 이상의 프레임 비율을 제공하는 시스템도 있다. 마커가 카메라 한 대에서만 관찰되면 삼차원 자세는 계산할 수 없지만 이전 프레임과 다음 프레임을 예상하여 예측할 수도 있다.

앞서 설명한 운동학 시스템의 모든 측정 시스템에는 측정 오차가 존재한다. 측정의 정확성은 카메라의 관점이 충분히 떨어져 있었는가와 시스템별 차이에 따라 달라질 수 있다. 초창기 시스템의 경우에는 삼차원에서 관찰하였을 때 2–3mm의 오차가 발생하였으며, 전체 보행 주기에 영향을 줄 정도였다(Whittle, 1982). 최근에 고안된 영점 보정 기술의 발달로 1mm 이하로 오차를 줄였다. 일부 상업 장비는 이보다 오차를 더 줄였다고 소개하기도 하지만 실제 보행 측정 연구실 조건에서는 마커가 움직이기도 하므로 의심의 여지가 남아있다.

운동학 시스템을 기술적으로 설명하는데 있어서 '해상도(resolution)', '정밀성(precision)', '정확도(accuracy)'의 용어가 사용되며, 때로는 잘못 사용되기도 한다. 실제로 사용되는 해상도(resolution)의 의미는 마커의 위치가 조금이라도 변할 때 측정할 수 있는가를 말한다. 정밀성은 시스템의 노이즈를 측정하는 것으로 첫 번째 프레임의 데이터와 다음 프레임의 데이터 간의 변화량을 측정하는 것이다. 가장 많이 사용되고 있으며 가장 중요한 변수인 '정확도(accuracy)'는 마커의 실제 위치와 시스템이 감지하고 있는 마커 사이의 관계를 설명한 용어이다.

대부분 상업적으로 판매되는 시스템은 팔다리의 위치와 관절의 각을 측정할 수 있도록 충분히 정확성을 확보하고 있다. 그러나 선형 속도와 각속도를 계산할 때 자세 데이터에서 수학적 미분(mathematical differentiation)을 하게 되므로 측정의 오차가 커질 수 있다. 가속도를 계산할 때도 이차 미분을 실시해야 하므로, 실제 데이터 측정시 발생한 약간의 noise로 인하여 불규칙한 값을 나타나게 되어 가속도 값을 사용하지 못할 때도 있다. 이러한 문제를 발생하지 않기 위해서는 자세 데이터를 미분하기 전에 저주파 통과 필터(low-pass filter)로 데이터를 조정해야 한다. 하지만 이러한 과정을 거치는 동안 뒷꿈치닿기(heel-strike)와 같은 높은 가속도 값은 상쇄될 수 있다.

따라서 운동학 시스템은 자세를 측정하는데 적절한 장비이지만 약간의 노이즈가 발생해도 미분시 값의 문제가 발생할 수 있으므로 가속도 값을 결정하는 데는 적절하지 않다. 반대로, 가속도계(accelero meters)는 가속도를 측정하는 데는 적절하지만 자세값을 추정할 때는 기준선을 중심으로 양의 값으로 만든 후(drift) 적분하므로 정확성이 떨어진다. 실제 정확한 데이터를 측정하기 위해서는 두 방법을 함께 사용하는 것이 적절하며 두 측정값에서 속도를 계산할 수 있다. 이 두 방법을 함께 적용한 연구도 있다.

마커의 위치를 측정할 때 기본적으로 실수가 발생하며, 실제 움직임을 할 때에는 피부에 부착해놓은 마커와 뼈 사이에는 움직임이 발생하기 때문에 많은 오차가 발생할 수 있다. 일부 연구(예, Holden 등, 1997; Reinschmidt 등, 1997)에서는 지원자(대개는 연구자 자신)의 골격에 철 핀을 고정한 마커와 피부위에 고정한 마커의 위치 차이를 알아보았다. 피부의 움직임이 상당히 많아 어떤 방법으로 측정했는지에 따라 변수의 최종값이 달라졌다. 예를 들어, 시상면에서 무릎 관절의 각을 측정할 때에는 상대적으로 긴 분절의 길이 변화는 상대적으로 적어 마커의 움직임에는 크게 영향을 주지 않았지만, 수평면 측정시나 발과 같은 짧은 분절의 움직임을 측정할 때에는 크게 영향을 주는 것으로 나타났다. 어떤 경우는 실제 측정값보다 오차가 더 크게 나타나는 경우도 있었다. 피부의 움직임이 관절의 움직임과 파워를 계산할 때 오차를 발생할 수 있음을 알려주어야 한다. 마커를 부적절한 위치에 부착했을 때도 인체 계측 측정값(예, 다리길이)과 피부 마커의 위치로부터 관절의 자세를 추정할 때 오차가 발생할 수 있다. 해부학적으로는 정상인 대상자라도 상당한 오차가 발생할 수 있으며, 뼈에 변형이 있다면 오차는 더욱 크게 발생할 수 있다. 이러한 이유 때문에 마커세트와 해부학적 모델이 개발되고 있으며 다수의 마커를 감지할 수 있는 새로운 운동 분석 시스템과 함께 보행 분석 시스템의 선두 주자가 되고 있다.

카메라 기반 시스템 (Camera based systems)

비디오 영상을 사용하여 시각적 보행 분석을 실시하는 방법에 대해 이미 기술하였다. 비디오 영상 기록은 운동학 시스템의 기반으로 사용해오고 있다. 이 시스템은 비용이나 편의성, 스피드면에서 장점이 있지만 비디오 이미지의 해상도가 떨어지고 움직임 분석 카메라를 이용하여 데이터를 수집하는 것에 비해 샘플 수집 빈도(sampling frequency)가 떨어지는 단점이 있다. 이 밖에도 피부 마커를 배경 대비 명확하게 구별할 수 있도록 부착하면 이미지를 전산화하는 과정에서 자동적으로 디지털화 할 수 있는 장점도 있다. 카메라 한 대를 이용한 2차원 시스템이나 카메라 두 대 이상을 이용한 3차원 시스템을 사용하는 다양한 상업용 시스템들이 있다. 대부분의 비디오 영상 기록 시스템은 일반적인 텔레비전 장비를 사용하지만 고속 시스템(high-speed system)도 사용할 수 있다.

수년 동안 다양한 종류의 카메라-기반 움직임 캡쳐 시스템이 개발되었다. 자세하게 살펴보면 각기 특성이 다른 면도 있지만, 이후에서는 일반적인 내용을 설명하고자 한다. 반사마커는 대상자의 팔다리의 관절의 중심이나 자세나 방향을 확인하기 쉽도록 사지 분절에 부착한다. 적외선이나 가시광선을 감지하는 카메라 렌즈를 통해 마커를 확인하면 아주 밝은 점으로 표시된다(그림 4.7).

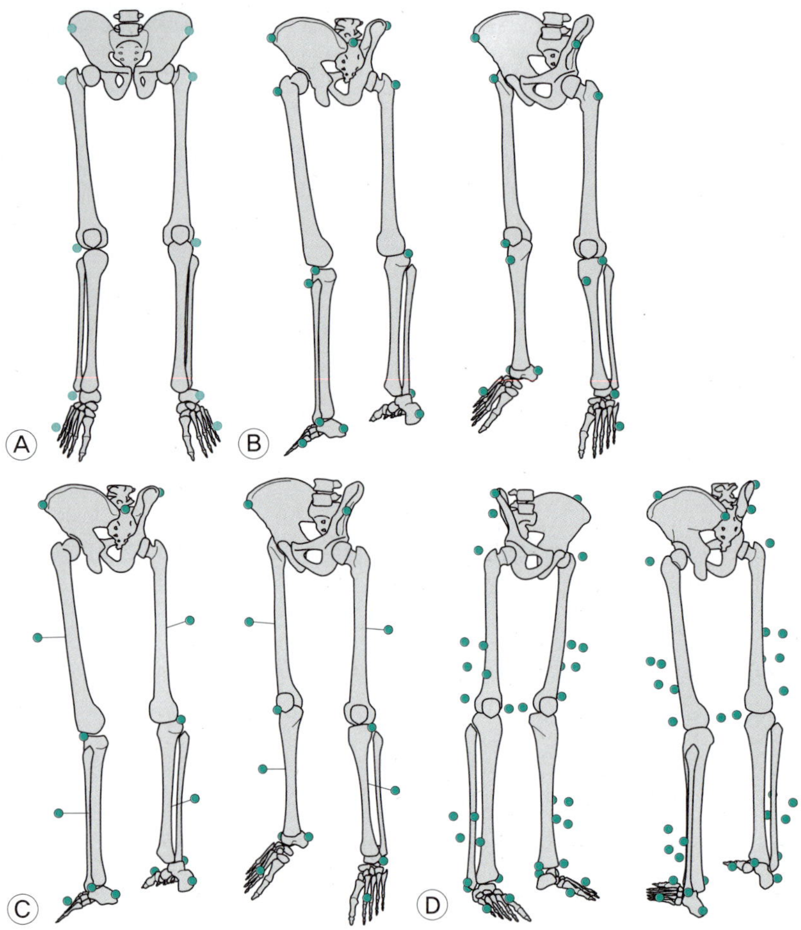

그림 4.5 • 일반적인 마커 세트: (A)간단한 마커 세트; (B)Vaughan 마커세트; (C)Helen Hayes 마커 세트; (D)Calibrated Anatomical System Technique(CAST).

마커는 보통 도로에 표시하면 승용차의 헤드라이트를 밝힐 때 반짝이는 스카치라이트(scotchlite)로 덧입힌다. 마커를 움직일 때 뿌옇게 보이는 스미어링(smearing) 현상을 방지하기 위해서 노출 시간을 짧게 한다. 다음의 요건 중 하나 이상 고려해야 한다.

1. stroboscopic illumination을 사용한다.
2. 카메라의 수동 셔터를 이용한다(mechanical shutter).
3. CCD(광전변환소자, charged-couple device) 카메라를 이용하여 활성화하면 각 프레임 구간을 짧게 할 수 있다.

카메라를 두 대 이상 사용하여 동기화 할 수 있으면 보다 정확한 측정을 할 수 있다. 일반적으로는 50Hz, 60Hz, 200Hz를 사용하며 해상도 손실 없이도 프레임을 500Hz까지 높일 수 있다. 각 카메라는 VICON이나 Qualisys(그림 4.6) 등의 인터페이스 보드를 사용하여 각 프레임을 연동할 수 있다. 많이 사용되는 시스템은 카메라 이미지 내에 '센트로이드(centroid)'나 각 마커들의 중심이 위치하며, 일반적으로는 보이는 면에서 밝은 점의 끝선(edge)을 이용하여 계산한다(그림 4.8). 다수의 edges를 사용하여 중심을 계산하므로, 이미지의 수직과 수평 해상도만으로 자세를 계산하는 것 보다는 정확도가 높다. 이것을 '부화소 정밀도(subpixel accuracy)'라 부른다. 마커의 센트로이드는 정확도를 높이기 위해서는 단순히 마커의 경계(edges)가 아닌 이미지내의 전체 화소의 광학밀도(optical density)를 이용해서도 계산할 수 있다.

컴퓨터에는 각 카메라로부터 수집한 각 프레임 데이터의 마커 센트로이드를 저장하지만, 초기에는 특

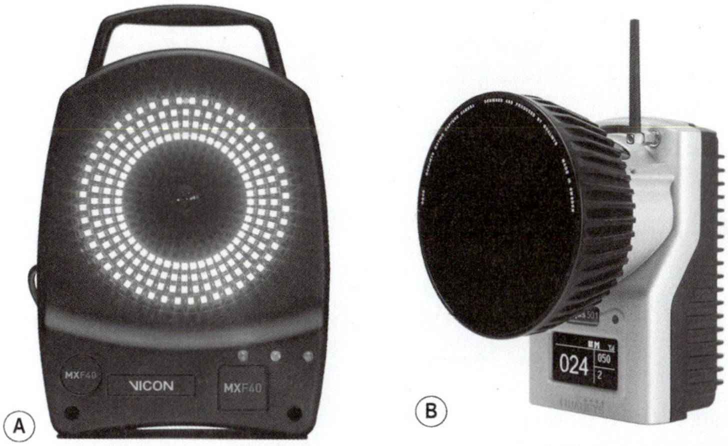

그림 4.6 • (A)VICON 카메라; (B)Oqus Qualisys 카메라

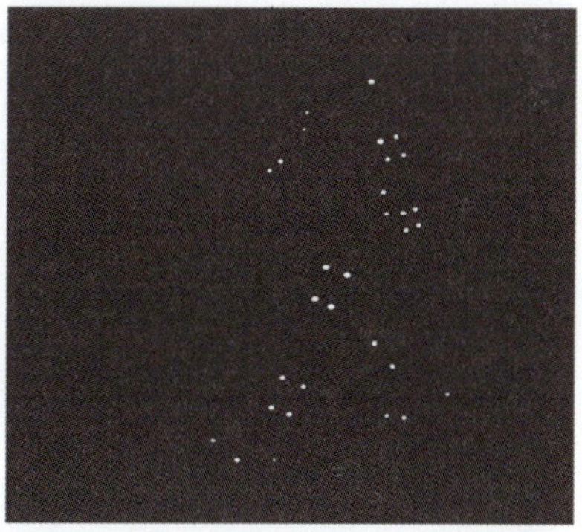

그림 4.7 • 카메라 기반 시스템에서 캡처한 데이터

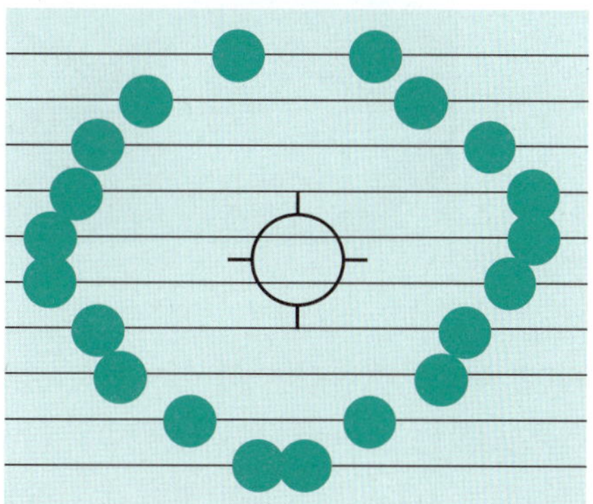

그림 4.8 • 마커 이미지(검은 점)의 리딩라인과 트레일링 가장자리에 맞춰 마커 중심(centroid)의 위치(중앙에 오픈되어 있는 마커)를 확인한다.

정 마커 센트로이드와 특정 신체 마커와 연동할 길이 없었다. 각 카메라로부터 받은 마커 이미지를 다음 데이터 프레임의 마커를 연속적으로 확인하는 과정을 트레킹(tracking)이라 한다(그림 4.9). 이 과정의 진행 속도와 편의성은 시스템마다 차이가 있다. 과거에는 움직임 켭쳐 시스템 중에 이 기능을 있는 시스템이 별로 없었지만, 현재에는 직관적인 분석과 빠른 분석을 위해서 실시간으로 마커 확인이 가능하다. 마커를 트레킹하거나 삼차원 재건 과정에서는 삼차원 마커 위치의 컴퓨터 파일로 저장된다.

일반적인 마커 세트 (Common marker sets)

관절의 운동역학을 정확하기 측정하기 위해서는 해부학적 프레임에서 정의한 대로 관절의 회전 중심을 위치시켜야 한다. 이 이슈는 부정확한 해부학적 프레임에 대한 정의로 인하여 발생된 오류를 확인하였던 Dell Croce 등(1999)이 강조하였다. 따라서 관절의

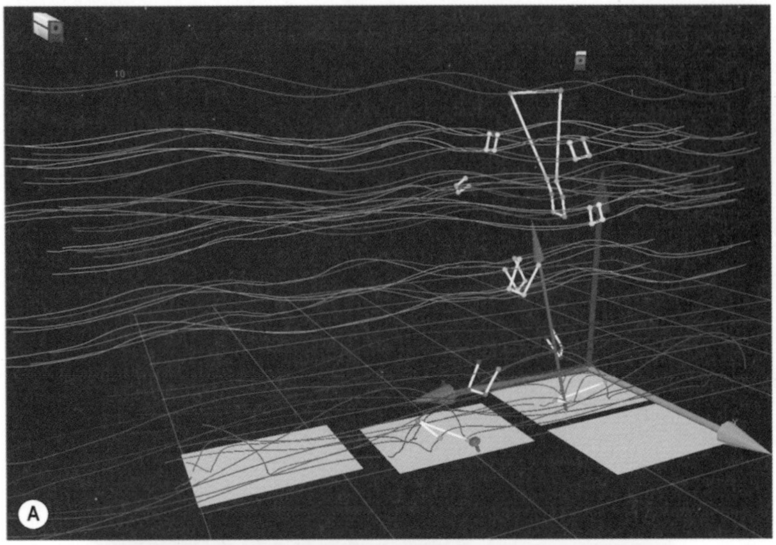

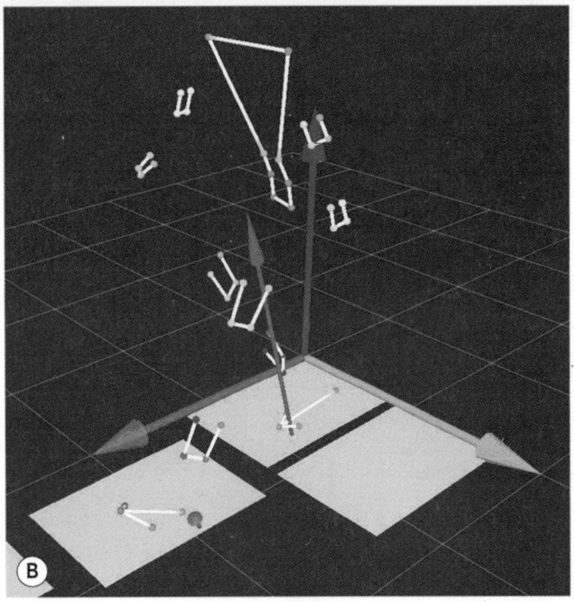

그림 4.9 • Qualisys Track Manager를 이용한 자동 전신 해부학 모형 시스템 기술[Calibrated Anatomical System Technique(CAST)]

움직임과 파워를 측정하기 위해서는 관절 중심을 확인하고 모델링하는 것이 중요하다. 관절의 중심은 촉진 가능한 해부학적 이정표에서 관절의 안쪽-바깥쪽 축(medial-lateral axis)으로 정의할 수 있다. 이와 같은 해부학적 이정표를 이용하여 두 방법 중 하나로 회전 중심을 계산한다: 표준 방사선 증거(evidence)나 해부학적 이정표를 기준으로 해부학적 마커를 계산하는 방법(Bell et al, 1990; Cappozzo 등, 1995; Davis et al, 1991; Kadaba 등, 1989). 지속적으로 향상되고 있음을 설명하기 위해서 일반적으로 사용되어 오고 있었던 여러 종류의 마커 세트를 설명하려고 한다.

가장 기본적인 마커 세트는 해부학적 이정표가 되는 관절의 회전 중심의 피부 위에 직접 부착하는 방법이다. 팔다리 분절의 위치와 방향은 두 마커 사이의 수직선으로 정의된다(그림 4.5A). 이 방법은 필요한 마커수가 적어 이론적으로 움직임을 하는데 방해가 적지만, 신체 분절의 축 회전은 계산할 수 없다. 일반적으로 사용하는 해부학적 이정표에는 5번째 발허리뼈 머리(head of 5th metatarsal bone), 외측 복사

(lateral malleolus), 대퇴골 외측 상과(lateral epicondyle of the femur), 대전자(greater trochanter), 전상장골극(anterior superior iliac spine) 등이 있다.

Vaughan 마커 세트는 하지와 골반에 부착할 수 있도록 15개로 구성되어 있다(그림 4.5B). 이 마커세트는 관상면에 위치한 경골조면(tibial tuberosity)에 부착하는 마커 등을 포함하여 무릎 관절의 중심을 보다 세밀하게 위치를 확인할 수 있다. 발뒤꿈치 마커(heel marker)를 기준으로 5번째 발허리뼈 머리에 부착한 마커와 복사뼈에 부착한 마커를 이용하여 발의 장축(long axis)의 기능적 기준선으로 사용할 수 있다. 엉치뼈 마커(sacral marker)는 시상면에서 골반의 기울기각과 골반의 tilt를 측정할 수 있도록 기능적 기준선으로 사용할 수 있다. 해부학적 이정표로는 5번째 발허리뼈 머리(head of 5th metatarsal bone), 외측 복사(lateral malleolus), 발뒤꿈치(heel), 경골조면(tibial tuberosity), 대퇴골 외측 상과(lateral femoral epicondyle), 대전자(greater trochanter), 전상장골극(anterior superior iliac spine), 엉치뼈(scrum)를 사용한다.

과거부터 고전적으로 사용해오고 있는 보행 모델로는 Helen Hayes 마커 세트(그림 4.5C)가 있으며, 발과 골반의 기능적 기준선으로 사용할 수 있도록 발뒤꿈치 마커와 엉치뼈 마커도 사용한다. 고전적 보행 모델 마커에는 경골과 대퇴골 완드(wand)도 포함되어 있다. 완드는 짧은 막대에 마커 하나가 부착되어 있는 형태로 각 분절에 테이프나 밴드로 고정한다. 이 완드는 해부학적 위치에서 다양한 길이와 위치에서 앞면이나 측면에 고정하여 사용하였다. 완드를 사용하면 대퇴골과 경골 사이의 회전 정도를 파악하여 수치화할 수 있다. 관절 마커는 2번째 발허리뼈 머리, 외측 복사, 발뒤꿈치, 대퇴골 외측 상과, 전상장골극, 엉치뼈나 후상장골극에 부착한다.

골반은 양쪽 전상장골극의 두 점과 양쪽 후상장골극의 중심점을 가상의 선으로 이어 삼각형 모양으로 구성한다. 고관절(hip joint center)의 중심은 회귀방정식을 이용하여 자세를 유추하기 위하여 이 삼각형의 한 지점에 고정되어 있다고 가정한다. 대퇴골 분절(femoral segment)은 삼각형의 양쪽 끝점으로부터 고관절의 중심과 무릎관절의 중심을 이은 축으로 가정한다. 한 면에서 무릎관절을 통과하는 축은 외측 무릎관절의 마커, 대퇴골의 마커, 고관절의 중심을 지난다. 경골 분절(tibial segment)은 대퇴골과 유사한 방식으로 모델을 만든다. 발은 발목관절 중심(ankle joint center)과 발가락 마커(toe marker)를 이은 바닥 선으로 정의한다. 이 방법은 안쪽 면은 마커를 부착하지 않았기 때문에 무릎이나 발목의 마커가 안쪽으로 돌아가면 회전축을 가정하는데 오류가 발생될 가능성이 높다.

Calibrated Anatomical System Technique (CAST, 그림 4.5D)는 Cappozzo 등(1995)에 의해 처음 제안되었으며 실험실이나 임상현장에서 골반과 다리 분절의 움직임을 표준화하여 기술하는데 있어서 공헌한 방법이다. 이 방법은 해부학적 이정표를 확인하여 각 분절을 구성하고, 분절의 트레킹 마커(segment tracking marker)나 마커 클러스터(marker clusters)를 이용하여 해부학적 움직임 면을 확인하였다. 해부학적 마커는 관절을 중심을 정확하게 추정하기 위하여 안쪽과 바깥쪽에 모두 부착하였다. 클러스터의 경우는 정확한 위치는 중요하지 않지만 분절의 끝 쪽 1/3지점에 부착하였다. 6 자유도에서 각 분절의 위치와 방향을 추적하기 위해서는 적어도 3개 이상의 마커를 사용해야 하지만(Cappozzo et al, 2005), 9개 이상 사용하고 있다. 하나의 클러스터를 구성하는데 있어서 마커 1~2개의 정보를 받지 못할 수 있기 때문에 일반적으로 4~5개 마커를 사용한다. 마커에서 받는 정보가 중복될 수도 있지만, 마커 하나가 추적하는 동안 정보를 받을 수 없게 되어도 다른 마커에서 정보를 받아 지속적으로 정보를 받을 수 있다. 이 방법은 한 분절의 위치와 방향을 결정하여 6 자유도를 기준으로 각 관절이 어떻게 움직이는가를 분석할 수 있다. 6 자유도는 3개의 회전 방향(예, 굽힘(flexion)/폄(extension), 벌림(abduction)/모음(adduction), 내회전(internal)/외회전(external rotation))과 3개의 이동 방향(예, 전방-후방 전이, 안쪽-바깥쪽 전이, 압박(compression)-신연(distraction))을 말하며,

이때 전이 운동(translation movements) 시에는 결합 조직의 움직임으로 인하여 오류(artefact)가 발생할 수도 있다.

능동 마커 시스템
(Active marker systems)

운동학 시스템의 다른 형태로는 LED(발광 다이오드, light-emitting diodes)로 알려진 능동 마커 시스템이 있으며, 광전자 다이오드(optoelectronic photo diodes)를 배열하는 시스템이다. 이 시스템 중에 널리 알려진 것으로는 Codamotion(그림 4.10)과 Optotrack이 있다. Codamotion performs a correlation between the shadow cast on the array by a shadow mask of lines when the LDE flashes and a software template of the shadow. 배열되어 있는 모든 광다이오드(photodiodes)로부터 얻은 정보로부터 3D 마커 위치를 계산해낼 수 있다. Optotrack은 LED 위치를 확인하기 위해 토로이달 렌즈(toroidal lens)를 통해 CCD Array에서 LED 가상선을 구성하는 것이다. 일반적으로 이 시스템은 눈에 보이지 않는 적외선을 이용하지만, 명확하게 설명하기 위해서 앞으로 설명하는 부분에서는 '빛(light)'이라고 설명할 것이다.

반대로, 능동 마커는 주파수에 따라 빛을 발생하므로 이러한 시스템에는 조명이 필요하지 않으며 마커를 확인하거나 추적하기 쉽다(Chiari et al, 2005). 가장 흔히 사용되는 능동 마커는 적외선 신호를 송출하는 LEDs와 같은 형태이다(Woltring, 1976). LEDs는 수동 마커 부착시와 동일한 방법으로 신체 분절에 부착하지만, 부가적으로 각 LED에 전원공급 장치와 조절 장치가 필요하다. 능동 마커는 각각 고유의 특정 주파수를 정할 수 있어서 자동으로 감지할 수 있다. 인접 마커들과 구별되어 간섭효과를 주지 않기 때문에 실시간 3D 움직임 추적(real-time motion tracking)이 매우 안정적으로 가능하다. 능동 마커는 실외에서 사용할 수도 있는 장점이 있으며, 수동 마커는 백열등과 태양광선에 매우 민감하므로 실내에서

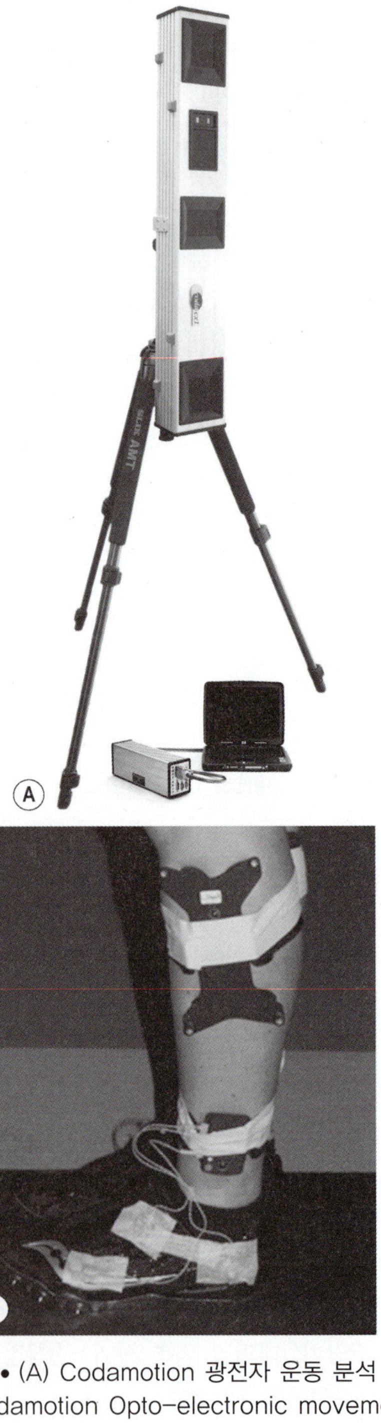

그림 4.10 • (A) Codamotion 광전자 운동 분석 시스템[Codamotion Opto-electronic movement analysis system(Charnwood Dynamics)]. (B) Codamotion 활성 LED 마커 클러스터[Codamotion Active LED marker clusters(Charnwood Dynamics)].

측정시 사용한다.

LEDs는 켜지고 꺼지도록 배열되어 있어, 실시간에만 조명을 비춘다. 광다이오드(photo diodes)가 각 마커마다 순서적으로 배치되어 있어서, 어떤 마커 다음에 어떤 마커가 빛을 발하고 있는지 평가할 필요가 없다. 하지만, 이러한 편리성을 누리기 위해서는 마커마다 전원을 공급하기 위해서 대상자는 작지만 전기 공급 장치를 장착해야 하며 전원과 케이블이 연결되어 있어야 한다. 그러나 Codamotion은 4개의 마커가 클러스터(그림 4.10)를 구성하고 연동하므로 전원선이 필요하지 않다. 이 시스템의 문제로는 광다이오드가 LEDs로부터 발생되는 빛을 바로 기록하는 것이 아니므로 다른 빛의 영향을 받을 수도 있다. 주위 빛으로 인해 영향을 받을 수 있지만 이 영향은 쉽게 제거할 수 있으며 마커 자체에서 반사될 수 있지만 대부분의 시스템에서는 이러한 문제점은 제거할 수 있다.

전자측각기와 전위차계 (Electro-goniometer and potentiometer devices)

전자측각기는 관절의 움직임을 지속적으로 측정하기 위해 사용되는 도구이다. 전자측각기의 출력(output)은 그림 2.5에서 볼 수 있듯이 시간에 따른 관절각을 점으로 표시한 그래프로 제시한다. 그러나 두 관절을 모두 측정하였다면(예를 들면 고관절과 무릎관절), 데이터는 'cyclogram'이라고 알려진 관절-관절 도표(angle-angle diagram)로 제시한다(그림 4.11). 이 형태는 하나의 도표에 점으로 표시되어 두 관절 사이의 관계를 알 수 있으며, 특징적인 패턴을 확인할 수 있지만, 때로는 해석할 때 혼동할 수도 있다.

회전 전위차계(rotary potentiometer)는 라디오 볼륨조절기와 같은 형태의 저항기(resistor)로 중심축이 돌아가면 전기적 저항도가 변하고 이를 외부 회로(external circuit)에서 측정 할 수 있다. 전위차계를 몸의 사지 분절 중 한부위에 고정하고 spindle을 다른 부위에 고정하면 관절의 각을 측정할 수 있다. 전기출력(electrical output)은 관절각의 자세에 따라 달라지므로 이 장치는 관절각을 측정하는데 사용할 수 있다.

관절의 움직임은 전자측각계로 측정할 수 있는데, 무릎관절에는 사용빈도가 높지만 발목이나 고관절에는 거의 사용하지 않는다. 전자측각계 고정시 커프를 사용하여 측정하고자 하는 관절의 위와 아래 분절에 감아 고정한다. 전위차계의 위치는 가능한 관절의 축에 가깝게 고정해야 한다. 전위차계를 하나만 사용하면 관절의 한 축만 측정할 수 있지만, 2~3개의 전위차계를 사용하면 다축에서의 측정이 가능하다(그림 4.12). trailing wires는 전위차계와 측정 장비를 연결하는데 사용하며 컴퓨터와도 연결된다. 측정의 정확도는 아래에서 기술하는 전위차계를 사용하면서 발생할 수 있는 여러 형태의 오차 정도에 따라 달라진다.

1. 전자측각계를 뼈가 아닌 결합조직에 고정하여 실제 뼈와 뼈 사이에서의 관절움직임을 정확히 측정하지 못했다.
2. 전위차계의 축이 관절의 해부학적 축과 일치하는 경우 전자측각계는 실제 관절의 움직임을 측정할 수 있다. 실제 관절의 움직임을 측정하지 못하는 경우에는 다음의 세 가지 원인으로 발생한다.
   (i) 관절의 축을 확인하기 어려운 경우, 예; 고관절의 경우 표면에서 깊게 위치하고 있다.
   (ii) 관절의 축이 고정되지 않은 경우, 예; 무릎관절의 굴곡-신전 운동시 다축에서 움직임이 발생한다.
   (iii) 회전축이 접근 불가능한 경우, 예; 무릎 관절의 내회전-외회전 축
3. 이론적으로 관절은 6 자유도에서 움직임이 일어나게 된다. 즉, 수직을 이루는 세 축에서 각운동이 발생하며, 세 방향으로 선 운동(linear motion)인 '병진운동(translation)'이 발생한다. 대부분 고관절과 발목관절에서의 선 운동은 고려하지 않는데, 전자측각계 시스템은 선 운동은 감지하지 않거나 전자측각계를 부착하고 있는 커프(cuff)가 신장되거나 역학적 연결고리(mechanical linkage)의 미끄러짐이나 평행사변형 'parallelogram' 모양으로 옮겨가기 때문에 실제로 선 운동(linear motion)

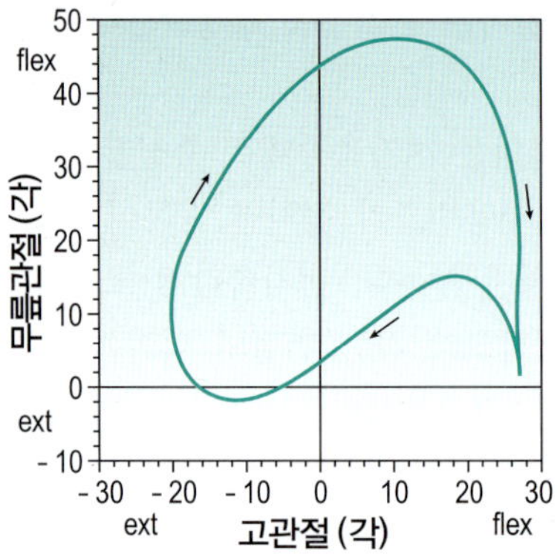

그림 4.11 • 시상면에서 고관절(x축)과 무릎관절(y축)의 각-각 도표(angle-angle diagram). 오른쪽 아랫부분이 초기 접지한 것을 나타낸다. 정상 성인의 경우 그림 2.5와 비슷한 결과값을 보인다.

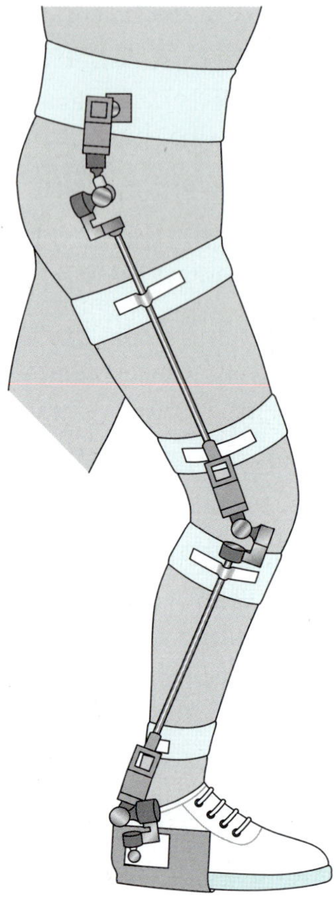

그림 4.12 • 고관절, 무릎관절, 발목관절의 삼축 각도계(triaxial goniometer)를 장착한 모습.

은 무시하는 경우가 많다. 그러나 전자측각계의 축이 실제 해부학적 축과는 정확히 일치하지 않는 경우에는 선 운동이 많이 발생한다.

4. 장치에서 나타나는 결과(output)는 절대값이 아닌 상대값을 제시하므로, 특히 고정되어 있는 변형이 있는 경우에 어느 팔다리의 각이 0인지 결정하기가 어렵다.

전자측각계는 이와 같은 문제점 때문에 실험실보다는 매우 정밀한 값을 제시할 필요없는 임상현장에서 점점 많이 쓰이고 있다. Chao (1980)는 이와 같은 문제 등으로 보행 분석시 전자측각계를 기반으로 한 potentiometer를 사용해야 하는 이유를 언급했다.

신장 가능한 스트레인 게이지 전자측각계 (Flexible strain gauge electrogoniometer)

Biometrics(Cwmfelinfach, Gwent, UK)에서 개발된 신장 가능한 스트레인 게이지 전자측각계(그림 4.13)는 관절의 움직임을 연구하기 위하여 개발된 것으로 사지에 평편한 면으로 고정하고 이 사이에 금속이 부착되어 있는 구조로 구성되어 있다. 관절이 움직이면 금속이 구부러지는 성질을 스테레인 게이지가 측정하여 전자화한다. 금속이 구부러지는 반응을 이용하므로 고정되어 있는 두 점 사이의 각을 측정하는 것으로 이때 발생하는 선 운동은 무시한다. 한 축 이상에서의 움직임을 측정하기 위해서는 이 축 측각계(two-axis goniometer)를 사용해야 하거나 관절 주위에 각 움직임면마다 두 개 이상의 측각계를 고정하여 측정해야 한다.

기타 전자측각계 (Other electrogoniometer)

위에서 이미 언급한 카메라-기반 운동학 시스템의 사용 빈도가 증가하면서 전자측각계의 사용빈도는 점차 줄고 있다. 과거에 사용되어 있던 측각계 중에는 고무 안에 수은을 담아 놓은 형태로 관절이 움직이면서 탄력성 고무관이 늘어나면서 발생되는 진공관의 전기적 저항을 기록하는 시스템과 편광 측각계(polarized light goniometer)로 알려진 광각 시스템(optical system)이 있다.

가속도계 (Accelerometers)

가속도계는 이름에서 알 수 있듯이 가속도를 측정하는 장치이다. 일반적으로 단단한 스프링으로 연결되어 있는 물체로 구성되어 있으며, 물체가 가속될 때 스프링에서 감지되는 신호를 전기적 방법으로 기록하는 장치이다. 보행 분석 시 사용되는 가속도계는 보통 매우 작고 무게가 몇 g 밖에 안 나가는 가벼운 장치를 사용한다. 보통 가속도계는 한 방향에서만 측정 가능하지만 2~3 차원에서의 측정이 가능한 것도 있다. 회로 형으로 통합되어 있는 고체형 가속도계(solid-state accelerometers)를 사용할 수도 있다. 크기가 매우 작아 보행 분석 시에 사용하기 편하고 전자 의수나 보조기 안에 장착하여 피드백을 제공할 수도 있을 것이다. 일반적으로 가속도계는 보행분석 시 일시적인 움직임(transient events)이나 사지의 움직임을 측정하는데 사용된다.

가속도계를 이용한 일시적인 움직임 측정 (Measurement of transients with accelerometers)

가속도계는 발뒤꿈치 닿기(heel-strike) 와 같은 짧고 고가속 움직임을 측정하는데 적절하다. Johnson(1990)은 가속도계 시스템은 상업적으로 충격-완화 신발(shock-attenuating footwear)의 기능을 측정하면서 발달하기 시작했다고 했다. 이러한 측정 시 가장 어려운 점은 가속도계를 신체에 부착시 피부와 피하지방 등으로 미끄러짐이 발생하여 골격의 부착한 지점에 고정되어 있지 않을 수 있다는 점이다. 일부 연구에서는 가속도계를 실제 대상자의 뼈에 핀으로 고정하여 연구하기도 했다. 이러한 방법을 사용한 연구를 Collins와 Whittle(1989)와 Whittle(1999)는 출판하였다.

가속계를 이용한 움직임의 측정 (Measurement of motion with accelerometers)

많은 연구자들은 가속계를 이용하여 팔다리의 움직임의 운동학적 분석을 하였으며, 이중 Morris(1973)의 연구가 가장 주목할 만하다. 한 팔다리 분절의 가속도만 알면 수학적으로 적분(mathematical integration) 한번만 실시하면 속도를 알고 있고, 두 번 적분

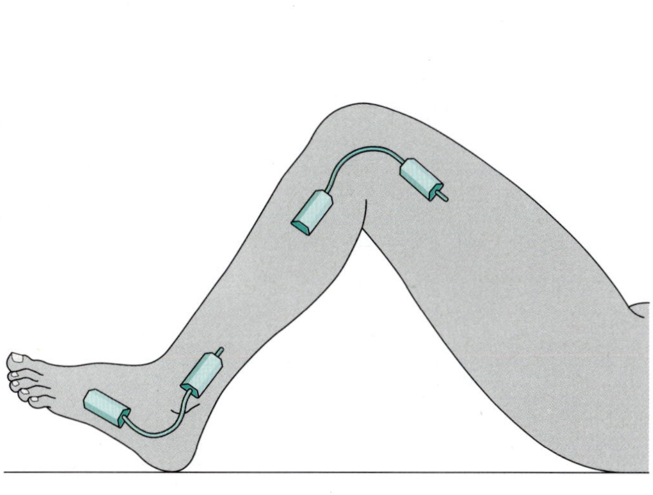

그림 4.13 • 무릎관절과 발목관절에 유연성있는 각도계(flexible goniometer)를 부착한 모습.

하면 움직임을 수행하는 동안의 위치와 속도를 알 수 있다. 그러나 이러한 목적으로 사용하기 위해서는 드리프트(drift; 현상(現象)의 변화가 없는 데 측정치가 변동하는 것)가 발생되지 않도록 유의해야 한다. 자세가 변하면 팔다리가 회전하게 되는데 이때 각 가속도를 측정하기 위해서 가속도계를 사용해야 한다.

일반적인 보행 분석 변수로 체간의 가속도(trunk accelerations)를 사용하고 있다(Zijlstra and Hof, 2003). 이 원리를 이용한 만보계(pedometer)는 체간의 수직 가속도를 측정하여 발걸음수로 나타내는 것이다.

자이로스코프 (Gyroscope), 전자기장 (magnetic fields), 모션캡쳐 수트 (motion capture suits)

자이로스코프는 20세기 말에 공간 내에서 신체 분절의 방향을 측정하기 위해 사용하였으며 비율 자이로(속도 자이로, rate-gyros)로 각 속도와 가속도를 측정할 수 있다. 실험연구에서 자이로스코프를 사용하여 보행 분석을 실시하였고 실용성을 높이기 위해서는 매우 작은 고체형 장치가 개발되어야 할 것이다. Nene 등(1999)은 자이로스코프와 가속도계를 함께 이용하여 보행의 유각기시 대퇴와 하퇴의 움직임을 연구하였다. 자기장 내에서의 상대적인 움직임을 측정하기 위한 목적으로 자기력계(magnetometer)를 이용하여 자세와 방향을 감지하기 위한 다양한 시스템들이 개발되었다. 한 예로, Pearcy와 Hindle (1989)은 천골(sacrum)에 고정된 장치(전달체, transmitter)와 첫 번째 요추에 있는 센서(수용체)를 이용하여 요추의 움직임을 측정하기 위한 장치를 개발하였다. 이러한 시스템은 대상자에게 고정해둔 초음파 전달체의 위치를 마이크로폰이 정렬을 감지하여 측정한다.

지난 10년간 모션캡쳐 수트는 애니메이션과 게임 산업에 이용하기 위해서 상당히 발전되었으며, 이는 생체역학이나 보행분석에 사용하기에도 충분히 민감도가 높고 신뢰할만한 시스템으로 발달되었다. XSENS MVN 모션캡쳐 수트(그림 4.14)를 한 예로 들 수 있다. 이 시스템은 삼차원 자이로스코프, 가속도계, 전자기장계를 축소화시켜 제작하였다. 이 시스템은 카메라나 마커를 부착할 필요가 없다. 따라서 조명에 상관없이 실내나 실외에서 모두 사용가능하다. 3가지 형태의 센서가 6 자유도에서의 각 분절의 움직임을 추적하며 17개 체간 분절까지 추적할 수 있다. 이 시스템도 드리프트 문제가 발생되는데, 이는 힘측정판과 연동한 일반적인 준거(global reference)를 받기 어렵기 때문이지만 하나의 신체 분절과 다른 신체 분절과의 상대적인 움직임을 측정하는 것은 정확도가 높다.

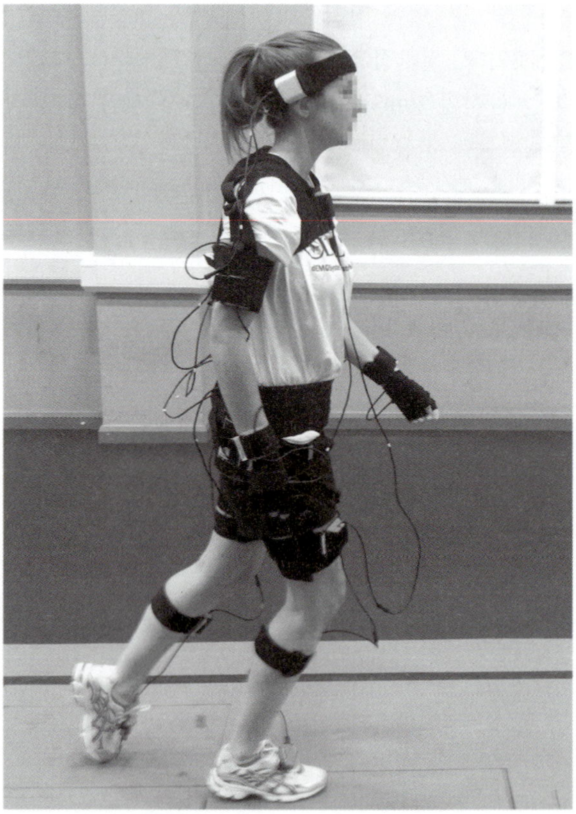

그림 4.14 • XSENS MVN 모션캡쳐수트

힘과 압력 측정
(Measuring force and pressure)

힘측정판 (Force platforms)

힘측정판은 force plates, force platforms로 표기하며 걷는 동안 지면의 반발력을 측정하는 장치이다(그림 4.15). 수년 동안 여러 형태의 힘측정판이 개발되었지만, 시판되는 형태 중 임상에서 가장 많이 쓰이는 장치는 높이는 100mm이며, 가로 세로가 각각 40 mm, 60mm의 직각형 측정판이다. 상판은 금속이나 가벼운 벌집모양 구조의 단단한 판으로 구성되어 있다. 측정판 속에는 상판의 작은 이동이라도 세 축에서 모두 감지할 수 있는 감지기가 내장되어 있다. 측정판에서 감지된 힘은 8채널이나 6채널의 전기 출력으로 표시된다. 8 채널 구성은 다음과 같다.

1. 측정판 구석 가까이의 전극에서 감지되는 4개의 수직 신호(4 vertical signals, from transducers near the corners of the platform)
2. 측정판 측면에 있는 전-후 2개 신호(2 fore-aft signals from the sides of the platform)
3. 측정판 앞과 뒤 양 옆에 있는 2개 신호(2 side-to-side signals, from the front and back of the platform)

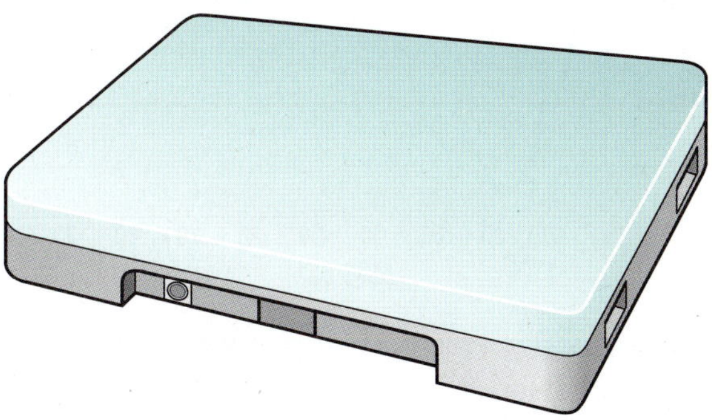

그림 4.15 • 힘 측정판

6 채널 구성은 다음과 같다.

1. 3개의 힘 벡터 측정
2. 힘측정판 중앙의 조절시스템 내에 있는 3개의 힘 모멘트(moments of force)

힘측정판으로부터 들어온 신호를 Oscilloscope 등과 같이 표시되는 결과값을 바로 사용할 수도 있지만 주로 아날로그 값을 디지털 값으로 변환하여 컴퓨터에 정보를 저장한다. 8채널이나 6채널 힘측정판의 결과는 생체 역학적 계산을 하는데 용이하며 다른 형태의 데이터로 전환하는데도 사용할 수 있다. 하지만, kinetic이나 kinematic data를 조율하는 표준화된 시스템은 정립되지 않았다.

이상적으로 힘측정판은 바닥의 높이와 동일하게 설치될 수 있도록 바닥마감재 높이에 맞춰야 한다. 동일한 높이로 설치하기 어려운 경우에는 바닥 높이보다 약간 높여서 walkway를 만들고 이 높이에 적응할 수 있도록 시간을 준다. 대상자가 높이에 적응할 수 있도록 힘측정판에 오르내리기를 반복한다해도 정상 보행과는 차이가 있을 수밖에 없다. 힘측정판은 진동에 매우 민감하기 때문에 초창기에는 진동의 간섭효과를 줄이기 위해 지하에 설치하기도 했다. 저자의 견해로는 진동을 힘측정판의 데이터로 감지하기에는 대상자가 힘측정판위에 보행하는 신호의 양에 비해 무시할 만하다고 생각한다.

힘측정판 사용 시 예상되는 문제점 중에 하나로는 양질의 데이터를 구하기 위해서는 힘측정판 위에 보행하는 발이 온전히 놓여야 한다. 이렇게 하기 위해서는 대상자에게 힘측정판의 위치를 알려주고 온전히 밟고 지나갈 수 있도록 요구할 수밖에 없다. 대상자가 힘측정판을 잘 밟고 지나갈 수 있도록 보행한다면 이 또한 정상적인 보행이 아닌 인위적인 보행 패턴일 수 밖에 없다. 가능하다면 여러 번 시도하더라도 시작점의 위치를 변경하는 등 조정하여 힘측정판의 위치를 알 수 없도록 하여 대상자에게 보행하여 데이터를 구하는 것이 가장 좋다.

두 발의 데이터를 모두 기록하고 싶다면 두 개의 힘측정판의 상대적인 위치를 고려하여 설치한다. 모든 대상자의 보행 위치에 맞도록 설치하기는 어렵기 때

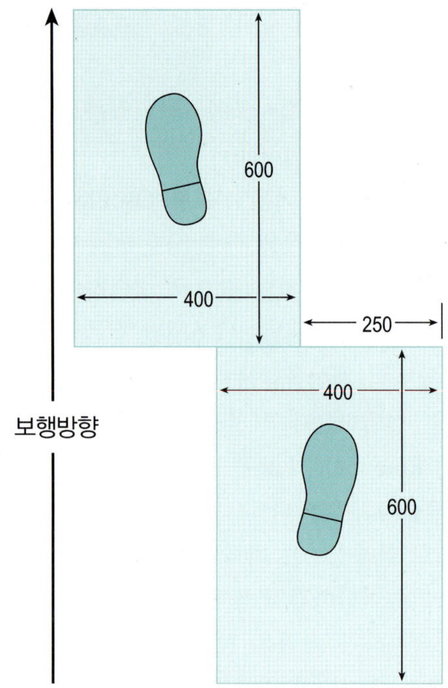

그림 4.16 • 성인을 대상으로 보행 분석이 두 개의 힘측정판 배치도

문에 힘측정판의 위치를 이동할 수 있도록 고안하여 설치한 실험실도 있다. 그림 4.16은 대다수의 실험실에서 설치한 힘측정판의 정렬로 성인을 대상으로 한 연구에 적합한 세팅이지만 활보길이가 표준보다 매우 길거나 짧은 대상자에게는 적합하지 않다. 어린이나 다발성경화증 등의 질병으로 활보길이가 짧은 경우에는 힘측정판의 배열을 가까이 설치해야 데이터를 구하기 쉽다. 보행방향을 변경하는 경우에는 힘측정판을 대각선방향으로 설치해야 한다. 이와 같이 힘측정판을 여러 가지 전략으로 설치할 수 있지만 문제를 모두 해결할 수는 없다. 예를 들어, Gage 등(1984)의 어린이를 대상으로 실시한 연구에서 작은 어린이의 경우 활보길이가 짧아서 하나의 힘측정판에 두 번 발을 디디게 되어 데이터를 구할 수 없었다. 일부 연구에서는 힘측정판을 3~4개를 사용하여 보다 양질의 데이터를 구하여 사용하기도 했다.

하나의 힘측정판에 한 발을 올려 보행하고 다음 힘측정판에 다음 발을 올려 보행하기가 어려울 수 있다. 컴퓨터 소프트웨어 프로그램 중에는 하나의 힘측정판에 양 발이 올라가는 경우 데이터가 혼합되지 않도록 하는 경우도 있지만, 대부분의 하나의 힘측정판에서는 한 발에서 구한 데이터만 사용하도록 한다.

힘측정판에서 제시하는 방법은 다음과 같다.

1. 시간에 따른 각 요소(그림 2. 20)
2. '나비 도표(butterfly diagram)' (그림 2.9)
3. 압력 중심점(그림 2.21)

후자의 경우에는 발이 놓인 위치를 정확하게 측정하고 압력 중심점을 표시하기 위하여 탈쿰파우더(talcum powder) 등을 이용하여 발의 위치를 표시하기도 한다.

힘측정판에서 구한 데이터를 간섭하는 요소는 매우 많다. 첫 번째로 신체부위 중 힘측정판에 유일하게 닿는 부위는 발이지만 신체 전체의 질량과 이너시아가 발의 매개로 하여 힘이 전달된다. 힘측정판은 '전신 가속도계(whole-body accelerometer)' 로 설명하기도 하며, 힘측정판에서 구한 결과값은 양발이 지면에 닿거나 떼거나 신체 전반의 질량중심점의 가속도를 표시한다. 신체 전반의 관성이 변화했다는 것은 어떤 사건으로 인하여 발에 가해지는 지면 반발력이 변화했다는 것으로 볼 수 있다. 예를 들어 입각기 동안 수직축에 해당하는 높은 모멘트가 기록되었다(그림 4.17). 발 내에서의 일부 보상작용으로 값이 수정될 수는 있

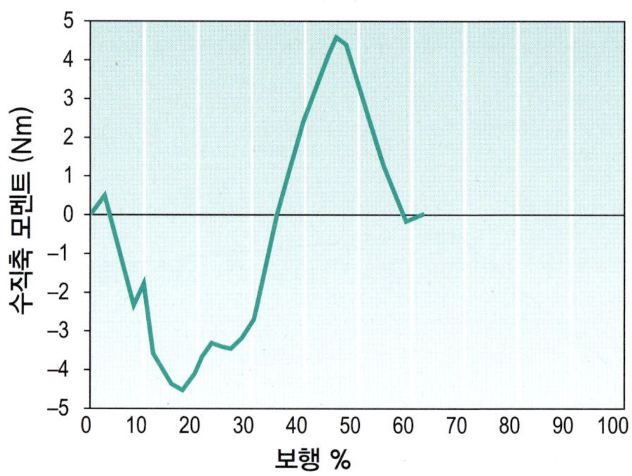

그림 4.17 • 보행 입각기 동안의 순간 압력 중심(instantaneous center of pressure)의 수직 축 모멘트. 정상 성인의 오른쪽 다리. 모멘트에서 양의 값은 발을 바닥에 비해 상대적으로 시계방향으로 움직일 때를 말한다.

지만 이 값은 유각기에 있는 다른 발에서의 가속과 감속으로부터 얻어진 데이터로 볼 수 있다. 가속과 감속으로 인한 힘의 반응은 바닥으로부터 입각기에 있는 발로 전달되며 힘측정판에 결과로 제시되며 이론적으로는 수직축의 토크 값이라 한다.

힘측정판으로부터 얻은 데이터를 해석하면 힘은 모멘텀의 변화량과 동일하다. 두 물체의 질량이 같은 높이에서 힘측정판이 설치된 바닥으로 떨어진다고 가정할 때 한 물체가 높은 반발력을 보인다면 이 물체는 다른 물체보다 지면반발력이 높게 나타날 것이다. 이러한 현상을 처음 본다면 놀랄만하지만 두 번째 물체의 반발력에서 모멘텀의 변화는 두 배로 나타날 것이다. Bertec 힘측정판으로 측정한 뒤꿈치 닿기의 시작과 끝의 변화(transient)를 제시한 그림 2.23(50쪽)을 살펴보면 매우 가파른 곡선을 보이지만 최고점은 가벼운 무게(light weight)로 나타나 높은 빈도 반응(high frequency response)을 보였다고 볼 수 있다. 변화 측정시 저역통과필터(low pass filter)에 걸러지는지의 여부가 중요하다. 데이터가 컴퓨터에서 아날로그에서 디지털 값으로 변화하기 위해서는 정확한 곡선 형태를 수집할 수 있도록 샘플링 비율(sampling rate)을 높여야 한다(그림 2.23의 예, 1000Hz 사용).

힘측정판 데이터만으로 보행분석을 하기는 제한적이다. 그럼에도 불구하고 일부 실험실에서는 '나비 도표(butterfly diagram)' (Rose, 1985)을 통해서 특정 보행 패턴을 찾아내거나 그래프의 정점과 저점의 높이를 비교하는 등 경험을 바탕으로 사용하기도 한다. 치료적 중재를 하는 동안 힘, 특히 최대 수직 힘의 변화를 확인할 수 있다. 골다공증환자에게 비스테로이드성 항염증제를 사용한 후 통증이 감소함에 따라 힘이 증가하는가를 연구한 예도 있다. 어떤 연구에서는 각 힘의 요소를 분석한 곡선을 추론하기도 했다. 예를 들어 입각기시의 무릎관절의 굽힘과 중간-입각기(mid-stance)에서의 힘의 수직 요소를 연관 짓기도 했다. 그러나 힘측정판의 실제 측정값은 지면 반발력 데이터로 운동형상학 자료(kinematic data)와 연관 지어 볼 수 있다. 힘측정판에서 측정한 데이터만 분석하기 보다는 운동형상학 자료와 함께 보면 보행의 역학적 요인을 보다 완벽하게 기술할 수 있으며 관절모멘트와 파워를 계산할 수 있다.

이미 많은 연구자들이 힘측정판이 아니지만 같은 기능을 보유한 기계들을 개발했다. 일반적으로 작은 힘 측정 감지기를 신발의 바닥에 고정하는 형태이다. 대상자가 보행시 지면반발력과 압력중심을 전기적 출력으로 제공한다. 3축 시스템으로 기술되었지만, 이런 유형의 기구는 일반적으로 지면반발력의 수직 힘만을 측정한다. 장점은 다음과 같다.

1. 여러 번의 걸음을 측정할 수 있다.
2. 방향을 지시할 필요가 없다.
3. 두 발이 힘측정판 위를 걸을 수 있도록 조절할 필요가 없다.
4. 부분적으로나 온전히 힘측정판위에 발을 딛지 못할 위험이 없다.

단점으로는 힘측정센서가 발아래 있고 전선으로 연결되어 있다는 점이다. 또한, 힘측정 조절 시스템은 발과 함께 움직이는데 비해 다른 운동형상학 자료는 연구실 환경에 기반을 둔 조절 시스템을 사용한다. 이런 경우에 두 형태의 데이터를 함께 사용하기가 매우 어려워서 생체 역학적 분석을 온전히 수행하기 어렵다.

힘측정판은 신경학적 진단을 하는데 중요한 균형능력과 자세 이동(postural sway)을 측정하는데 사용될 수 있다. 균형 유지 기전을 완전히 분석하기 위해서는 움직일 수 있는 지지면과 시각적 환경 시스템도 필요하다.

발의 압력 측정
(Pressure beneath the foot)

당뇨성 신경병증이나 류마티스성 관절염과 같이 발에 과도하게 압력이 가해지는 문제가 있는 환자의 경우에 보행분석 시 발의 압력도 측정하게 된다. Lord 등(1986)은 여러 시스템에 대해 고찰했다. 발의 압력을 측정하는 시스템은 바닥에 매립하거나 신발 밑창 형태로 구성되어 있다. 압력 측정의 단위는 SI로 파스칼(Pa)로 표기하며 1제곱미터당 1뉴턴이 가해졌을 때이다. 하지만 파스칼 단위는 너무 세밀하여 임상적으로는 킬로파스칼(kilopasclas, kPa)나 메가파스칼(megapascals, MPa)을 사용한다. 측정단위의 차이는 부록 2에 제시되어 있다.

Load 등(1986)은 발의 압력을 측정할 때 힘과 압력(단위 면적당 힘)을 구분하는 것이 중요하다고 했다. 측정 시스템 중에는 이미 알려져 있는 면적에서 힘(또는 부하 'load')을 측정을 구하기도 하며, 단위면적 당 평균 압력을 계산할 수 있다. 그러나 발허리뼈 머리(metatarsal head)와 같은 뼈가 돌출된 부위 피하부위 등과 같이 기압경도(pressure gradient)가 존재한다면 단위면적당 평균압력은 면적내의 최대 압력보다는 낮을 수밖에 없다.

꼭 기억해야 할 점은 발의 압력 측정시 통증이 있는 부위로는 보행할 수 있다는 점이다. 발의 한 부위에 압력이 많이 가해져서 통증이 있다면 실제 보행 검사 시에는 압력이 가해지지 않도록 피해 보행할 수 있다는 것이다. 그러나 당뇨성 신경병증 환자에서처럼 발바닥의 감각이 저하되어 있으면 이러한 현상은 발생하지 않는다. 매우 높은 압력이 가해지지만 대개는 욕창이 발생된다.

선 자세에서 발에 가해지는 압력은 80~100 kPa이며, 걷거나 일부 스포츠 활동시에는 200~500kPa이 가해진다. 당뇨성 신경병증이 있는 경우에는 1000~3000kPa까지 측정되었다. 선 자세에서 정상적인 수축기 혈압은 33kPa(250mmHg)로 측정되며, 조직에 가해지는 혈압보다는 높을 것이다.

유리판 검사 (Glass plate examination)

발에 가해지는 반 정량적인(semi-quantitative) 유용한 정보를 얻는 방법 중에는 거울이나 카메라가 설치되어 있는 유리판 위를 서거나 보행하는 방법이 있다. 보행하는 동안 바닥과 닿는 발바닥 부분은 하얗게 눌리므로 관찰하기 쉽다. 신발의 안쪽과 바깥쪽을 모두 살피면 보행 패턴을 알 수 있으므로 보행 검사 시에는 새 신발이 아닌 신고 있던 신발을 착용하여 걷도록 한다.

직접 압력 측정 시스템 (Direct pressure mapping systems)

수년 동안 발에 가해지는 압력을 측정하기 위한 여러 방법이 사용되어져 왔다. Harrs 또는 Harris-Beath mat는 얇은 고무판으로 구성되어 있는데 고무판 윗면은 높이가 다른 기둥형태로 구성되어 있다. 사용하기 전에 잉크를 묻히고 종이를 얹은 후 매트 위를 보행하도록 한다. 가장 높은 기둥은 상대적으로 낮은 압력이 가해지는 부분이며 낮은 기둥은 압력이 가장 많이 가해진 부분으로 압력이 가장 많이 가해진 부분에 잉크가 가장 많이 묻어있게 된다. 발바닥에 분포하는 압력을 알 수 있는 반 정량적인 측정 시스템이다. 다른 시스템으로는 이미 언급된 적이 있는 압력에 민감한 필름(pressure-sensitive film), 즉 알루미늄 호일이나 탄소 종이 등과 같은 필름 위를 보행하도록 하는 방법이 있다.

발압력그래프 (Pedobarograph)

발압력그래프(Pedobarograph)는 탄성매트로 유리판이 덮고 있는 형태로, 대상자가 매트 위를 보행하면 압력이 많이 가해진 부분이 어둡게 변하는 특성이 있다. 어두운 색으로 변할수록 압력이 많이 가해진 부분이라고 보면 된다. 유리판 아래 부분에서는 TV 카메라가 설치되어 있어 압력이 가해지는 정도에 따라 다른 색으로 표시된다.

힘 감지기 시스템 (Force sensor systems)

대상자가 보행하는 동안의 발바닥의 특정 부위에 가해지는 수직 힘을 측정하기 위한 시스템에 대해 논의해왔다. 발바닥에서 단위면적당 가해지는 힘을 나누어 보려고 한다. 저항과 스트레인 게이지 용량(capacitative strain gauges), 전도성 고무, 압전(piezoelectric) 물질, 광탄성 시각 시스템(photoelastic optical system)등 여러 가지 힘측정센서가 사용되고 있다. 다양한 시스템에 따라 그림 4.18에서 제시한 것과 같이 결과값도 다양하게 제시된다.

신발 내장 기구 (In-shoe devices)

신발 속의 압력을 측정하기는 어렵다. 주된 이유로는 발바닥 면이 평편하지 않고 커브가 있어서 전도성 공간이 충분하지 않고 감지기에서 정보를 전달하는데 많은 전선이 필요하기 때문이다. 이런 이유에도 불구하고 상업적으로 판매되는 제품이 있으며 임상적으로 유용한 결과를 제시하고 있다. 이러한 정보는 인터넷에서 검색해 볼 수 있다(부록 3).

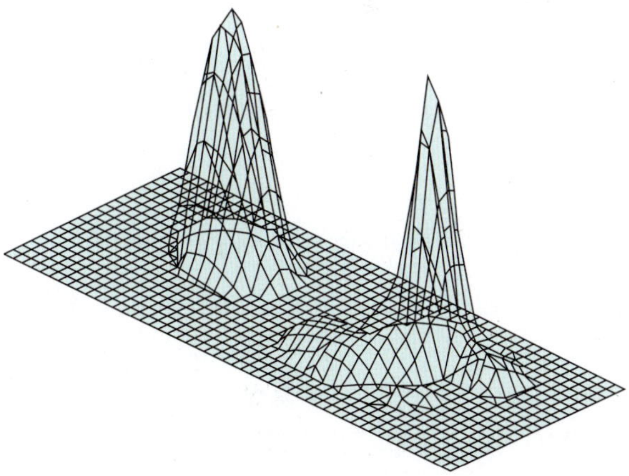

그림 4.18 • 점프 후 착지시 발꿈치들린오목발(cavus foot) 대상자 발의 압력(EM Hennig, 5th Biennial Conference, Canadian Society of Biomechanics, 1988).

근활성도 측정 (Measuring muscle activity)

근전도 (Electromyography)

EMG는 수축하는 근육의 활성도를 측정하는 기구로 운동 단위의 활성정도(MUAP, motor unit action potential)를 기록한다. 전기적인 신호를 측정하지만 역학적 활성도를 측정하는 것은 아니므로 EMG는 구심성, 등척성, 원심성 수축인지를 구분하기 어렵고, 근활성도와 수축력과의 관계도 명확하게 밝혀지지는 않았다. 근전도는 보행하는 동안 여러 근육의 수축이 시작과 마치는 시점을 알아보기 편하다(그림 4.19). EMG 신호는 양(magnitude)과 주파수를 기록한다. EMG 신호의 주파수 대역은 1Hz부터 500Hz까지 이며 EMG 강도(amplitude)는 1㎶에서 1mV까지 표시된다. 양과 주파수에 대한 개념은 어떤 신호에도 적용할 수 있지만 음파에 견주어 생각해 보는 것이 가장 편리하다. 음파의 양은 얼마나 소리가 큰가를 나타내며 주파수는 피치(pitch)를 나타낸다. EMG 신호량은 수축하는 동안의 전기적 활성도를 나타내며 주파수는 운동원의 활성 비율의 범위를 나타낸다. Basmajian(1974)이 저술한 교재가 가장 유용하다. 움직임의 생체 역학적 분석에는 Kleissen 등(1998)이 저술한 교재가 유용하다.

EMG 신호는 다양한 방법으로 표시할 수 있다. 임상적으로 사용되는 EMG 바이오피드백 기계는 수축함에 따라 빛의 세기가 다르게 표시된다. 그러나 EMG 신호에 대한 과학적 연구에서는 진폭을 연속선(그림 4.19a)으로 표시하거나 주파수 대역의 파워(그림 4.19b)로 표시하고 있다. EMG 신호는 표면이나 가는 와이어선(fine wire), 바늘 전극의 세 가지 방법으로 수집할 수 있다. 보행분석 시 대상자가 걷는 동안 EMG를 측정할 수 있으며, 신경학적 진단을 위해서 반 정적 EMG 측정(semi-static EMG measurements)을 실시한다.

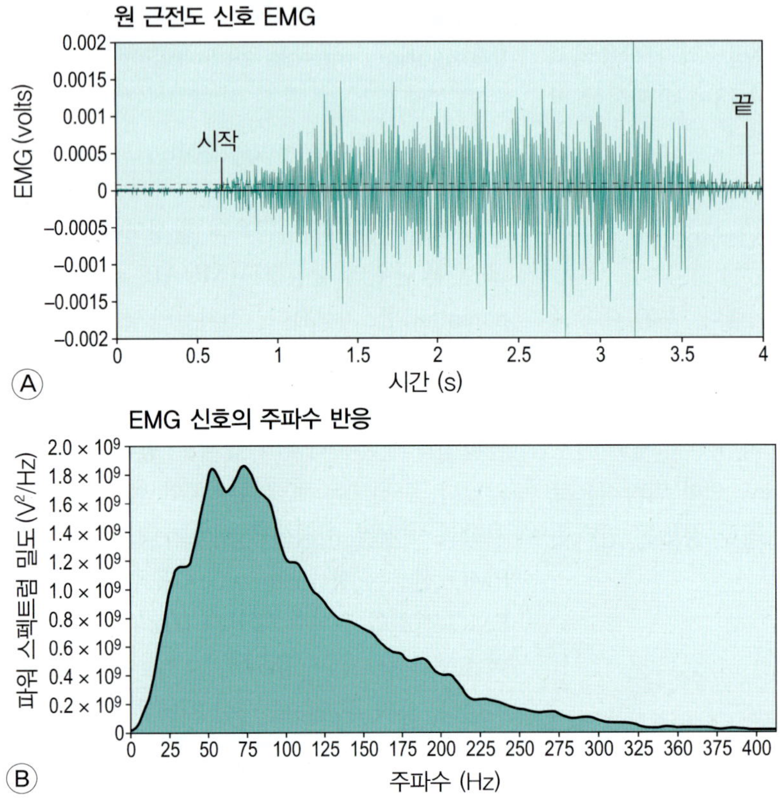

그림 4.19 • (A) 근 활성의 시작과 끝 지점. (B) EMG 신호량과 주파수 그래프

표면 전극 (Surface electrode)

표면근전도는 보행분석 시 가장 많이 사용되고 있다. EMG값은 표면 전극은 근육 위의 피부에 부착하여 두 전극 사이의 전압차를 기록한다. 접지 전극도 부착해야 하며 표면 전극 근처나 신체 어느 부위에 관계없이 부착할 수 있다. 근 활성(muscle action potential)은 근막, 지방, 피부의 간섭을 받을 수 있는데, 신호량은 상당히 작아서 전극 가까이에 매우 작은 전-증폭기(pre-amplifier)를 사용하여 신호를 증폭한다. EMG 신호는 전극 가까이에 있는 근육이나 근육근의 운동원에서 발생한 활성전위를 표면전극에서 수신한다. 신호는 피부표면 25mm 이내에 위치한 부위에서 수신하므로 장요근(iliopsoas)처럼 심부에 위치한 근육의 신호를 받기는 어렵다. 특정 근육의 생체신호를 수집하기 위하여 표면 전극을 부착하였지만 인접해있는 근육의 생체신호도 함께 수집될 수 있는데 이를 cross talk라 부른다. Ounpuu 등(1997)이 표면 전극을 사용하여 아동의 대퇴사두근 중 세 개의 표면 근육을 구분한 연구가 있기는 하지만, 표면 전극은 개별 근육보다는 근육군에서 정보를 수집하는데 적절하다. '대상자의 움직임(movement artefact)'에 따라 전기적 기초선이 변경되기도 하며 전열기구가 주변에 있을 경우에는 전자기장 간섭효과가 나타나기도 한다. 표면전극을 이용한 연구를 하는데 유용한 정보는 SENIAM 가이드라인(DelSys 웹사이트) 얻을 수 있다.

가는 와이어 전극 (Fine wire electrodes)

가는 와이어 전극은 피하의 근육에 직접 전극을 삽입하는 방법으로 매우 불편하거나 통증이 유발될 수도 있다. 와이어는 표면에서 몇 밀리미터 정도 삽입한다. EMG 신호는 세 가지 방법으로 기록될 수 있다:

1. 바늘 하나에 쌍으로 된 와이어를 삽입한다.
2. 두 개의 가는 와이어를 개별적으로 삽입한다.
3. 하나의 가는 와이어와 하나의 접지 전극을 삽입한다.

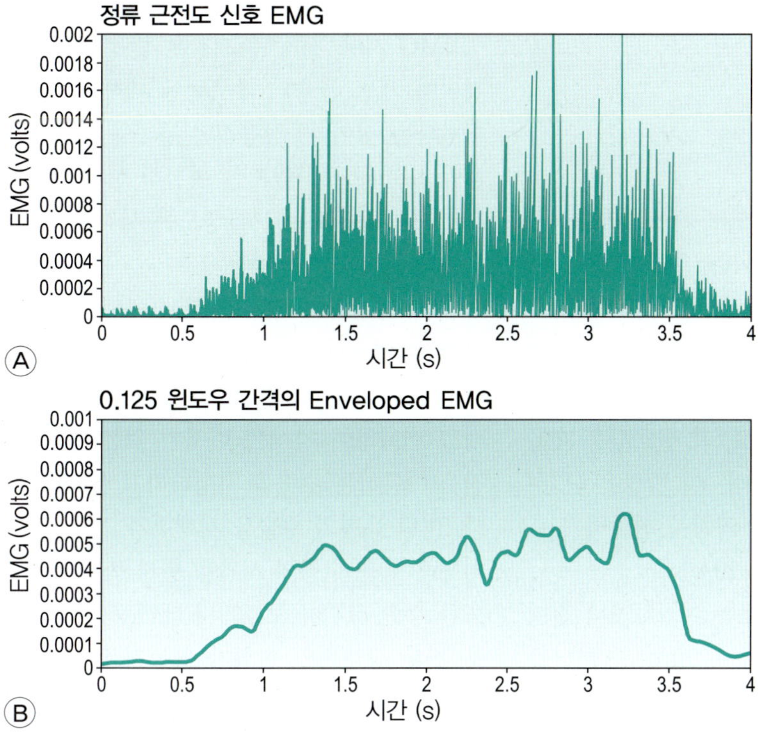

그림 4.20 • (A) 정류 EMG. (B) 0.125 윈도우 간격의 RMS EMG0-0

특히 두 개의 와이어를 각각 개별적으로 삽입하는 경우에는 표면 전극을 사용하는 것 보다 일반적으로 전압차가 높게 나타나며, 움직임이나 전자기장에 의한 간섭효과의 영향을 덜 받는다. 와이어 전극을 이용하면 한 근육에서도 몇 개의 운동원에서만 특정 부위에서 신호를 받을 수 있어서 데이터 분석 시에는 이러한 점도 고려해야 한다. 가는 와이어 전극 EMG는 대상자가 불편감을 느낄 수 있고 침습적인 방법이라 데이터 수집하기에 용이하기도 여겨지는 근육에만 선택적으로 사용하고 있다.

바늘 전극 (Needle electrodes)

바늘 전극은 보행분석보다는 생체연구에서 많이 사용되는 방법으로 피하에 전극 바늘을 삽입한다. EMG 신호는 적은 국소부위에서 수집할 수 있어서 대개 하나의 운동원에서의 활성도를 수집하는데 사용한다.

EMG 신호 처리 과정 (Signals processing of EMG signals)

원 근전도 신호(Raw EMG)

EMG 신호는 낮은 전압으로 표시되며 이 신호는 다른 전기적 잡음에 의해 묻힐 수도 있다. 따라서 EMG 신호는 잡음에 의한 효과를 줄이기 위해 증폭하여 사용하는데 일반적으로 측정한 신호의 1000~10000배 증폭하여 사용한다. 증폭기는 전선이 길수록 간섭효과가 많아지므로 전기적 간섭을 줄이기 위해서 전극 가까이에 부착한다.

EMG 신호는 부유 기준(floating reference)에 의해 영향을 받을 수도 있는데 이를 저전압오프셋(low voltage offset) 또는 오류(bias)라 한다. 오류를 줄이기 위한 방법으로는 전체 신호의 평균값 원 신호에서 감산하여 데이터를 영점('zeroed position')으로 이동시키는 방법이 있다. 신호의 역치를 넘었는지에 따라 근육이 활성되었는지 그렇지 않았는지의 정보를 제공할 수 있다. 이 방법으로 근육 활성이나 비활성,

근활성의 시작과 끝에 대한 시작(on)/마침(off) 측정을 할 수 있다.

정류 (Rectified), enveloped, 적분 (integrated) EMG

원 EMG 신호(저 전류 offset으로 제거되었을 때) 곡선은 0점을 중심으로 양의 값이나 음의 값으로 모두 나타날 수 있으므로 편위수정(정류, rectification)이 필요하며, 그 이후에 평균값이 0이상의 값으로 제시된다. 편위수정이란 음의 값으로 제시된 신호를 모두 양의 값으로 변환하는 방법으로, 각 신호값을 제곱한 후 제곱근값을 산출하여 구한다. 이 방법은 근 수축의 시작과 끝을 알아보기 위한 역치를 산출하기 위해 먼저 수행되야 한다(그림 4.20A).

Enveloped EMG는 EMG 신호를 여과하거나 진행하는 과정으로 근 활성도를 제시하는 방법 중 하나로 사용된다. 저전류 패스 필터(low pass filter)는 불필요한 고주파를 제거하고 기준보다 낮은 주파수대역만 통과하도록 여과하는 방법이다. 임상적으로는 움직임 분석 시 주파수를 부드럽게 만드는 효과로 사용된다. 여전히 얼마나 신호를 여과할 것인지에 대한 논란이 있기는 하지만 저전류 패스 필터로는 6Hz에서 25Hz 사이를 기준으로 사용한다. 다른 방법으로는 평균평방근(root mean square) 방법이 있다. 평균평방근(root mean square) 방법은 다음의 3 단계로 산출한다.

1. 신호의 데이터를 각각 제곱한다.
2. 특정 시간을 단위로 평균값을 구한다(예를 들어, 0.125초)
3. 제곱근을 취한다(그림 4.20B)

적분 EMG(integrated EMG, iEMG)는 정류 EMG(rectified EMG) 추세선 아래의 면적을 구하는 것으로, 근육이 수행한 일(work)을 구할 때 사용한다. 보행시 밀기(push off)의 시작점과 끝점을 확인할 수 있다면 밀기(push off)를 하는 동안 근육군이 상대적인 일을 구할 수 있다. 따라서 iEMG는 시기별로 하나의 값으로 제시할 수 있다.

EMG 사용의 제한점 (Limitation of EMG)

EMG 사용 시 주문제점은 반정량적 기술에 의한 것이며 개별 근육의 수축력에 대해서는 정보를 주기 어렵다는 점이다. 정량적인 결과를 얻기 위해서 수년 동안 노력해오고 있지만 여전히 한계가 있다. 일반적으로 EMG 신호는 근활성도를 시각적인 정보로 제공하는데 사용하고 있다.

많은 제한점이 있지만, EMG는 근활성 시간을 제공할 수 있으므로 보행분석 시 유용하게 사용할 수 있다. 예를 들어, 뇌성마비 아동의 치료 방법 중 근 활성을 변화하여 자세를 바꾸기 위한 목적으로 근육의 건을 이동하는 수술을 시행하려고 할 때 사용할 수 있다. 이런 유형의 수술을 시행하기 전에, 먼저 EMG를 이용하여 근 수축의 시간을 먼저 측정하는 것이 좋다. 또한 수술 직후나 보조기나 테이핑, 보조기구 등을 적용 직후 상대적인 변화가 있는지 알아보는데도 사용할 수 있다.

에너지 소비 측정 (Measuring energy expenditure)

총 에너지 소비량을 정확하게 측정하는 방법은 단열 챔버(insulated chamber)안에서 보행을 시키는 등의 활동을 수행하도록 해서 몸에서 발생한 열을 측정하는 등 신체 전체의 칼로리를 측정(whole-body calorimetry)하도록 한다. 이 방법은 실용성이 떨어져서 연구사에만 실시한다. 가장 일반적으로 에너지 소비량을 측정하는 방법은 신체의 산소 소비량을 측정하는 방법이다. 직접 측정하는 방법은 아니지만 역학적 계산이나 심박수를 측정하여 계산할 수도 있다.

산소 소비량 (Oxygen consumption)

산소소비량을 측정하기 위해서는 대상자의 날숨을 분석할 수 있는 기구가 준비되어야 한다. 날숨의 부피(volume of exhaled air)와 날숨에서의 산소 함유도를 측정하면 주어진 시간 내에서의 산소 소비량을 계산할 수 있다. 이산화탄소량도 측정할 수 있는데, 이산화탄소 비율로는 유산소 대사나 무산소 대사 중 어떤 대상형태로 산소 소비(호흡 비율, respiratory quotient)를 했는가를 알 수 있다. 숨 쉬는 공기가 비정상적인 환경이 아니고 항상 일정한 환경이라면 매번 숨 쉬는 공기의 산소와 이산화탄소를 모두 측정할 필요가 없다.

산소소비량과 이산화탄소 생성량을 측정하는데 고전적으로 사용되는 방법은 코를 클립으로 막고 입에 마우스피스를 장착하여 큰 플라스틱이나 고무재질의 '더글러스 백(Douglas bag)'이나 '풍선(meteorolocal balloon)'에 날숨공기를 모으는 것이다. 대상자가 보행하는 중이라면 어떤 방법으로도 공기주머니를 장착하거나 같이 이동할 수 있어야 한다. 분석 시에는 모은 가스의 일부만 채취 후 나머지는 대기 중에 버린다. 온도, 공기압, 습도를 교정하면 매우 정확하게 산소 소비량을 측정할 수 있다. 그러나 이러한 방법을 날숨을 모으는 방법은 매우 불편하여 일부 환자에게는 적용하지 못할 수도 있다.

전체 날숨을 수집하는 방법에 비해서는 정확도가 떨어질 수는 있지만 고전적인 방법과 마찬가지고 코를 클립으로 고정하고 마우스피스를 장착한 후에 전체 날숨을 측정하는 대신 이동 시스템(portable system)을 이용하여 연속적으로 가스 샘플과 부피를 측정하는 방법이 있다. 코에 클립을 장착하고 마우스피스를 장착하는 대신 안면마스크(facemask)를 적용하여 가스를 수집하는 방법도 사용할 수는 있지만, 가스가 새는 것을 막거나 얼마나 많은 양이 유출되었는지를 확인하기 어렵다. 일부 보행 분석실에서 안면마스크와 이동 측정 시스템을 이용하여 지속적으로 측정한 연구실에서는 아동에게도 적용하기 쉽다고 했다. 일부 연구에서 보행분석 시 산소 폐쇄 시스템(oxygen-filled closed system)에서 대상자의 날숨과 들숨을 폐활량계(spirometer)를 이용하여 측정하였고, 폐쇄 시스템 내에 배출한 이산화탄소도 함께 수집하였다. 폐활량계(spirometer)는 이동식 장비는 아니어서, 트레드밀에서 보행하는 등을 측정할 때는 유용하게 사용할 수 있다.

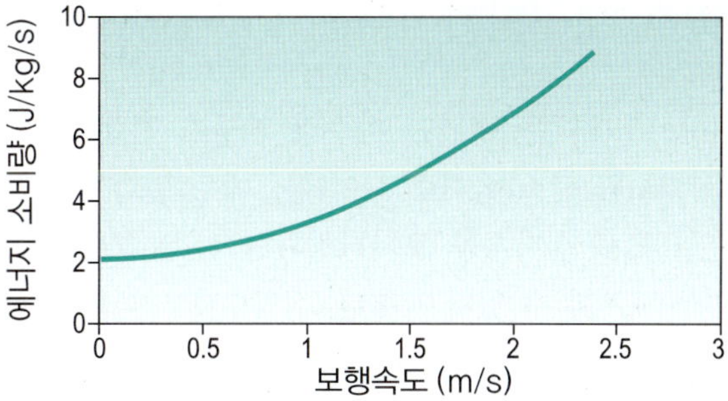

그림 4.21 • 보행속도에 따른 초당 에너지 소비량(E_w)

어떤 방법을 이용하던지 단위 시간당 에너지 소비량과 단위 거리 당 에너지 소비량 중 한가지로 정보를 제시할 수 있다. 단위 시간당 에너지소비량(Ew)은 칼로리/분(calorie/min)이나 줄/초(joulles/sec, watt)로 제시하며 보행속도가 증가함에 따라 증가하는 양상을 보였다. 점차 질량에 따라 단위 무게(kilogram) 당 에너지 소비량을 비교하는 방법으로 발전했다(그림 4.21). 단위 거리당 에너지 소비량(Em)은 에너지 소비량을 양적으로 측정하는 방법이다. 그림 4.22에서는 보행 속도의 변화에 따라 거리 당 에너지 소비량을 제시하였다. 대상자가 효율적으로 보행할 때 최저값으로 표시된다. 따라서 정상성인의 경우에는 보행 속도가 1.33 m/s, 80 m/min, 4.7 km/h 또는 한 시간당 2.9 miles일 때 가장 효율적이라고 판단할 수 있다. 보행속도가 증가하거나 감소하면 단위 거리 당 에너지 소비량이 증가할 수 있고 효율성이 저하된다(Corcoran과 Bregelmann, 1970; Ralston, 1958). 개인마다 가장 효율적인 보행 속도를 측정할 수 있으며 병리적 보행 검사 시에도 효과적으로 비교할 수 있다.

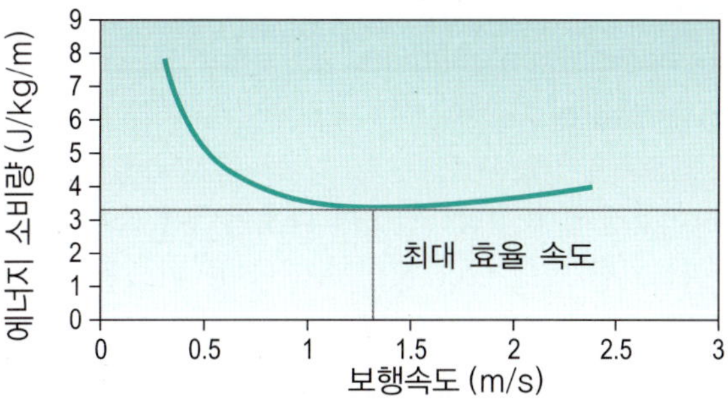

그림 4.22 • 보행속도에 따른 미터당 에너지 소비량(E_m)

심박수 모니터링 (Heart rate monitoring)

Rose(1983)은 수년간 다수의 연구가 진행되었으며 심박수와 산소 섭취량 사이에는 매우 밀접한 관계가 있으므로 심박수를 모니터링하면 산소 섭취량 측정법을 대체할 수 있다고 했다. 심박수 모니터링은 실시하기 편할 뿐만 아니라 손가락의 모세혈관 내 혈류량을 측정하는 등 다양한 시스템을 이용하여 측정할 수 있다. 다른 방법으로는 가슴부위에 전극을 부착하여 심전도(electrocardiogram)를 이용하여 심박수(heart rate)를 수집하는 방법이 있다. 일반 원칙상 안정시와 운동시 심박수는 차이가 있으며 에너지 소비량과 밀접한 관계가 있다. 심박수의 변화와 에너지 소비와의 관계를 이용하는 것 보다는 생체소비지수(physiological cost index, PCI)를 이용하는 것이 대상자간 차이에 민감도 적다고 한다(Steven 등, 1983). 산출식은 다음과 같다.

PCI = (보행시 심박수−안정시 심박수)/속도

계산식을 이용하여 1분당 심박수와 1분당 이동 거리(미터)를 측정할 수 있거나 초당 심박수와 1초당 이동거리 등 동일한 단위로 측정하면 산출할 수 있다. PCI의 측정 단위는 미터 당 정량 심박수(net beat per metre)이다. 심박수는 다양하게 나타나는 경향이 있으므로 PCI상 작은 변화가 나타나도 중요하지 않을 수 있지만, PCI로 미터 당 에너지 소비량 유형(energy expenditure per metre, Em)을 비교할 수 있다.

에너지 소비량의 역학적 계산 (Mechanical calculations of energy expenditure)

이미 1장에서 설명하였듯이 대사에너지 소비와 실제 역학적인 일의 양은 동일하지 않다. 원심성 근 활성의 경우, 대사에너지는 역학적인 에너지를 생성하기보다는 흡수한다. 근 수축으로 양적 일(positive work)했다고 해도 전환 효율성(efficiency of conversion)은 상대적으로 낮고 다양하게 나타나며 추정하기 어려울 수 있다. 이러한 이유로 보행과 같은 복잡한 활동시 총 에너지 소비량을 역학적 계산식에 의해 추정하는 것은 적절하지 않지만, 일부 연구에서는 에너지 소비량을 추정하는데 이 계산식을 사용하기도 했으며(Gage 등, 1984), '보행시 외적 일의 추정식 [estimated external work of walking(EEWW)]'으로 알려져 있다. 이와 같은 계산식은 단일 근육의 구심성 수축과 같이 단순한 활동시 근 수축과 역학적 결과 사이의 상관관계 사이에 신뢰도가 높게 나타난다.

역학적 계산공식에 의해서 총 에너지 소비량을 추정하는 것이 적절하지 않기는 하지만, 보행 분석 시에 각 관절에서 생성되는 에너지와 이동되는 에너지를 측정하는데 사용하기도 한다. 이 측정의 결과는 2장과 3장에 제시하였다. 운동학/운동역학 시스템 (kinetic/kinematic systems)을 결합하여 사용하기도 한다.

운동학과 운동형상학 시스템의 융합 (Combined kinetic/kinematic systems)

각 요소를 별도로 합하는 것보다는 운동역학 시스템과 힘측정판(kinetic system)을 함께 사용하는 것이 낫다. 그 이유는 사지 분절(limb segment)과 지면반발력의 벡터와의 상관성을 알고 있다면 사지를 역학 시스템(mechanical system)으로 간주하여 'inverse dynamic' 계산을 할 수 있다. 모든 상업용 시스템의 소프트웨어에서 이러한 계산이 지원되는 것은 아니지만, 힘 모멘트와 하지의 주 관절에서 생성되는 파워와 흡수되는 파워를 계산할 수 있다. 질량(masses), 사지 분절의 관성 모멘트(moment of inertia), 중력 중심(center of gravity)을 알면 계산할 수 있다. 이 값을 직접 측정하는 것은 불가능하지만, 출판된 연구에서의 데이터를 확인해보면 대상자의 신체계측값을 적용하여 대략적으로 추정할 수 있다. 이 계산식에서는 발을 단일구조물로 간주하여 계산하므로 발목 파워를 계산시에는 어느 정도 오류가

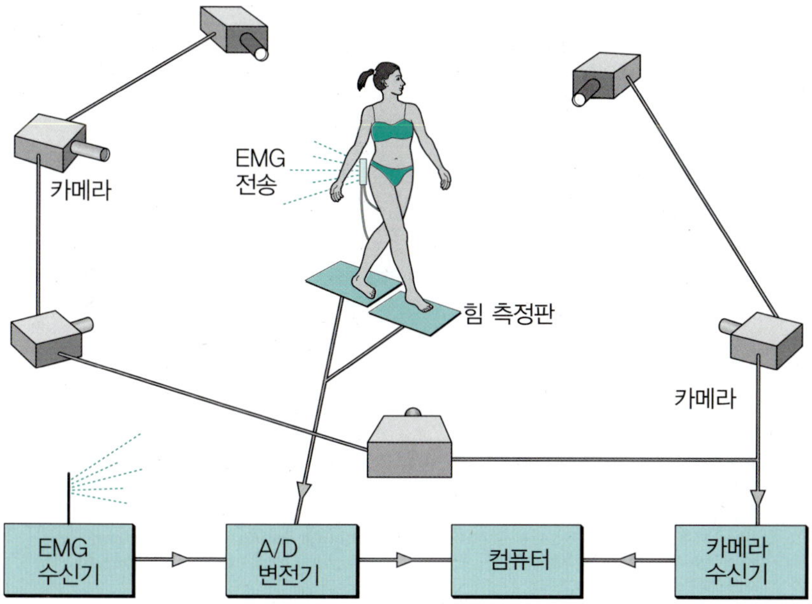

그림 4.23 • 저자의 보행 분석실에 설치되어 있는 6개의 카메라, 2개의 힘측정판, EMG 무선 시스템의 보행분석장비

발생할 수밖에 없다. 임상적으로 잘 갖추어진 보행 분석실이라고 하면 근전도 시스템과 비디오 기록장치 등 운동학/운동형상학 시스템을 모두 갖추어 있어야 한다. 또한 산소 섭취량이나 발바닥에 가해지는 압력을 측정할 수 있어야 한다. 연구용 실험실인 경우에는 장치나 장비가 더 갖춰있어야 한다.

운동학/운동형상학 시스템의 가장 큰 문제점은 데이터가 너무 방대하게 수집되어 어떤 데이터가 중요한지 아닌지를 구별하기가 매우 어렵다는 점이다. 최근 이러한 문제점을 다변량 분석, 주요인 분석, 신경학적 네트워크, 'fuzzy systems' 등 수학, 통계학, 융합 기술적인 측면에서 분석하기 위한 연구(Chau, 2001a,b)가 시도되었다. 임상적으로 미래에는 환자의 보행을 미리 예견하는 '예측 시스템(expert system)'을 구축할 수 있을 것이다. 또한 이렇게 많은 양의 데이터를 축소시킬 수 있는 방법으로는 하나의 기준(a single index)을 세우고 측정하는 방법이 있다. 한 예로 Schutte 등(2000)이 제안한 'normalcy index'는 환자의 장애를 양적으로 표시하고, 치료의 결과를 제시하기 위한 방법으로 Romei 등(2004)은 임상적으로 적용가능하며 신뢰도가 높고 사용하기 편리하다고 언급하였다. 좀 더 자세한 내용은 5장에서 제시할 것이다.

참고문헌 (References)

Bilney, B., Morris, M., Webster, K., 2003. Concurrent related validity of the GAITRite walkway system for quantification of the spatial and temporal parameters of gait. Gait Posture 17, 68–74.

Crosbie, J., Vachalathiti, R., Smith, R., 1997. Patterns of spinal motion during walking. Gait Posture 5, 6–12.

Klenerman, L., Dobbs, R.J., Weller, C., et al., 1988. Bringing gait analysis out of the laboratory and into the clinic. Age Ageing 17, 397–400.

Law, H.T., 1987. Microcomputer-based, low cost method for measurement of spatial and temporal parameters of gait. J. Biomed. Eng. 9, 115–120.

Law, H.T., Minns, R.A., 1989. Measurement of the spatial and temporal parameters of gait. Physiotherapy 75, 81–84.

New York University, 1986. Lower Limb Orthotics. New York University Postgraduate Medical School, New York, NY.

Cappozzo, A., Della Croce, U., Leardini, A., et al., 2005. Human movement analysis using stereophotogrammetry. Part 1: Theoretical background. Gait Posture 21, 186–196.

Chao, E.Y.S., 1980. Justification of triaxial goniometer for the measurement of joint rotation. J. Biomech. 13, 989–1006.

Chau, T., 2001a. A review of analytical techniques for gait data. Part 1: fuzzy, statistical and fractal methods. Gait Posture 13, 49–66.

Chau, T., 2001b. A review of analytical techniques for gait data. Part 2: neural network and wavelet methods. Gait Posture 13, 102–120.

Chiari, L., Della Croce, U., Leardini, A., et al., 2005. Human movement analysis using stereophotogrammetry. Part 2: Instrumental errors. Gait Posture 21, 197–211.

Collins, J.J., Whittle, M.W., 1989. Impulsive forces during walking and their clinical implications. Clin. Biomech. (Bristol, Avon) 4, 179–187.

Corcoran, B., 1970. Oxygen uptake in normal and handicapped subjects, in relation to speed of walking beside velocity controlled cart. Arch. Phys. Med. Rehabil. 51, 78–87.

Davis, R., Ounpuu, S., Tyburski, D., Gage, J., 1991. A gait data collection and reduction technique. Hum. Mov. Sci. 10, 575–587.

Della Croce, U., Cappozzo, A., Kerrigan, D.C., 1999. Pelvis and lower limb anatomical landmark calibration precision and its propagation to bone geometry and joint angles. Med. Biol. Eng. Comput. 37 (2), 155–161.

Della Croce, U., Leardini, A., Chiari, L., et al., 2005. Human movement analysis using stereophotogrammetry. Part 4: Assessment of anatomical landmark misplacement and its effects on joint kinematics. Gait Posture 21, 226–237.

Gage, J.R., Fabian, D., Hicks, R., et al., 1984. Pre- and postoperative gait analysis in patients with spastic diplegia: a preliminary report. J. Pediatr. Orthop. 4, 715–725.

Gerny, K., 1983. A clinical method of quantitative gait analysis. Phys. Ther. 63, 1125–1126.

Hillman, S.J., Hazlewood, M.E., Loudon, I.R., et al., 1998. Can transverse plane rotations be estimated from video tape gait analysis? Gait Posture 8, 87–90.

Holden, J.P., Orsini, J.A., Siegel, K.L., et al., 1997. Surface movement errors in shank kinematics and knee kinetics during gait. Gait Posture 5, 217–227.

Johnson, G.R., 1990. Measurement of shock acceleration during walking and running using the shock meter. Clin. Biomech. (Bristol, Avon) 5, 47–50.

Kadaba, M.P., Ramakrishnan, H.K., Wootten, M.E., Gainey, J., Gorton, G., Cochran, G.V., 1989. Repeatability of kinematic, kinetic, and electromyographic data in normal adult gait. J. Orthop. Res. 7 (6), 849–860.

Kleissen, R.F.M., Buurke, J.H., Harlaar, J., et al., 1998. Electromyography in the biomechanical analysis of human movement and its clinical application. Gait Posture 8, 143–158.

Krebs, D.E., Edelstein, J.E., Fishman, S., 1985. Reliability of observational kinematic gait analysis. Phys. Ther. 65, 1027–1033.

Leardini, A., Chiari, L., Della Croce, U., et al., 2005. Human movement analysis using stereophotogrammetry. Part 3: Soft tissue artifact assessment and compensation. Gait Posture 21, 212–225.

Lord, M., Reynolds, D.P., Hughes, J.R., 1986. Foot pressure measurement: a review of clinical findings. J. Biomed. Eng. 8, 283–294.

Menz, H.B., Latt, M.D., Tiedemann, A., et al., 2004. Reliability of the GAITRite walkway system for the quantification of temporo-spatial parameters of gait in young and older people. Gait Posture 20, 20–25.

Morris, J.R.W., 1973. Accelerometry – a technique for the measurement of human body movements. J. Biomech. 6, 729–736.

Nene, A., Mayagoitia, R., Veltink, P., 1999. Assessment of rectus femoris function during initial swing phase. Gait Posture 9, 1–9.

Õunpuu, S., DeLuca, P.A., Bell, K.J., et al., 1997. Using surface electrodes for the evaluation of the rectus femoris, vastus medialis and vastus lateralis in children with cerebral palsy. Gait Posture 5, 211–216.

Pearcy, M.J., Hindle, R.J., 1989. New methods for the non-invasive three-dimensional measurement of human back movement. Clin. Biomech. (Bristol, Avon) 4, 73–79.

Ralston, H.J., 1958. Energy speed relation and optimal speed during level walking. Int. Z. Angew. Physiol. 17, 277.

Rafferty, D., Bell, F., 1995. Gait analysis – a semiautomated approach. Gait Posture 3 (3), 184.

Reinschmidt, C., van den Bogert, A.J., Lundberg, A., et al., 1997. Tibiofemoral and tibiocalcaneal motion during walking: external vs. skeletal markers. Gait Posture 6, 98–109.

Robinson, J.L., Smidt, G.L., 1981. Quantitative gait evaluation in the clinic. Phys. Ther. 61, 351–353.

Romei, M., Galli, M., Motta, F., et al., 2004. Use of the normalcy index for the evaluation of gait pathology. Gait Posture 19, 85–90.

Rose, G.K., 1983. Clinical gait assessment: a personal view. J. Med. Eng. Technol. 7, 273–279.

Rose, G.K., 1985. Use of ORLAU-Pedotti diagrams in clinical gait assessment. In: Whittle, M., Harris, D. (Eds.), Biomechanical Measurement in Orthopaedic Practice. Clarendon Press, Oxford, pp. 205–210.

Saleh, M., Murdoch, G., 1985. In defence of gait analysis. J. Bone Joint Surg. Br. 67, 237–241.

Schutte, L.M., Narayanan, U., Stout, J.L., et al., 2000. An index for quantifying deviations from normal gait. Gait Posture 11, 25–31.

Steven, M.M., Capell, H.A., Sturrock, R.D., et al., 1983. The physiological cost of gait (PCG): a new technique for evaluating nonsteroidal antiinflammatory drugs in rheumatoid arthritis. Br. J. Rheumatol. 22, 141–145.

Whittle, M.W., 1982. Calibration and performance of a three-dimensional television system for kinematic analysis. J. Biomech. 15, 185–196.

Whittle, M.W., 1999. Generation and attenuation of transient impulsive forces beneath the foot: a review. Gait Posture 10, 264–275.

Whittle, M.W., Levine, D.F., 1997. Measurement of lumbar lordosis as a component of clinical gait analysis. Gait Posture 5, 101–107.

Woltring, H.J., 1976. Calibration and measurement in 3-dimensional monitoring of human motion by optoelectronic means. II. Experimental results and discussion. Biotelemetry 3 (2), 65–97.

Zijlstra, W., Hof, A.L., 2003. Assessment of spatio-temporal gait parameters from trunk accelerations during human walking. Gait Posture 18, 1–10.

Zijlstra, W., Rutgers, A.W.F., Hof, A.L., et al., 1995. Voluntary and involuntary adaptation of walking to temporal and spatial constraints. Gait Posture 3, 13–18.

추천도서 (Further reading)

Bilney, B., Morris, M., Webster, K., 2003. Concurrent related validity of the GAITRite walkway system for quantification of the spatial and temporal parameters of gait. Gait Posture 17, 68–74.

Crosbie, J., Vachalathiti, R., Smith, R., 1997. Patterns of spinal motion during walking. Gait Posture 5, 6–12.

Klenerman, L., Dobbs, R.J., Weller, C., et al., 1988. Bringing gait analysis out of the laboratory and into the clinic. Age Ageing 17, 397–400.

Law, H.T., 1987. Microcomputer-based, low cost method for measurement of spatial and temporal parameters of gait. J. Biomed. Eng. 9, 115–120.

Law, H.T., Minns, R.A., 1989. Measurement of the spatial and temporal parameters of gait. Physiotherapy 75, 81–84.

New York University, 1986. Lower Limb Orthotics. New York University Postgraduate Medical School, New York, NY.

보행분석의 적용

(Applications of gait analysis)

5

보행분석의 적용은 편리하게 임상보행분석과 과학적 보행분석 등 2가지 주요 항목으로 나눈다. 이런 구분의 한 가지 문제는 임상보행분석은 과학적이 아니고, 과학적 보행분석은 임상적인 가치가 없다고 생각하게 하는 것이나, 이것은 옳은 생각이 아니다. 하지만 접근방법에 큰 차이가 있고, 기기를 사용하지 않고 주관적으로 보행을 관찰하는 임상가와 연구도구로써 과학적 보행분석기술을 사용하는 대학의 생체역학실험실 사이에 사용하는 장비에는 더욱 큰 차이가 있다. 임상보행분석은 직접 개개인의 환자에게 도움이 되는데 목적이 있는 반면, 과학적 보행분석의 목적은 보행 자체에 대한 이해를 증진시키고, 나아가서는 미래의 의학진단이나 치료를 향상시키는 것이다.

보행분석에 대한 참고자료를 대강만 찾아봐도 상당히 많은 논문들이 이 방법의 임상적 적용보다는 과학적 보행분석에 관해 발표되어 있다. 더 많은 시간과 노력이 과학적 보행분석에 관해 발표나 출판에 쓰여진 것은 의심할 바 없는 사실이지만, 임상보행분석은 때때로 출판하기에 적합하지 않기 때문에, 2가지 영역에서 발표된 각 논문 편수만 가지고는 잘못된 인상을 줄 지도 모른다. 일반적으로 의사들은 개개 환자들의 문제해결에 관여하므로 잘해야 증례보고 정도 밖에 할 수 없는 반면, 과학자들은 종종 연구주제의 어떤 측면을 깊이 있게 연구하여 발표할 만한 결론을 이끌어 낼 수 있다. 학술연구 논문이 주종을 이루는 또 다른 요인은, 과학자들은 자신의 전문 분야에서 자신의 위치를 유지하기 위해 발표의 필요성을 의사들 보다는 훨씬 더 많이 느낀다는 것이다. 문헌상에 나타나는 것보다는 더 많은 임상보행분석이 행하여지고 있을 것이다. 훨씬 더 많은 수용 능력이 있음에도 불구하고, 보행분석의 강력한 기술로 적은 수의 환자에게만 도움을 줄 수 있는 점이 여전히 유감스럽다. 전세계적으로 수술 전에 어떤 형태의 체계적인 보행분석이라도 받는 뇌성마비 환자의 수가 천명을 넘지 않는다. 하지만 임상에서 점차적으로 모든 형태의 임상검사는 객관적인 자료에 의해 뒷받침되어야 한다는 사실이 받아들여지고 있다. 재활의학과와 정형외과 영역에서, 흔히 보행분석기술로 객관적인 자료를 제공해 줄 수 있다. 본 5장은 보행분석의 임상적용과 과학적 적용의 2가지 분야로 나누어 기술하였다. 임상적용은 여러 환자 집단, 특히 뇌성마비 아동의 치료방향 결정과 환자상태를 기술하는데 보행분석이 사용된다. 과학적 보행분석은 임상과 기초연구로 구분하는데, 전자는 질병경과와 치료방법에 초점을 맞추고 후자는 측정 방법과 생체역학, 인체 동작과 생리학 분야의 지식발달에 초점을 맞춘다.

임상보행분석

(Clinical gait assessment)

임상보행분석은 한 개인에 대해 직접 그 개인에게 도움을 주기 위해 보행분석을 하는 과정을 말한다. 임상보행분석의 목적이 단순하게 환자의 현재 상태를 증명하는 것이라면, 모든 것이 요구될 것이다. 다시 말하면, 이것은 치료계획 혹은 일정 치료기간 이후에 진행을 모니터하는 것과 같이 연속적인 과정 중에서 단지 한 단계에 불과하다.

Rose(1983)는 보행분석과 보행평가를 구분하여 정의하였다. 그는 보행분석은 "자료수집"이고 보행평가는 "임상의사결정의 목적으로 다른 자료들과 함께 보행 자료를 통합하는 것"이라고 하였다. '분석'이라는 용어의 사용은 '새로운 정보에서 기인한 자료 처리과정'이라는 더 기술적인 분야의 의미와는 구분을 해야 한다. 그러나 Rose의 용어는 임상적 평가의 한 유형으로 보행 평가를 단순하게 지적한다는 점에서 적절하다고 볼 수 있다. 보건의료계열 학생들은 과거력, 신체검사 및 특수검사 등의 3가지 요소에 기초하여 임상평가를 실시하도록 교육받는다. 이 교재에서, 보행분석은 단순한 특수검사로 그 결과는 전체 임상적 내용을 제공할 수 있는 X-레이 보고서 및 혈액검사와 같은 다른 검사와 비교하는 것이다. '보행평가'라는 용어는 때때로 보행분석을 대신하여 사용한다. 전세계적으로 가장 단순한 보행평가는 임상, 물리치료 및 재활 크리닉, 보조기 및 의지크리닉, 스포츠센터 및 기타 많은 환경에서 수행된다. 매번 임상인은 환자가 방에 들나드는 모습을 바라보며, 환자의 보행을 평가한다. 그러나 종종 그런 평가는 비체계적이고, 환자가 얼마나 잘 걷는지에 관한 일반적인 인상을 관찰하여서 수행하는 것이 대부분이며, 아마도 주요 문제점 중 한 두개 이상에 관한 일부 아이디어만 획득할 것이다. 이것은 "비공식"보행평가이다. '공식' 보행평가를 수행하기 위하여 가능하면 객관적인 측정으로 증명될 수 있는 체계적인 접근법을 사용해야 한다. 그런 보행평가는 보통 작성된 문서와그런 보고서를 준비하는데 포함된 임상이의 전문분야에 따라서 더 주의깊게 생산된 평가를 얻을 수 있을 것이다.

임상보행평가에서 사용되는 보행분석 기술은 임상 상태의 본질, 개별 크리닉과 실험실에서 유용한 기술과 시설에 따라 다양하고, 평가 목적에 따라서도 달라질 수 있다. 그러나 일반적으로, 임상보행평가는 다음 3가지 가능한 이유를 위하여 수행한다. 첫째 임상의사결정의 기초를 제공한다. 둘째, 비정상 보행의 진단을 보조한다. 마지막으로 환자의 상태를 증명하는데 사용될 것이다. 이것은 다음에서 토론 할 것이다.

임상의사결정 (Clinical decision making)

Rose(1983)와 Gage(1983)는 비정상보행의 임상의사결정은 다음 3가지 명확한 단계로 이루어져야 한다고 제안하였다.

1. 보행평가(Gait assessment): 이것은 전체 임상과 거력에서 시작하고 환자와 의사, 치료사, 혹은 환자의 가족과 같은 기타 포함되는 사람들과 함께 한다. 환자가 이전에 수술을 받았다면 이 부분에 관한 자세한 자료가 가능하면 수술기록까지 수집되어야 한다. 과거력의 수집은 신체검사를 하여 확인하는데 특히 신경근육뼈대계통이 강조된다. 많은 실험실에서, 신체검사는 의사와 물리치료사가 함께 수행한다. 마지막으로 공식 보행분석을 실시한다.

2. 가설 형성(Hypothesis formation): 다음 단계는 관찰된 비정상 보행특성의 원인 혹은 원인들에 관한 가설을 발달시키는 것이다. 종종 이 가설은 관련 의사에 의하여 제기된 특별한 질문으로 만들어진다. 자료재검토에 필요한 시간, 동료들과의 의사교환 특히 다른 전문분야 전문인과의 의사교환은 매우 중요하다. 또한 임상의사결정으로서 가설의 설정은 '팀접근법'을 매우 강조한다. 보행장애가 있는 환자에서 기본적인 문제점에 관한 가설을 형성하는데 있어서, Rose (1983)는 환자의 보행패턴은 전체적으로 질환의 직접적인 결과와 영향은 없지만, 근본적인 문제의 순수한 결과이며 그것을 보상하기 위한 환자의 능력이라고 강조하였다. 그는 현재의 문제점이 심각할수록 그것을 보상하기 어렵기 때문에 더 쉽게 가설을 설정할 수 있다는 것을 관찰하였다.

3. 가설검증(Hypothesis testing): 때때로 이 과정은 관찰된 비정상의 원인으로 의심이 적을 때 제외된다. 그러나, 일부 의심이 존재하면, 가설은 2가지 다른 방법으로 검증되어야 할 것이다. 첫째, 다른 방법을 이용한 측정, 둘째 일부 방법을 이용한 보행 수정. 일반

적으로 일부 실험실은 비디오촬영, 운동학적 측정, 힘판측정 및 표면근전도와 같은 '표준화된 방법'을 수행하여 공평성을 유지한다. 그들은 가설을 검증하는데 필요하면 침근전도와 같은 기타 측정도 추가할 것이다. 기타 임상인은 비디오촬영과 같은 단순한 방법과 명확하게 도움을 주는 근전도와 힘판 사용과 같은 기타 기술을 사용하여 보행분석을 시작한다. Rose (1983)는 불필요한 일부절차와 '통증에 소모된 부분'과 같은 위험요소때문에 모든 환자를 위하여 표준화된 프로토콜을 사용하는 것은 반대이다. 가설검증의 기타 방법은 일부 수정을 시도한 후에 보행을 재검사하는 것으로, 전형적으로 제한된 관절 움직임에 보조기를 적용하거나 근육의 강직을 감소시키기 위하여 보튤리늄톡신을 적용한다거나 마취제를 사용하는 방법이다. 보행수정의 궁극적인 유형은 외과적 수술을 하는 것으로 회복 이후에 재검사를 실시한다. 그러나 이것은 수술이 일정한 개선을 야기한다는 제안의 좋은 근거로만 사용될 수 있지 '가성검증'의 극적인 유형은 아니다.

다른 유형의 보행분석은 보행평가의 다른 부분을 사용할 것이다. 발의 타이밍에 관한 정보는 비대칭을 확인하는데 사용되며, 균형, 안정성, 통증과 같은 문제점을 확인하는데 사용될 것이다. 일반적인 보행 변수는 장애의 정도를 안내하는데 사용되고 시간 경과 후 진행 혹은 악화를 모니터하는데 사용될 것이다. 팔다리 움직임의 운동학은 비정상적인 움직임으로 기술되지만 '원인' 근육은 확인할 수 없다.

가장 유용한 측정은 아마도 관절 모멘트와 관절 파워 특히 이러한 정보는 근전도 자료에 의해서 추가설명이 가능하다. 편부전마비 환자는 근전도를 포함한 기타 측정가능한 어떤 변수보다도 근육 파워출력에서 양쪽의 차이가 클 것이다. Winter(1985)는 근전도와 엉덩관절, 무릎관절 및 발목관절에 대한 모멘트를 사용하여, 관찰된 비정상 보행으로부터 현재의 원인인 '범죄' 운동패턴까지 역으로 추적할 필요가 있다고 강조하였다. 그는 비정상 보행의 기록방법과 일반적인 보행장애에 관한 표는 제공하여 가능한 원인과 확인하거나 반박할 수 있는 근거 유형을 제공한다(표 5.1). 다음단계는 치료에서 더 자세히 언급하지 않지만, 그는 정확한 '진단'을 하였어도, 치료사는 보행을 개선하는데 생체역학적인 원인-효과 관계성의 필요성에 관한 이해를 요구하는 '비정상 운동패턴을 변경하고 최적화' 하도록 노력해야 한다.

임상보행평가 분야에서 종사하는 많은 기타 전문가들은 보상작용 때문에 관찰된 비정상 보행의 현재 원인을 추론하는데 어려움이 있다고 한다. 수 많은 시도에서 체계적인 접근법을 사용하여 이 과정을 단순화하도록 하였다. 컴퓨터-기반 전문시스템은 임상보행평가를 발전시키는데 그런 수많은 계통과 적용 유형을 매우 적절하다. 보행패턴은 일반적으로 고정된 법칙을 사용할 수 있는 전문시스템처럼 명쾌하지 않고, 오히려 복잡한 자료 안에 패턴을 인식하는 방법을 학습할 필요가 있다. 신경망과 퍼지이론(fuzzy logic)과 같은 기술은 이 목적을 가능하도록 하였다(Chau, 2001). 그런 시스템의 수와 질은 향후 더욱 증가할 것이다. 다음 단락은 '전형적인' 실험실에서 임상의사결정을 위하여 보행평가를 어떻게 사용하는지를 설명한다. 물론 한 실험실과 다른 실험실은 실험실 구성원의 기술과 관심, 유용한 시설 및 기구, 그리고 검사하는 환자의 유형 등 자세한 부분은 다를 것이다.

환자가 동의서를 작성하고 실험실에 도착하면, 의사와 물리치료사 그리고 때로는 보조기사와 같은 다른 전문가에 의해서 과거력을 관찰하고 신체검사를 수행한다. 신장, 체중, 수많은 기타 측정도 수행한다. 환자의 보행은 양쪽 측면, 앞과 뒤에서 환자를 바라보면 비디오촬영을 한다. 보행분석의 '기술적인' 요소는 텔레비전/컴퓨터 운동학시스템 및 하나 이상의 힘판을 사용하여 수행한다. 사용되는 카메라 수는 경제적으로 크게 좌우된다. 실제로, 적어도 6대 이상의 카메라가 사용되어야 하지만 한 번에 환자의 한쪽 신체만을 측정한다면, 3대의 카메라로 만족스러운 자료를 얻을 수 있다. 대부분의 실험실에서 근육이 경우에 따라 기본적으로 선택된 근육이든지 큰볼기근, 넙다리네갈래근(특히 넙다리곧은근), 안쪽 넙다리뒤근과 가쪽 넙다리 뒤근, 아래 세갈래근, 앞정강근, 엉덩관절 모음근 등과 같은 표준화된 세팅에서 표면근전도를

표 5-1 일반적인 비정상 보행, 가능한 원인 및 입증을 위해 필요한 근거

뒤꿈치 닿기 시 발 끌기	뒤꿈치 닿기 시 정상 이하의 발등굽힘근 활동	뒤꿈치 닿기 시 정상 이상의 앞정강근 근전도 혹은 발등굽힘근 모멘트
앞발 혹은 발전체 초기 닿기	(a) 끝 흔듦기에서 발바닥굽힘근의 과도한 활동 (b) 발목관절 범위 안에 구조적 제한 (c) 짧은 한 발짝 거리	(a) 발밀기동안 발바닥굽힘근 모멘트 혹은 파워 생성 또는 근전도가 정상 이하 (b) 후기 발밀기 및 초기 흔듦기 동안 엉덩관절 굽힘근 모멘터 혹은 파워 또는 근전도가 정상 이하 (c) 반대편 엉덩관절 폄근의 근전도에서 과활성화
짧은 한발짝	(a) 흔듦기 이전에 약한 발 밀기 (b) 발가락 들기 및 초기 흔듦기에서 약한 엉덩관절 굽힘근들 (c) 끝 흔듦기에 과도한 감속 (d) 반대쪽 디딤기 동안 반대쪽 엉덩관절 폄근 활동이 정상 이상	(a) 발 밀기동안 발바닥굽힘근 모멘트 혹은 파워 생성 혹은 근전도가 정상 이하 (b) 후기 발밀기 및 초기 흔듦기 동안 엉덩관절 굽힘근 모멘트 혹은 파워, 또는 근전도가 정상 이하 (c) 흔듦기에서 넙다리뒤근 근전도 혹은 무릎관절 굽힘근 모멘트 혹은 파워 흡수가 정상 이상 (d) 반대쪽 엉덩관절 폄근의 근전도의 과활성화
경직된 다리에 체중부하	디딤기에 발목관절, 무릎관절 혹은 엉덩관절에서 폄근 활동이 정상이상*	디딤기에서 엉덩관절 폄근, 무릎관절 폄근 혹은 발바닥굽힘근의 모멘트 혹은 근전도가 정상 이상
굽은자세로 경직된 무릎관절로 디딤기	발목관절과 엉덩관절에서 초기 디딤기와 중간 디딤기에 폄근 활동이 정상 이상이지만, 감소된 무릎관절 폄근 활성화	디딤기 조기에 엉덩관절 폄근, 무릎관절 폄근, 혹은 발바닥굽힘근에서 근전도 활동 혹은 모멘트의 정상 이상
약한 밀기와 결합된 당김	발 밀기에서 약한 발바닥굽힘근 활동. 후기 발바닥 밀기 및 조기 흔듦기동안 엉덩관절 굽힘근 활동 정상 혹은 정상 이상	발 밀기 동안 발바닥굽힘근 근전도, 모멘트, 혹은 파워가 정상 이하. 후기 발밀기 및 초기 흔듦기동안 엉덩관절 굽힘근 근전도 혹은 모멘트가 정상 혹은 정상 이상
흔듦기에 엉덩관절 끌어올리기	(a) 흔듦기 동안 약한 엉덩관절, 무릎관절, 혹은 발목관절 발등굽힘근 (b) 흔듦기 동안 과도한 폄근 시너지	(a) 흔듦기 동안 앞정강뼈 근전도 혹은 엉덩관절 굽힘근이나 무릎관절 굽힘근 정상 이하 (b) 흔듦기 동안 엉덩관절 혹은 무릎관절 폄근 근전도/모멘트 정상 이상
트렌델렌부르그 보행	(a) 약한 엉덩관절 벌림근 (b) 엉덩관절 모음근의 과활동	(a) 엉덩관절 모음근(중간볼기근 및 작은볼기근, 넙다리근막긴장근) 근전도 정상 이하 (b) 엉덩관절 모음근, 긴모음근, 큰모음근, 짧은 모음근, 두덩정강근의 근전도 정상 이상

*주의: 한 관절의 폄근 힘 정상이하지만, 한 관절 혹은 기타 관절 모두에서 비정상적으로 큰 폄근 힘이 나타난다.
Winter (1985)의 승인으로 재간행.

실시한다. 임상적 상태에 따라, 선택된 근육에 침근전도를 동시에 혹은 후에 사용하여 측정할 수 있다. 예를 들면, Gage 등(1984)은 그들의 실험실에서 엉덩관절 구축이 있으면 침전극으로 엉덩허리근의 근활성도를 측정하였으나, 일반적인 임상적 연습에서는 수행하지 않는다. 일부 시설에서는 운동역학, 운동학 및 근전도를 동시에 측정하지만 다른 시설은 근전도를 분리하여 기록하는 것을 더 편리하다고 생각하기 때문에 사용되는 프로토콜은 다양하다.

한번 걸음과 다음 걸음에는 큰 변이가 존재하기 때문에, 단일보행으로 평가하지 않으며, 특히 환자가 망설이거나 순간적으로 균형을 잃을 수도 있다. 이러한 이유로, 수많은 보행을 기록하고 결과는 일관되게 검사한다. 환자의 임상적 상태에 따라서, 보행은 수많은 다른 상태를 만드는데, 예를 들면 신발착용 유무, 보조기 유무, 혹은 보행보조도구 사용 유무 등이 영향을 미친다. 의자에서 일어서기 혹은 계단 오르내리기와 같은 활동도 연구하지만, 이런 동작의 힘판 자료는 수집하기가 어렵다.

과거력과 신체검사에 관한 예비 보고가 준비되면, 자료를 처리하고 흐름도를 만들어서 '팀' 미팅을 통하여 환자에 관한 토론을 한다. 팀원의 구성은 시설마다 다양하지만, 의사, 물리치료사, 그리고 운동과학자, 혹은 생체공학자가 일반적으로 포함되며, 기타 의사, 물리치료사, 보조기사, 의지사, 발병전문가 등이 추가로 포함될 수 있다. 사실, 환자를 위한 최선의 가능한 케어를 제공하는데 관심이 있는 사람은 누구나 환자에 대한 토론을 위하여 팀에 참여하도록 초대받을 수 있다. 많은 시설에서, 팀은 필요한 외과 수술을 궁극적으로 수행할 수 있는 정형외과 전문의를 포함시킨다.

보행 평가는 의사와 물리치료사가 수행한 환자의 과거력과 신체검사에 관하여 주의깊게 재검토한다. 보행 비디오 기록은 각각의 프레임을 보고 토론하고 마지막 보고서에 기록한다. 일반적으로 보행 변수는 장애 정도를 결정하고 보조기 혹은 보행보조도구와 같이 질환에 변화를 야기하는 것을 결정하여 기록한다. 다른 보행분석시스템은 환자의 보행에 관한 다른 기술적인 자료를 제공하고 '기록'은 길고 지루한 과정이다. 평가의 가장 중요한 부분 중 하나는 정상 관절 각도의 편위를 확인하고 그런 편위의 원인을 결정하는 것이다. 이 과정은 관절 모멘트와 파워가 유용하면 더 간단해진다. 관절 모멘트는 한 관절의 주변 구조들에 긴장과 긴장 정도를 지적하는 일반적인 용어이다. 관절 파워는 연부조직의 편심성 수축, 원심성 수축, 그리고 수동 긴장을 구분하는데 도움이 될 것이다. 또한 강한 근수축과 약한 근수축을 구별할 수 있다. 근전도는 근육이 전기적으로 활성화되는 것을 확인하는 과정이며 보행 주기동안에 다른 시기에서 긴장이 발달할만한 것이다.

아주 간략하게, 보행분석 기록의 해석은 다음 단계로 구성된다. 일반적으로 이것을 수행할 때는 왼쪽과 오른쪽을 비교한다.

1. 관절각도: 보행 주기의 한 특정 부분에서 한 관절의 각도는 얼마이며 어느 방향으로 움직였는가?

2. 관절 모멘트: 관절에 활동하는 내적 모멘트는 무엇인가? 이것은 무슨 근육이나 인대의 긴장이며 어느 정도인가?

3. 관절 파워: 파워는 어디에서 생성되거나 흡수되는가? 이것은 탄력 조직을 신장할 때 편심성 수축 혹은 원심성 수축, 혹은 에너지 저장 혹은 이완을 말한다.

4. 근전도: 근육 전기적 활동은 무엇이며, 운동학 자료와 일치하는가?

이때에, 가설은 비정상 보행의 자세한 원인으로 형성한다. 이것은 기타 근육으로부터 침근전도 기록과 같은 더 나은 자료를 필요로 할 것이며(그림 5.1), 환자는 검사를 위해 재방문해야 할 것이다. 환자의 기능적 문제의 자세한 진단을 하고 팀은 적절한 치료를 결정한다. 이것은 물리치료, 보조기, 외과수술, 약물치료, 혹은 이것의 결합된 치료를 통하여 수행된다. 그런 경우, 평가의 마지막 단계는 외과수술의 시작 이전에 적절할 때 '마취 하에 검사'를 수행한다. 마취제를 사용한 근 이완은 강직을 없애고, 구축과 근긴장이 영향과 같은 구조적 비정상을 구분하도록 한다. 선택된 치료가 약물치료, 물리치료, 혹은 보조기 사용을 포함한다면, 환자는 그런 치료과정 동안 초기 결정이 적절했는지 결정하기 위하여 모니터 해야 한다.

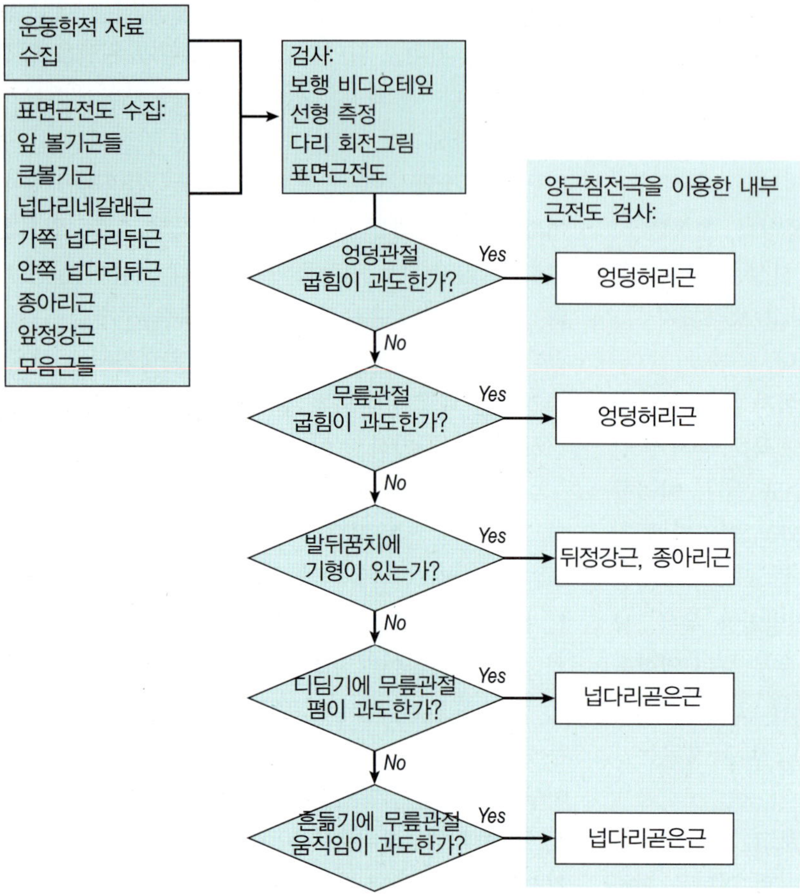

그림 5.1 • 침근전도를 사용하는 검사에서 근육을 선택할 때 사용하는 보행평가흐름도(Davis RB. Clinical gait analysis, IEEE Engineering in Medicine and Biology Magazine September: 35-40. © 1988 IEEE. 승인후 재간행).

치료는 실행되고 적절한 회복기 이후에, 향후 보행평가를 수행한다. 이 평가의 목적은 첫째로 치료의 성공여부를 결정하고, 둘째로 환자가 향후 외과적 수술, 물리치료 혹은 보조기 처방이 유익한지를 결정하는 것이다. 또한 임상팀에게 기존 진단과 치료계획의 임상적 재검토를 수행하고, 올바른 결정을 내렸는지 결정하는 기회를 제공한다. 보통 EMG는 수술후에는 제변화가 없고 치료 성공(혹은 실패)를 결정하는 주요 기준은 일반적인 보행 변수와 관절 돌림이다. 운동학적 자료를 측정한 사람에서, 보행의 추정 외적일(estimated external work of walking, EEWW)는 개선을 측정하기 위하여 사용한다. Gage에 따르면, 총 신체에너지소모는 치료의 성공에 대한 최선의 측정법이라고 하였고, Perry(2010)는 보행속도, 에너지소모 그리고 미용성을 치료 성공을 측정하는 3대 기준으로 사용한다.

비정상보행 진단 (Diagnosis of abnormal gait)

보행평가를 수행한 대부분의 환자는 그들에게 영향을 미치는 주요 질병 혹은 상태에 관하여 이미 진단을 받았다. 그런 경우에, 보행 평가는 특정 관절과 근육의 현재 상태에 관한 더 자세한 진단을 위하여 실시된다. 그러나 때로는 비정상 보행의 원인이 명확하지 않은 환자도 있다.

실제로 수많은 명확하게 비정상 보행패턴은 질병으로 인하여 발생한 것이 아니라 습관적인 것이며, 보행분석의 기술은 그것을 정의하는데 유용하다. 일반적으로 보행계통에 영향을 미치는 질병은 환자의 능력을 감소시키거나 그들의 보행패턴을 변경시키기 때문에, 다양한 보행은 습관적 패턴으로 야기되며, 아주 반복적인 보행은 병적 과정으로 인한 것이다. 그러나 보행 평가는 많은 기타 요소를 고려해야 하며, 실조증 혹은 비틀림운동과 같은 다양성 요소를 포함하는 병적과정이 포함된다. 보행분석에 관한 특이한 적용법 중 하나는 순수하게 신경근육학적 원인으로 기인된 비정상보행과 꾀병을 부리는 것으로 보이는 것처럼 심리적인 원인으로 기인돼 비정상 보행을 구분하는 것이다(Wesdock 등, 2003).

병적보행과 습관적인 패턴을 구분하기 위한 보행평가의 일례는 발가락 보행을 진단하는 것이다. 일부 아동들은 발 전체로 걷기보다 발가락 보행으로 걷는 것을 더 선호하는데 이러한 패턴을 '특발성 발가락보행'이라고 한다. 상대적으로 해롭지 않고 자가-제한적인 상태 및 뇌성마비와 같은 더 심각한 상태의 차이를 구분할 줄 아는 것을 중요하지만 어려운 일이다. Hicks 등(1988)은 초기에 근전도 만으로 진단하는 것을 성공적이지 못하다고 하였다. 그들은 연구에서 특발성 발가락보행자 7명과 경증 강직성양마비 아동 7명을 비교하였다. 시상면에서 무릎관절과 발목관절의 움직임 패턴은 두 집단 간에 명확한 차이가 있었다. 두 집단은 초기닿기는 발바닥이나 발가락이 닿았지만 발가락보행자들은 발목관절이 발바닥굽힘되었고 뇌성마비 아동들은 무릎관절이 굽힘되었다. 또한 두 집단은 다른 차이가 있어서 감별진단을 하는데 보행평가가 매우 도움이 된다고 제안하였다.

환자상태에 관한 의무기록 (Documentation of a patient's condition)

보행평가는 개별 환자에 관한 임상의사결정을 하는데 가장 직접적인 방법이지만, 환자의 보행에 관한 환자상태를 간단히 기록하는데 가치 있는 방법이다. 의무기록은 환자의 장애를 정량화하는 간단한 기회를 필요로 한다. 다른 목적으로는 일정 기간이 지난 후에 일련의 보행 평가는 진행 혹은 퇴행을 모니터하기 위하여 사용된다.

장애가 있는 환자의 전반적인 평가의 일부분으로써, 임상인은 환자가 얼마나 잘 걷는지 더 자세한 정보가 필요할 것이다. 이런 유형의 보행평가는 임상의사결정에 직접적으로 적용을 의미하지만 때로는 이론적으로 수행되고 이런 경우에는 환자의 보행장애에 대한 치료 가능한 원인을 밝혀내야 한다.

치료에 대한 환자의 진행을 기록하기 위하여 보행평가를 사용한다. 평가결과는 질환의 진행이 출현하지 않을 때 치료가 비효과적인지 혹은 치료를 중지할 시점을 결정할 때 사용한다. 이런 유형의 일련의 평가를 사용하는 또 다른 예는 환자나 그의 보호자들이 원하지 않을 때 그들을 설득하기 위하여 사용된다. 모니터한 진전의 객관적인 유형은 특히 새로운 평가와 판단 오류를 야기하는 관찰자의 열정으로 논쟁이 되는 치료방법을 사용하는 것이 중요하다!

보행평가는 보행계통을 포함한 수많은 의학적 상태에 관한 전반적인 문서조사의 일부분을 차지한다. 시간경과에 따른 보행의 퇴화를 조기에 감지하고 개선책을 알아볼 수 있도록 한다. 또한 동일한 질환의 다른 경우를 보이는 임상징후를 확인할 수 있고, 특히 매우 드문 경우에 확인 가능하다.

질환에 대한 보행평가의 이점 (Conditions benefiting from gait assessment)

많은 질환들이 신경근육계통과 근육뼈대계통에 영향을 미치며 보행 장애를 야기한다. 가장 중요한 질환은 다음과 같다:

1. 뇌성마비
2. 파킨슨병
3. 근육위축증
4. 뼈관절염
5. 류마티스관절염
6. 다리절단
7. 뇌졸중
8. 뇌손상
9. 척수손상
10. 척수형성이상증
11. 다발성경화증

이러한 질환을 가진 환자에게 보행평가는 중요하고, 일부 질환은 다른 검사보다도 유익하다. 본 장 이후에 2장에 걸쳐서 신경학적 손상과 근육뼈대계 손상에 보행평가의 가치를 알아볼 수 있는 훌륭한 근거를 제시하고 있다.

향후 발전 (Future developments)

정상으로부터 편위를 정량화하는 진보적인 기술

보행 연구실에서 전형적으로 수집되는 자세하고 매우 긴 보행 보고서와는 대조적으로, 보행분석의 풍부한 정보를 요약하는 보행을 단순히 측정하고자 하는 임상인과 의뢰인/환자의 요구에 부합하기 위한 흥미가 급격히 고조되고 있다. 단순화(simplicity)와 복잡화(complexity)의 두 상반되는 면이 비정상 인간보행에 2개의 접근법이다. 임상인과 환자의 한 쪽 면에서 결과-지향적 접근법은 보행을 더 정상적으로 만들 목적으로 전반적인 보행의 질에 중점을 둔다(Kelly 등, 1997). 보행분석가의 접근법의 또 다른 면은 보행을 정량적으로 분석하여서 보행의 편위에 원인이 되는 것을 조사하는 것이다. 임상인에 의해 처방된 중재는 정량적 접근법의 결과에 기초하지만 궁극적으로 보행의 질을 개선하는 것이 목표이며 보행의 질을 지향하는 질문과 정량적 자료로부터 얻어진 답변 사이에 불일치가 발생한다. 그러나, 이러한 상반성은 비정상 보행의 정량적 표현에 정상적으로 분포된 보행곡선으로부터 편위를 포함한다. 따라서 보행의 정량 자료로부터 보행의 질적 측정을 추론하는 적절한 방법이 필요하다.

단지 몇 개의 방법이 정량적 자료로부터 얻어진 전반적인 질의 계산하여 보행에 정량적 접근법과 정성적 접근법사이의 차이를 연결하는 법을 설명하고 있다. 정상지수(normalcy index, NI)(Schutte 등, 2000)는 대상자의 보행과 정상인의 평균수치 사이에 편위를 표현하는 단순한 방법 중 하나로, 일반적인 임상 보행분석에서 측정된 16개의 보행변수로부터 계산한다(발들기 시기, 보행속도, 분속수, 걸음 거리, 선택된 면의 골반, 엉덩관절, 무릎관절 및 발목관절의 평균 각도 및 정점각도). Gillette 보행지수(Gillette Gait Index, GGI)(Romei 등, 2004, 2005; Theologis 등, 2005)는 Schutte와 동료들의 NI에 기초한 것으로, 다른 병적 보행패턴과 구분하는데 충분히 민감하고 신뢰할만한 방법이다. GGI는 광범위하게 평가하고(Romei 등, 2004; Wren 등, 2007), 한 중재가 보행기능을 개선한다면, 보행분석연구에서 그 검사가 사용된다(즉, Gorton 등, 2009). Tingley 등(2002)에 의해 기술된 한 유사한 지수는 다양한 관절각도 곡선을 동시에 고려하고 정상, 드문, 혹은 비정상으로 아동을 분류할 수 있는 단일 점수를 산출한다.

보행지수는 정상 보행에서 편위를 정량화하고 보행의 질을 평가하는데 사용한다. 그러나 단일 점수로 환자의 보행 전체를 특성화하고, 그것이 보행주기에서 발생하는 편위 혹은 편위의 원인이 되는 관절과 관련지을 수 없기 때문에 보행문제의 원일을 확인하는데 사용하는 것은 부적절하다. GGI의 인식적인 제한점은 그 지수를 계산하는데 사용되는 16개의 운동학적 변수의 선택이 임상인의 주관적인 판단에 기초하여서 다른 병을 위한 최선의 변수를 선택하지 못한다. 그 대신 몇몇 저자들은(Romei 등, 2004, 2005; Schutte 등, 2000; Theologis 등, 2005) GGI에 변수를 추가하여 잠재력을 개선하고자 하였다.

현재의 보행문제와 원인효과를 설립하는데 기여도가 작고 보행자료의 단지 하위인자에 기초하는 보행지수들에 관한 앞에서 언급한 제한점들은 Barton 등(2003, 2007), Schwartz와 Rozumalski(2008), 및 Baker 등(2009)의 연구로 증명되었다. Barton 등(2003)은 보행의 질을 평가하는 '자가-구축 신경망'을 사용한다고 설명하였다. 이것은 운동학과 운동역학적 변수를 정상보행으로부터 신경망을 후련하도록 하여 정상의 자율적 정의를 만든다. 신경망은 환자의 보행이 정상에서 얼마나 멀어졌는지 설명하는데 사용될 수 있다. 이 기술의 장점은 보행주기의 모든 지점에서 정상에서 치우친 정도를 계산할 수 있고, 편위에

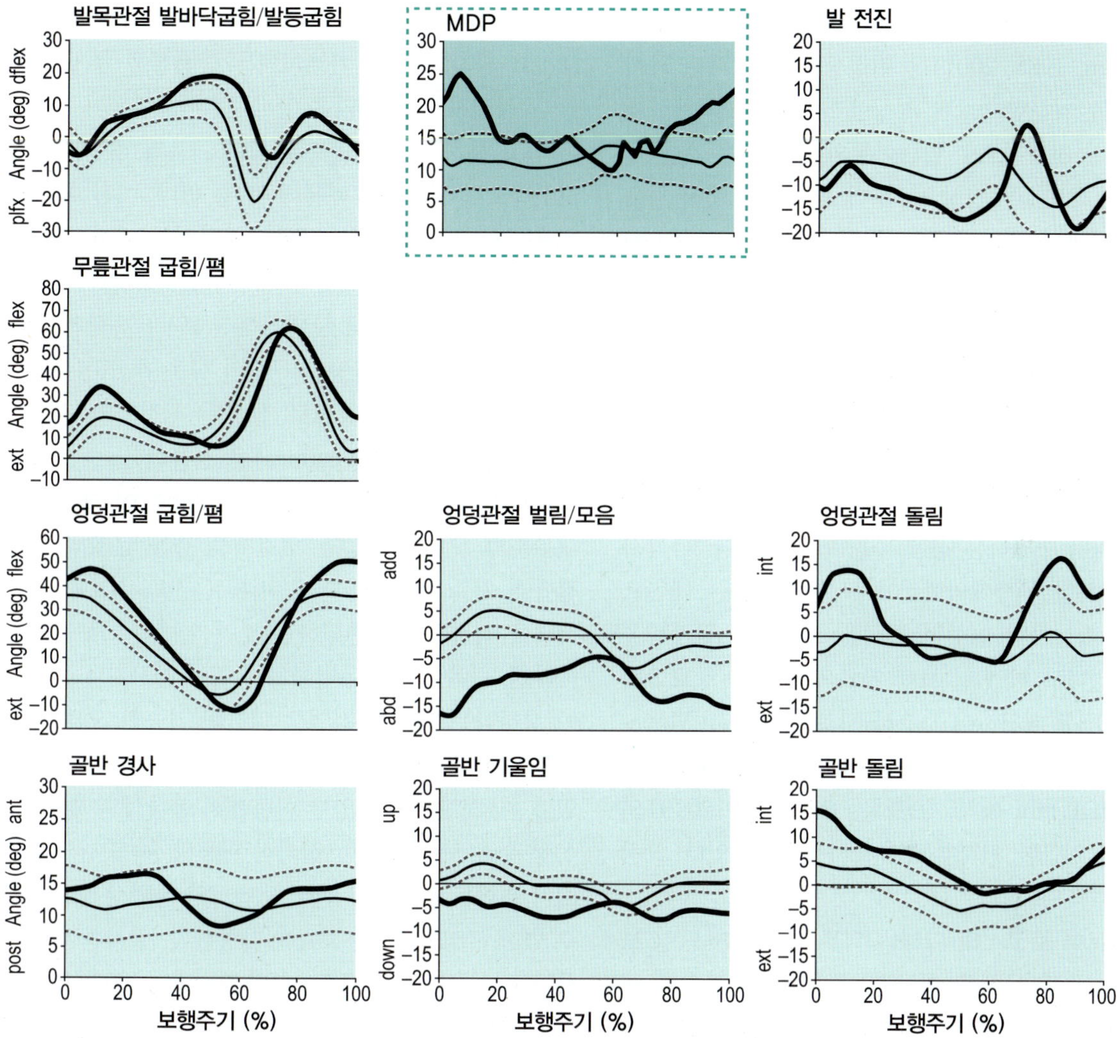

그림 5.2 • 보행 운동학의 보존적 설명에서 삽입된 움직임 치우침 분석표(movement deviation profile, MDP). 대조군의 평균과 표준편차 위에 환자 MDP 곡선의 축과 설명은 다른 곡선으로 확인할 수 있다는 것을 주의한다. MDP차트(점선 주변)는 다른 9개 곡선(진한 선)을 요약한 것이고, 보행주기동안 정상(흐린 선)으로부터 편위된 시기와 정도를 보여준다 (Barton 등, 2010).

기여하는 대부분의 관절을 알 수 있다는 것이다. Schwartz 와 Rozumalski (2008)는 병적 보행의 새롭고 포괄적인 측정법을 개발하여 GGI의 제한점을 증명하였다. 15개의 보행 특성을 수많은 환자의 9개 관절 각도 곡선으로부터 추론하고 전형적으로 아동보행을 정상보행과 병적보행의 전체 스펙트럼을 정의하였다. 15개의 공간적 보행특성에서 대조군과 환자의 거리는 보행편위지수(gait deviation index, GDI)라고 하였다. GDI의 타당성은 움직임 기능과 병적 유형을 측정하는데 훌륭한 동의를 보여주었다. GDI에서 영감을 받아 Baker 등(2009)은 환자의 자료와 대조군 평균 사이의 차이에 관한 실효값을 사용한 보행분석표 점수를 개발하였다. GGI, GDI, 및 운동기능에 대한 타당성을 통하여, GPS는 GDI와 밀접하게 상대적인 대안으로 밝혀졌다.

Barton 등(2010)은 많은 관절과 모멘트 패턴의 보존적 분석에 대한으로 인공 신경망을 사용하였다. 병적인 상태에 대하여 알려진 것이 없더라도, 자가-구성지도(self-organising map, SOM) 인공 신경망(Kohonen, 1988, 2001)은 비정상과 정상 패턴 사이의 거리를 계산함으로써 정상에서 치우침을 계산할 수 있었다. 전형적으로 발달아동의 한 보행주기를 기록한 관절각도들은 정상으로부터 환자의 보행이 치우친 정도를 보여주는 운동 치우침 분석표(movement deviation profile, MDP)를 만들도록 훈련하는데 사용한다. 보행주기에 대한 평균 MDP는 GDI에 높은 상관성(r2=0.927)을 보이고, 광범위한 기능적 수준(Gillette 기능평가질문지 보행척도 7-10)의 환자군 사이에 통계학적으로 유의한 차이 그리고 편마비 I-IV, 양마비, 삼지마비, 사지마비 등의 뇌성마비 아동에서 수치가 증가하는 경향 등을 보여 주었다. 따라서 MDP는 복잡한 생체역학적 자료를 처리하는 대안으로 사용 가능하며 임상적 해석을 제공하는 잠재력을 가지고 있다고 하겠다. 보행 자료의 자립형 프로그램으로 MDP를 계산하여 사용하는 것은 Human Movement Science와 http://www.staff.ljmu.ac.uk/spsgbart/MDP.htm 에서 제공하는 Barton 등(2010)의 논문에서 언급한 전자부록에서 사용할 수 있다(그림 5.2).

전체 보행 보고서의 이해는 너무 어렵지만 단일 보행지수는 보행 문제를 원일을 파악하는데 필요한 세부사항을 제공하지 못할 것이다. 다양하지만 상대적으로 어려운 방법인 확고한 이론적 정당화가 유용하며 보행자료 해석에 도움이 된다! 엑셀자료를 사용하여 GDI와 GPS를 계산하고 자립형 윈도 프로그램으로 MDP를 계산하는데 가능한 소프트웨어 도구들은 무료이다. 향후 연구는 임상 기준에 대한 타당성을 통하여 단순화의 장단점을 확인할 필요가 있다.

근육 힘 모델링하기와 EMG-보조 모델들 (Modelling muscle forces and EMG-assisted models)

보행분석은 관절 모멘트와 파워가 일반적으로 유용하면 유의하게 향상된다. 보행분석이 제공되면 더 값진 자료는 관절 안과 주변의 다른 구조에서의 힘의 관한 지식이다. 수학적 모델링 사용은 힘줄과 인대 안에 그리고 관절 표면을 가로지르는 작용힘을 추정할 수 있다. 불행하게도 수 많은 알 수 없는 요인들이 포함되어 있고 특히 내적 모멘트는 다른 근육과 대항근의 동시수축으로 생성되기 때문에 알 수 없다. 이런 이유로, 계산만이 적절하지만 그럼에도 불구하고, 특히 임상연구와 생체역학적 연구는 매우 가치 있다고 할 수 있다. 일례는 Motek의 인체 모델인데 3차원 운동학적 자료와 두 개 힘판으로 다양한 근육의 힘을 계산하는 것이다. 이 방법은 신경망으로 형성된 최적화와 결합된 역-동역학(inverse dynamics)을 사용한다.

수학적 모델의 출력은 근전도를 사용하여 개선한다. 대부분의 모델은 가능한 해결책을 능동 근육의 다른 결합에 치료하여 제공한다. 비록 근전도 신호가 근수축력을 직접적으로 전환하는 것이 일반적으로 불가능하다면, 근육이 비능동적이고 수축이 약하거나 수축력이 강하다는 지식은 적어도 약간의 가능한 모델 해결책을 배제하고 결과에 관한 신뢰도를 개선할 가능성을 있다. 이 모델들은 다양한 근육에서 동심성 수축 및 편심성 수축 모두를 위한 전기적 활동량, 속도, 근-힘줄 길이 변화를 측정하고 관절 모멘트와 상관성을 알아볼 수 있다. 결과는 관절에 따라 다양한데, 발목관절은 정상 보행에서는 0.91(Lloyd 와 Besier, 2003; Bogey 등, 2005) 그리고 뇌졸중 환자는 0.87~ 0.92를 보여주었지만, 무릎관절과 엉덩관절 같은 더 몸쪽 관절과 비교하면 상관성이 낮다. 대부분의 저자들은 보행동안 근육 힘을 추정하기 위하여 이 접근법을 사용하도록 독려하지만, 그런 모델링 기술을 사용하는 연구는 아직 소수이다. 주로 힘줄과 인대구조는 보행 평가의 주요 성과측정에서 드물기 때문에 이것의 내적힘을 고려하는 것이 항상 요구되는 것을 아니다.

결론 (Conclusion)

보행분석은 오랜 역사를 가지고 있고 이 중요한 시간동안 학문적인 활동이 대부분이고 적은 연습적 적용이 이루어졌다. 이런 상황은 현재 변화되고 있고 방법론적 가치는 일부 질환 특히 뇌성마비에서 동일하게 증명되지 않았다. 계속 증가하는 운동계의 복잡성과 보행 분석의 결과에 관한 임상인의 증가하는 수용에 관하여 비용경감과 개선을 보고 있다. 이런 경향은 희망을 가지고 지속될 것이고, 이런 기술의 사용은 이미 가치 있는 질환으로 인식된 것과 다른 다양한 질환에서 증가할 것이다.

비록 본 교재는 보행분석에 중점을 두고 있지만, 이런 유형의 측정도구도 보행분석 실험실 설정을 위한 후원 모집과 관련이 있는 다른 목표로 사용될 수 있다. 균형과 자세검사를 위하여 힘판과 운동학적시스템을 사용하는 것은 관련이 있고, 광범위한 스포츠 수행을 연구할 때 사용하기도 한다. 또한 임상연구는 일어서기, 앉기, 걷기시작하기와 멈추기, 계단 오르내리기 등을 수행하였다. 기구는 보행뿐만 아니라 바로선 자세와 앉은 자세에서 등의 움직임을 측정하는데 사용되었다. 또한 무정형성 뇌성마비와 팔뻗기에 관한 인간공학적 연구 모두 팔의 움직임을 선별하는데 사용하였다. 보행은 근육계통으로 수행되는 많은 과제 중 하나이다. 우리의 시야를 넓히고, 기타 광범위한 활동을 연구하는 현대식 측정시스템의 파워를 사용하는 것이 합리적이다.

참고문헌 (References)

Baker, R., McGinley, J.L., Schwartz, M.H., et al., 2009. The gait profile score and movement analysis profile. Gait Posture 30, 265–269.

Barton, G.J., Lees, A., Lisboa, P., et al., 2003. Visualisation of gait quality using self organising artificial neural networks. Gait Posture 18 (Suppl. 2), 119.

Barton, G., Lisboa, P., Lees, A., et al., 2007. Gait quality assessment using self-organising artificial neural networks. Gait Posture 25, 374–379.

Barton, G.J., Hawken, M.B., Scott, M., et al., (2010) Movement deviation profile: a measure of distance from normality using a self organising neural network. Invited paper in Special Issue on Network Approaches in Complex Environments, Hum. Mov. Sci. http://dx.doi.org/10.1016/j.humov.2010.06.003 (accessed 30.08.11.).

Bogey, R.A., Perry, J., Gitter, A.J., 2005. An EMG-to-force processing approach for determining ankle muscle forces during normal human gait. IEEE Transactions on Neural Systems and Rehabilitation Engineering 13 (3), 302–310.

Chau, T., 2001. A review of analytical techniques for gait data. Part 1: fuzzy, statistical and fractal methods. Gait Posture 13, 49–66.

Davis, R.B., 1988. Clinical gait analysis. IEEE Eng. Med. Biol. Mag. September, 35–40.

Gage, J.R., 1983. Gait analysis for decision-making in cerebral palsy. Bull. Hosp. Jt. Dis. Orthop. Inst. 43, 147–163.

Gage, J.R., Fabian, D., Hicks, R., et al., 1984. Pre- and postoperative gait analysis in patients with spastic diplegia: a preliminary report. J. Pediatr. Orthop. 4, 715–725.

Gorton 3rd., G.E., Abel, M.F., Oeffinger, D.J., et al., 2009. A prospective cohort study of the effects of lower extremity orthopaedic surgery on outcome measures in ambulatory children with cerebral palsy. J. Pediatr. Orthop. 29, 903–909.

Hicks, R., Durinick, N., Gage, J.R., 1988. Differentiation of idiopathic toe-walking and cerebral palsy. J. Pediatr. Orthop. 8, 160–163.

Kelly, I.P., O'Regan, M., Jenkinson, A., O'Brien, T., 1997. The quality assessment of walking in cerebral palsy. Gait and Posture, 5, 70–74.

Kohonen, T., 1988. Self-organisation and Associative Memory. Springer, Berlin.

Kohonen, T., 2001. Self-organizing Maps. Springer, Berlin.

Lloyd, D.G., Besier, T.F., 2003. An EMG-driven musculoskeletal model to estimate muscle forces and knee joint moments in vivo. J. Biomech. 36, 765–776.

Perry, J., 2010. Gait analysis: Normal and pathological function. Slack Incorporated, Thorofare, NJ.

Perry, J., 2010. Gait analysis: Normal and pathological function. Slack Incorporated, Thorofare, NJ.

Romei, M., Galli, M., Motta, F., et al., 2004. Use of the normalcy index for the evaluation of gait pathology. Gait Posture 19, 85–90.

Romei, M., Galli, M., Motta, F., et al., 2005. Reply to 'Letter to the Editor'. Gait Posture 22, 378.

Rose, G.K., 1983. Clinical gait assessment: a personal view. J. Med. Eng. Technol. 7, 273–279.

Schutte, L.M., Narayanan, U., Stout, J.L., et al., 2000. An index for quantifying deviations from normal gait. Gait Posture 11, 25–31.

Schwartz, M.H., Rozumalski, A., 2008. The gait deviation index: a new comprehensive index of gait pathology. Gait Posture 28, 351–357.

Shao, Q., Bassett, D.N., Manal, K., et al., 2009. An EMG-driven model to estimate muscle forces and joint moments in stroke patients. Comput. Biol. Med. 39 (12), 1083–1088.

Theologis, T., Thompson, N., Harrington, M., 2005. Letter to the editor. Gait Posture 22, 377.

Tingley, M., Wilson, C., Biden, E., et al., 2002. An index to quantify normality of gait in young children. Gait Posture 16, 149–158.

Wesdock, K., Blair, S., Masiello, G., et al., 2003. Psychogenic gait: when it is and when it isn't – correlating the physical exam with dynamic gait data. In: Gait and Clinical Movement

Analysis Society, Eighth Annual Meeting, Wilmington, Delaware, USA, pp. 279–280.

Winter, D.A., 1985. Concerning the scientific basis for the diagnosis of pathological gait and for rehabilitation protocols. Physiother. Can. 37, 245–252.

Wren, T.A., Do, K.P., Hara, R., et al., 2007. Gillette Gait Index as a gait analysis summary measure: comparison with qualitative visual assessments of overall gait. J. Pediatr. Orthop. 27, 765–768.

추천도서 (Further reading)

Berchuck, M., Andriacchi, T.P., Bach, B.R., et al., 1990. Gait adaptations by patients who have a deficient anterior cruciate ligament. J. Bone Joint Surg. Am. 72, 871–877.

Cavanagh, P.R., Hennig, E.M., Rodgers, M.M., et al., 1985. The measurement of pressure distribution on the plantar surface of diabetic feet. In: Whittle, M., Harris, D. (Eds.), Biomechanical Measurement in Orthopaedic Practice. Clarendon Press, Oxford, pp. 159–166.

Davis, R.B., 1988. Clinical gait analysis. IEEE Eng. Med. Biol. Mag. September, 35–40.

Harrington, E.D., Lin, R.S., Gage, J.R., 1984. Use of the anterior floor reaction orthosis in patients with cerebral palsy. Orthotics and Prosthetics 37, 34–42.

Hicks, R., Tashman, S., Cary, J.M., et al., 1985. Swing phase control with knee friction in juvenile amputees. J. Orthop. Res. 3, 198–201.

Jefferson, R.J., Whittle, M.W., 1989. Biomechanical assessment of unicompartmental knee arthroplasty, total condylar arthroplasty and tibial osteotomy. Clin. Biomech. (Bristol, Avon) 4, 232–242.

Kohonen, T., 1988. Self-organisation and Associative Memory. Springer, Berlin.

Kohonen, T., 2001. Self-organizing Maps. Springer, Berlin.

Lehmann, J.F., Condon, S.M., Price, R., et al., 1987. Gait abnormalities in hemiplegia: their correction by ankle-foot orthoses. Arch. Phys. Med. Rehabil. 68, 763–771.

Lord, M., Reynolds, D.P., Hughes, J.R., 1986. Foot pressure measurement: a review of clinical findings. J. Biomed. Eng. 8, 283–294.

Molloy, M., McDowell, B.C., Kerr, C., et al., 2010. Further evidence of validity of the Gait Deviation Index. Gait Posture 31, 479–482.

New York University, 1986. Lower Limb Orthotics. New York University Postgraduate Medical School, New York, NY.

Õunpuu, S., Davis, R.B., DeLuca, P.A., 1996. Joint kinetics: methods, interpretation and treatment decision-making in children with cerebral palsy and myelomeningocele. Gait Posture 4, 62–78.

Prodromos, C.C., Andriacchi, T.P., Galante, J.O., 1985. A relationship between gait and clinical changes following high tibial osteotomy. J. Bone Joint Surg. Am. 67, 1188–1194.

Roberts, C.S., Rash, G.S., Honaker, J.T., et al., 1999. A deficient anterior cruciate ligament does not lead to quadriceps avoidance gait. Gait Posture 10, 189–199.

Tashman, S., Hicks, R., Jendrzejczyk, D.J., 1985. Evaluation of a prosthetic shank with variable inertial properties. Clinical Prosthetics and Orthotics 9, 23–28.

Waters, R.L., Garland, D.E., Perry, J., et al., 1979. Stiff-legged gait in hemiplegia: surgical correction. J. Bone Joint Surg. Am. 61, 927–933.

신경학적 질환의 보행 평가

(Gait assessment of neurological disorders)

6

본 장의 목적은 신경학적 질환의 정도, 진행 및 비-수술적, 수술적 및 약물적 관리에 효율성을 결정하기 위하여 보행분석을 사용하는 일례들을 제공하는 것이다. 본 장은 뇌성마비, 편마비, 파킨슨병, 그리고 근이영양증을 포함한 몇 가지 일반적인 장애와 그 관리법을 제공할 것이다.

뇌성마비의 보행평가
(Gait assessment in cerebral palsy)

정의, 원인 및 유병률
(Definition, causes and prevalence)

뇌성마비는 태아 혹은 신생아에서 발생한 뇌손상으로 움직임과 자세의 발달에 영구적 장애로 정의된다(Rosenbaum 등, 2007). 뇌성마비는 뇌가 아직 발달하는 동안 발생하기 때문에 뇌졸중이나 외상성뇌손상과 같은 뇌손상의 다른 유형과 다르며 차후에 아동의 신경계와 근육뼈대계 발달에 영향을 미친다. 종종 뇌성마비의 운동장애는 감각, 지각, 인지, 의사소통 및 행동의 장애 그리고 간질을 동반할 수 있다. 뇌성마비는 선진국에서 아동의 신체적 장애를 야기하는 가장 일반적인 원인으로 유병률은 신생아 1000명당 2명이다(Stanley 등, 2000). 전세계의 다른 나라에서는 확인하기가 어렵지만, 일반적으로 유병률이 더 낮은 것으로 추정된다.

뇌손상은 조산으로 출생된 신상에서 더 일반적이지만 대부분의 경우 정확한 원인을 알려지지 않았다. 추정 원인은 발달하는 출혈이나 색전증과 같은 혈관 손상으로 혹은 태아의 혈압저하로 인하여 뇌의 한 부위에 산소공급이 실패하는 것이다. 한 번 발생한 뇌손상은 정적이며 더 좋아지거나 나빠지지 않는다. 그러나 임상적 특성은 아동이 성장하고 성숙하기 때문에 지속적으로 발달하고 변화할 것이다. 특히 뇌성마비의 근육뼈대계 특성이 그러하며 향후 어떤 방법으로 걸을 수 있는지를 결정하는 것이 매우 중요하다.

분류 (Classification)

대운동기능분류체계 (Gross motor function classification system)

뇌성마비 아동을 분류하는 원칙적인 방법은 대운동기능분류체계를 사용하는 것이다(Palisano 등, 1997, 2000). 이것은 뇌성마비가 운동기능에 영향을 미치기 때문에 질환의 정도를 반영하는 5점 척도를 사용한다. 다른 연령군을 위하여 다른 정의를 가지고 있지만, 6-12세를 위한 정의가 보행 분석자와 가장 관련이 크다(표 6.1). 보행분석이 적당한 대부분의 아동들은 I-III 수준일 것이다. 더 최근에 연구자들은 12-18세를 위한 분석을 하였다(Palisano 등, 2008). 이것은 표 6.1과 유사하지만, 후기 아동기에 출현할 수 있는

표 6.1 6-12세 아동의 대동작 운동기능분류체계

I등급	아동은 실내외 보행 및 계단 오르기에 제한이 없다. 아동은 달리기와 점핑을 포함한 대동작기술을 수행할 수 있지만 속도, 균형 및 협응력이 손상된다.
II등급	아동은 실내외 보행을 하고 레일을 잡고 계단을 오르지만, 울퉁불퉁한 바닥 위 걷기, 복잡한 거리 걷기, 좁은 공간 걷기 및 장거리 걷기 등은 제한된다.
III등급	아동은 이동 보조도구를 사용하면 편평한 바닥은 실내외 보행을 하고 레일을 잡고 계단을 오른다. 아동은 보통 장거리 여행이나 울퉁불퉁한 실외는 휠체어를 사용하는 경우가 있다.
IV등급	아동은 보통 어른의 보조아래 이동한다. 집에서 짧은 거리는 신체적 보조가 있으면 걸을 수 있지만, 실외, 학교 및 지역사회에서는 바퀴가 있는 보조기기(어른이 밀거나 전동의자)를 사용할 것이다.
V등급	신체적 손상이 움직임의 수의적 조절 및 머리와 몸통의 항중력 자세를 유지하는 능력이 제한된다. 모든 영역의 운동기능이 제한된다. 아동은 독립적인 이동이 불가능하고 어른이 이동시킨다.

일부 운동기능 퇴화를 허용한다. 보행분석은 뇌성마비 아동을 위하여 가장 자주 사용되는데, 이것은 뇌성마비가 평생 지속되는 질환이며, 성인의 25%-50%가 초기 청년기에 보행능력 퇴화를 보고한다는 것을 기억할 가치가 있다(Day 등, 2007; Jahnsen 등, 2004; Murphy 등, 1995).

운동장애에 의한 분류와 국소해부학 (Classification by motor disorder and topography)

뇌성마비의 원인이 되는 뇌손상은 몇 개의 다른 방법으로 신경계에 영향을 미칠 수 있다. 약 85%의 환자에서, 주요 제한은 강직으로 특별한 근육에 과도한 활동을 야기한다. 게다가 7%는 혼합형 근긴장을 가진 운동이상증(긴장이상성-느린비틀림운동)을 가지고 있는데 목적성 운동패턴을 수행할 때 느리고 꼬불꼬불한 움직임을 야기한다. 또 다른 5%는 실조증을 가지고 있는데 빠르고 덜커덕거리는 움직임을 야기하며 균형 및 깊이지각(depth perception)에 영향을 미친다. 운동이상증이나 실조증이 있는 환자는 매우 다양한 보행 패턴 가지고 있어서 임상보행분석이 유용하지 않을 수 있다. 운동이상증 환자는 정형외과적 수술의 성과를 예측하기 어렵다. 따라서 임상보행분석을 참여하는 대부분의 아동들은 강직성 운동형 뇌성마비 아동이다.

GMFCS의 도래 이전에, 뇌성마비 아동의 주요 분류법은 가장 영향을 받은 신체부위에 관한 것이었다. 반신마비(hemiplegia)는 동측의 팔다리를 포함한 신체의 한쪽이 손상된 것을 말한다. 양쪽마비(diplegia)는 양쪽 다리가 손상된 것이고, 팔다리마비(quadriplegia)는 네 개의 팔다리 모두가 손상된 것을 말한다. 단일마비(monoplegia)는 팔다리 중 한 개가 손상된 것이고 삼지마비(triplegia)는 팔다리 중 세 개가 손상된 것을 말한다. 많은 아동들은 이 분류에 반드시 포하되지 않으며 팔다리마비와 양쪽마비사이의 구별은 명쾌한 경우가 드물고, 많은 양쪽마비 환자들은 한쪽이 다른 쪽보다 더 심하게 손상되었다. 이런 이유로 더 정확하게 정의될 때까지 그런 용어를 중단되어야 한다는 조언들이 출현하고 있다. 한쪽 및 양쪽 운동손상은 비-보행자를 위하여 사용되는 전신 손상을 가진 아동을 위하여 선호되는 용어이다. 언급한 것처럼 전통적인 용어가 아직도 광범위하게 사용되고 있다.

보행패턴에 의한 분류 (Classification by gait pattern)

뇌성마비 아동을 보행패턴에 기초하여 분류하고자 하는 몇 가지 시도가 있었다(Dobson 등, 2007). 일

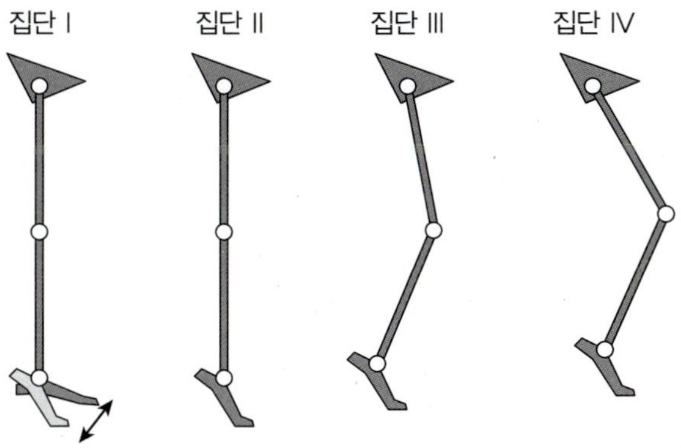

그림 6.1 • 편마비성 뇌성마비의 일반적 보행패턴 (British Editorial society of Bone and Joint Surgery에 저작권이 있고 승인받고 인용) (Rodda 등, 2004)

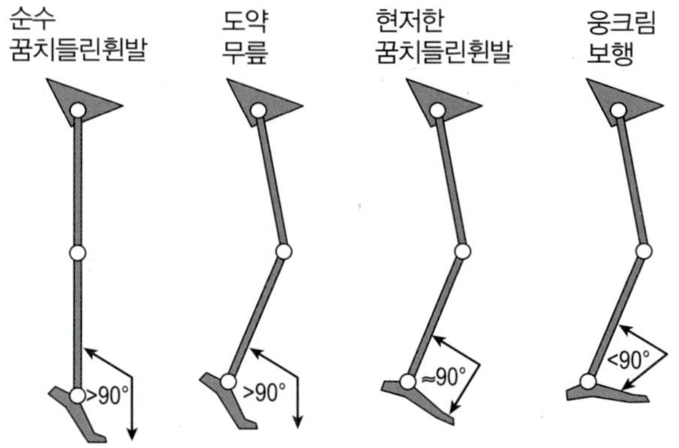

그림 6.2 • 강직성 양마비성 뇌성마비의 일반적 보행패턴(Rodda 등, 2004).

부 혼선은 몇몇 저자가 이전에 저자들이 사용했던 용어를 재평가하여 선택하였고, 분류체계에 용어가 항상 명확하지 않기 때문에 발생한 것이다. 강직성 반신마비 보행을 위하여 2가지 분류가 제안되었는데(Hullin 등, 1996; Winters 등, 1987), Winters 등의 분류가 더 일반적으로 사용된다. 그림 6.1과 표 6.2에서 설명하고 있다. 이것은 임상에 적용하는데 약간의 논란이 있다. 원저는 시상면을 배제하였고 순수하게 보행패턴에 기초한다. 뇌성마비 아동을 분류하는데 횡단면(특히 엉덩관절)과 현재 질환의 특성에 관한 추론(보행패턴보다)에 관하여 함께 고려하는 것은 임상인에게 일반적이다. 이런 분류법을 적용하는 임상인 사이의 동의는 실제로 효과적이다(Dobson 등, 2006). 더 최근에 인구에 기초한 연구는 집단 I, II 및 IV가 집단 III보다 훨씬 더 일반적이고 제안하였다.

강직성 양쪽마비의 보행패턴 분류는 명확하지 않다. 일례로 Rodda 등(2004)의 분류는 전체 보행패턴을 설명하고 있다(그림 6.2 및 표 6.3). 다른 사람들이 다르게 정의한 수많은 용어들에 대하여 특별한 논란이 있다. 예를 들면, Sutherland와 Davids(1993)는 뛰어 오르는 것처럼 생각나게 하는 무릎관절이 초기 흔듦기에 굽혀지고 빠르게 펴지는 것을 '점프'라고 정의하였다. Rodda 등(2004)은 후기 흔듦기에 굽혀진 무릎관절과 발바닥굽힘된 발목관절 자세를 설명할 때 동일한 용어를 사용하였다. 많은 저자들이 다르게 사

표 6.2 편마비의 보행패턴 분류*

I 군	발바닥굽힘근과 비교하여 발목관절 발등굽힘의 활동저하로 보행주기 중에서 흔듦기 동안 발목관절 꿈치들림휜발 보행
II 군	종아리세갈레근의 정적 혹은 동적 구축으로부터 디딤기 및 흔듦기내내 발바닥굽힘. 무릎관절은 종종 중간디딤기 혹은 후기디딤기에서 약간 젖힘된다.
III 군	2등급에 무릎관절 굽힘/폄 가동범위 감소가 추가된다. 참고로 현재는 일반적으로 IIIa등급으로 디딤기에 무릎관절 폄 감소, IIIb등급으로 디딤기에 젖힘 및 흔듦기에 굽힘 감소로 구분한다.
IV 군	3군에 엉덩관절 근육 손상†이 추가된다.

* Winters 등(1987)의 분류를 Thompson 등(2002)이 요약한 것임.
† 원저는 시상면에서 측정이 제한되어서, 굽힘근과 모음근 손상을 뜻하는 것이다. 3차원 분석에서는 안쪽돌림 증가가 포함되었다.

표 6.3 강직성 양마비성 뇌성마비의 일반적 보행패턴(Rodda 등, 2004)

I 군	발목관절은 꿈치들림휜발이다. 무릎관절은 완전히 펴지거나 약간 젖힌무릎이다. 엉덩관절은 완전히 펴지고 골반은 정상범위 혹은 앞쪽경사이다.
II 군	발목관절은 꿈치들림휜발인데 특히 후기디딤기에 그러하다.
III 군	발목관절은 정상이지만 무릎관절과 엉덩관절은 디딤기 내내 과도하게 굽혀져 있다. 골반은 정상 혹은 앞쪽으로 기울어져 있다.
IV 군	발목관절은 디딤기 내내 과도하게 발등굽힘 되어 있고 무릎관절과 엉덩관절은 과도하게 굽혀져 있다. 골반은 정상 혹은 앞쪽으로 기울어져 있다.

용하는 또다른 용어는 '웅크린 자세' 보행이다. 많은 연구들은 단순히 디딤기내내 일정 값(30°가 일반적으로 사용된다)에 못지 않게 무릎관절 굽힘이 나타나는 보행패턴을 설명할 때 사용한다. Gage 등(2009)는 무릎관절 내적 모멘트에 관한 운동역학적 정의를 사용할 때 디딤기 내내 폄근을 언급하였는데, Rodda 등(2004)은 발목관절 발등굽힘과 무릎관절 굽힘을 설명하였다.

보행패턴에 의한 분류는 전체 그림을 제공하지 못한다. 가장 일반적으로 사용되는 구성은 시상면 자료에만 기초한다(Rodda 등, 2004; Winters 등, 1987). Winters 등은 이전에 정형외과적 중재를 사용하지 않았던 사람들을 위하여 그들의 분류체계를 제안하였고, 외과적 수술을 한 사람에게는 명확하게 가치있는 분류법은 아니다. Rodda 등은 보행패턴에 의한 분류법에 영향을 줄 수 있는 외과수술법 혹은 기타 중재법을 토론하지 않았다. 등급 안에 다양성이 고려되고 일부는 한 등급과 다음 등급 사이에 경계가 명확한 보행 패턴을 가지고 있다. 실제로, 자연스러운 분류인지 추론하는데 사용될 수 있는 자료를 포함한 두 개의 연구는 이와 반대로 보행 패턴은 다차원적 스펙트럼을 걸쳐서 지속적으로 다양하고 분류는 움직임의 일반적 패턴에 대한 개략적인 안내일 것이다. 그러나 그들은 전반적인 도구적 보행분석이 유용하지 않으면, 개인의 보행패턴에 전체 인상을 제공하는데 특히 유용하게 사용할 수 있다. 전체 보행분석은 한 사람이 보행하는 법에 대한 특징을 원할 때 특별한 방법으로 원인을 구분하는데 필수적이다.

손상 (Impairments)

손상(impairment)은 개인의 신체 구조가 잘못된 점을 가지고 있거나 그들의 기능이 손상된 것을 말한다(World Health Organization, WHO, 2001). 손상의 일례는 팔다리의 손실 혹은 시각 손상을 말한다. 뇌성마비 아동에서 손상은 복잡해진다. 주요 손상은 뇌손상으로 인한 직접적인 결과이고, 기본적인 신경학적 기능에 영향을 미치지만, 이차손상은 오랜 시간이 경과한 후에 기타 구조에 미치는 변경된 신경학적 영향으로 발생한다. 따라서 근육은 수축되고 뼈는 변형된다. 일반적으로 손상은 4개로 분류한다: 강직, 약화, 근육 구축 및 뼈 부정렬.

강직 (spasticity)

'강직'이란 용어는 사람마다 의미가 다르다. 뇌성마비를 치료하는 대부분의 임상인은 '속도에 의존적으로 긴장성 반사가 증가하고 과도한 힘줄 되튀기로 과도한 신장반사'으로 매우 특별하게 정의한다(Lance, 1980). 다시 말하면, 힘줄이 빠르게 신장되면 근육이 활성화 될 것이다. 강직의 정도에 따라서 짧은 기간 동안 나타나고 근육은 긴장을 보이지만 보행주기 내내 부적절하게 활동하거나 장기간 강직이 있는 근육은 보행주기 내내 부적절하게 활동할 것이다. 이 신장 반사는 우리 모두에게 존재하지만, 대부분의 사람들은 뇌에서 기시하는 신호로 억제되고 척주 아래에서 처리된다(내림신경로 조절). 뇌성마비에서, 뇌손상은 그런 신호를 보내는 능력이 감소되고 반사는 효과적으로 조절할 수 없다. 따라서 비록 '강직성 근육'에 대한 기록을 듣는 것이 일반적이지만, 강직은 실제로 신경계의 특성이다.

뇌성마비에서, 일반적으로 강직은 일부 근육에서 더 영향을 미친다. 특히 양관절 및 다관절 근육은 영향을 받기 쉽다(Gage 등, 2009). 따라서 일반적으로 강직은 장딴지근, 넙다리뒤근, 넙다리곧은근, 및 엉덩근육에서 찾을 수 있다. 더 심각하게 영향을 받은 아동에서, 단일관절형 엉덩관절 모음근의 강직이 특징적이다.

강직을 아주 엄격하게 정의하면, 단지 신경학적 기능의 변화만이 아니다. 일부 뇌성마비에서, 특히 가장 심각하게 손상된 경우 움직임이 없을 때 부적절한 근육활동이 있는데 휴식 긴장(resting tone)과 관련이 있다. 이상긴장증과 실조증도 본질적으로 신경학적 손상의 특징이 있다.

근육 구축 (Muscle contracture)

강직은 광범위한 질환에서 발생하고 대부분 영향을 받은 근육은 구축(contracture)이 발달하는데 영향을 받기 쉽다. 구축은 그 근육과 힘줄의 수동적 길이가 감소되고 관절에서 유용한 움직임 범위가 제한된다. 대부분의 뇌성마비 아동들은 출생시와 신생아시기에 구축에서 상대적으로 자유로우나 유년기 내내 구축이 발달한다. 일반적으로 유지되는 자세로 명명을 한다. 예를 들어 무릎관절 굽힘구축은 무릎관절이 일정각도로 굽힘되어 있고 완전히 펴질 수 없다는 의미이며, 가장 일반적으로 관찰되는 구축은 무릎관절 굽힘, 발목관절 발바닥굽힘, 엉덩관절 굽힘 등이다.

구축이 발달하는 기전은 완전히 알려지지 않았다. 뇌성마비 아동에서, 구축은 정상 성장의 실패로서 매우 일반적인 것이며, 뼈는 지속적으로 성장하나 근육은 그러하지 못하다. 이것은 일반적인 내용은 아닌데, 일부 아동, 특히 반신마비는 성장 장애로 의해 간단히 설명하기에 너무 심한 단기간 구축이 발달할 수 있기 때문이다. 또한 구축은 강직이 있는 많은 성인에서 일반적으로 나타난다(뇌졸중과 같은 질환에서). 또 다른 일반적인 믿음은 구축은 고정의 결과인 것으로, 일부 조기 임상적 실험 및 동물실험에서 구축은 근섬유 길이가 감소된다고 제안하였다(Shortland 등, 2002). 그러나 다시 말해, 근육을 고정하는 다른 많은 질환 뇌성마비보다 더 복잡하지만 그런 심한 구축은 발달하지 않는다. 최근 연구는 힘줄막의 단축으로 근배 길이 감소는 근섬유 길이 감소보다 더 유의하다고 제한하지만(Shortland 등, 2002), 이것을 설명하는 기전이 없다. 요약하자면, 구축의 발달은 아마도 성장의 실패, 고정 및 강직의 결과와 관련이 있지만, 이런 요인의 상대적 기여는 알려지지 않고 남아 있다.

약화 (Weakness)

근육 약화에 뇌성마비 아동의 보행에 미치는 영향에 관한 완전한 동의는 상대적으로 최근의 일이다. Wiley와 Damiano(1998)는 뇌성마비 아동의 근력을 조사하였고 근육 약화가 볼기근과 발바닥굽힘근에서 특히 동일연령 아동보다 약하는 것을 증명하였다. 근육 약화는 근육의 해부학과 생리학 때문에 아니면 수축을 자극하는 신경활동의 감소로 발생할 것이다. 뇌성마비가 본질적으로 신경학적 문제임에도 불구하고, 약화에 관한 근육 및 신경학적 요소의 상대적 비율을 추정하는 연구는 미비하다.

약화는 일반적으로 근육의 감소된 생리학적 단면적과 짧아진 근배 길이의 영향이며 강직성 반신마비와 양마비 모두에서 구축의 발달이 상대적으로 강하다(Elder 등, 2003; Fry 등, 2007). 이것은 항상 임상적 특성과 동일하지 않으며, 일부 근육은 구축의 근거 없이 매우 약한 경우도 있다. 그러나 알려진 것은 정상 근육보다 더 과도한 세포물질의 질적 저하를 보인다는 것이다. 최근 근거는 이런 변화가 만성 자극 혹은 무용으로 단순히 발생하는 구축과는 매우 다르다고 제안하지만(Foran 등, 2005). 구축의 발달에 영향을 미치는 기전은 아직 완전히 이해되지 않았다. 움직임 동안, 구축이나 특별한 보행패턴은 근섬유 기능을 수축력을 생산하는 원래 최적의 길이와 다르게 만든다. 임상적 특성은 정상인과 비교하여 뇌성마비 아동은 연령이 증가하면서 근육이 더 약화된다는 것이다. 후기 아동기와 초기 정년기에 채중이 빠르게 증가하고 상대적으로 약화가 유의한 것이 특징이다.

뼈 부정렬 및 관절주머니 구축
(Body malalignment and capsular contra-cuture)

뇌성마비 아동은 뼈의 부정렬에 쉽게 영향을 받는다. 넙다리 앞방향경사가 가장 일반적인 예이다. 넙다리 앞방향 경사는 넙다리 목과 무릎관절 축의 상대적인 선에서 너무 전방으로 멀어져 넙다리의 몸통을 따라 다소 뒤틀린 것을 말한다. 일반적으로 뼈 부정렬은 발달성 변형과 관련이 크지만, 실제로 원래 뼈 정렬이 지속된 결과이다. 이 감소는 많은 뇌성마비 아동에서는 나타나지 않는다. 정강뼈가 몸통을 따라서 가쪽으로 뒤틀린 정강뼈 염전, 발뼈의 부정렬 특히 뒤꿈치뼈의 부정렬 등이 일반적이다. 더 심하게 손상된 아동들은 척수, 등뼈, 및 위팔 변형이 일반적이다.

다른 손상처럼 정확한 기전을 알 수 없지만, 최소 3가지 요인을 고려할 필요가 있다. 뼈의 길이성장은 성장판(growth plates)에서 발생한다. 대부분 긴뼈는 몸쪽과 먼쪽에 성장판을 가지고 있다. 뼈성장 비율은 성장판에 영향을 준 스트레스에 따라서 달라진다. 성장판에 큰 압력성 스트레스가 작용하면, 길이성장이 억제되고 다른 곳에 성장이 자극될 것이다. 따라서 성장 뼈성장은 정상적인 스트레스 분배가 필요하다. 보행은 그런 스트레스들에 주요 기여자 중 하나로 생각되고, 따라서 아동이 정상적으로 보행하지 못하면 뼈는 정상적으로 성장하지 못할 것이다. 성형(remodelling)이 또다른 요인이다. 뼈들은 성장하면, 그 뼈는 계속해서 토대가 교체되고, 뼈의 모양을 변화시킨다. 흥미롭게도 반대이론이 여기에 적용된다. 압력성 스트레스가 높을수록 더 많은 뼈를 생산하도록 자극하는 경향이 있고, 그 스트레스가 낮을수록 뼈 생산이 억제된다. 세 번째 요인은 연골성 뼈의 실제 기계적인 변형으로, 특히 발에서 중요한 데, 일부 발 뼈들이 약 10세까지 완전히 경화되지 않기 때문이다.

더 일반적인 손상 중 하나는 관절주머니의 구축이다. 특히 이것은 무릎관절에서 흔히 발생하지만 엉덩관절의 폄과 안쪽돌림/가쪽돌림을 제한하기도 한다. 관절주머니의 구축은 관절주머니를 형성하는 인대의 구축으로 발생하며, 따라서 근육의 구축과는 매우 다르다. 관절주머니는 깊은 구조물 중 하나이고 외과적 접근이 매우 제한되기 때문에 뼈의 변형을 야기한다. 관절 구축의 관리는 종종 뼈 부정렬을 관리하는데 사용하는 방법과 유사한 뼈의 외과술을 적용한다.

임상관리 (Clinical management)

자연사 (Natural history)

뇌성마비의 자연사 성립은 현대 의학적 이득에 관한 아동을 허용하지 않는 비윤리적인 것이기 때문에 현재 매우 어렵다. 보행분석을 위해 알려진 아동은 전형적으로 처음 앉은, 처음 긴, 혹은 처음 걸은 시기의 연령과 같은 운동 이정표가 지연되어 있다. 강직은 매우 초기 및 약화의 근거이며(특히 엉덩관절 주변) 또한 유년 초기에 일반적이지만 구축과 뼈 부정렬은 근거가 미비하다. 이것은 중간 및 후기 아동기에 발달하는 경향이 있다. 비록 약화가 조기에 중요한 사건이라 할지라도, 아동이 청소년기를 통해 빠르게 그들의 체중이 증가하기 때문에 더 중요하게 작용하게 된다.

강직관리 (Spasticity management)

유년 초기에 관리의 초점은 일반적으로 강직을 줄이고 최적의 관절 범위를 유지하는 것이다. 줄기세포 이식에 대한 반응에 관한 일부 일화적 연구가 있지만, 전형적인 뇌손상을 회복할 수 있는 방법에 대한 과학적 근거는 미비하다. 보튤리늄 독소(botulinum toxin)은 신경근접합부를 파괴하는 화학물질이라서, 근육이 활동하도록 자극하는 신경적 입력을 방해한다. 근육 안에 주사하면, 선택적으로 신경근육접합부에 흡수되어서 특정 근육의 활동을 억제하는데 가장 효과적인 방법 중 하나이다. 보튤리늄 독소의 직접적인 영향은 3~9개월동안 지속된다(Eames 등, 1999). 따라서 영구적인 위해의 위험없이 주사 효과를 검사할 수 있고, 검사가 성공하면 주사를 반복적으로 적용한다. 보행할 수 있는 뇌성마비 아동은 장딴지근에 가장 흔하게 주사하다(Baker 등, 2002; Eames 등, 1999). 심한 강직에서는 반복적인 주사보다는 외과적으로 특정 근육을 이완시키는 것이 더 효과적일 것이다.

강직이 많은 근육에 영향을 미치면, 보튤리늄 독소와 같은 특별한 중재법은 적절하지 않다. 선택적인 뒤신경뿌리절단술(selective dorsal rhizotomy, SDR)는 척수에 적용하는 외과술로, 뒤신경뿌리에서 신경의 일부를 절단하는 것이며, 전형적으로 허리척추와 엉치뼈에서 적용한다. 이것은 반사궁에서 신경활동이 감소되고, 척수 수준으로부터 신경지배되는 모든 근육에서 강직이 감소된다. SDR에서 선택이라는 단어는 얼마나 많은 신경뿌리를 절단하는지 선택하는 외과술 동안 근전도를 사용하는 것이다. SDR은 단지 소수의 아동에게만 적당하며 매우 특성화된 외과수술팀이 필요하다. 또 다른 접근법은 자연적으로 발생하는 억제성 신경전달물질과 유사물인 바클로펜을 사용하는 것으로, 일반적으로 강직을 억제한다. 바클로펜을 경구투약이 가능하지만, 소량만이 혈액-뇌장벽을 가로질러서 뇌척수액 안으로 유입되므로, 다량을 복용해야 한다. 또 다른 방법은 척수의 경질막내 공간 안으로 직접 약이 전달되도록 외과적으로 펌프를 삽입하는 것으로, 경질막 바클로펜(intrathecal baclofen, ITB)이라고 한다. ITB는 더 심한 손상을 가진 아동에게만 사용하는 경향이 있다(때때로 GMFCS III에 적용하지만, 가장 일반적으로 GMFCS IV 및 V에 적용함).

근육 및 힘줄 외과술 (Muscle and tendon surgery)

일반적으로 아동의 연령이 증가함에 따라서 근육의 구축은 더 심해진다. 신경 활동의 직접적인 결과가 아니기 때문에, 어떤 강직 감소 기술에도 감소하지 않을 것이다. 따라서 근육이나 힘줄에 수행되는 다양한 외과적 절차가 필요해진다. 아마도 가장 일반적인 것은 아킬레스힘줄에서 장딴지근과 연결된 힘줄 안에서 장딴지근을 절개하는 것이다. 이 수술법은 아킬레스힘줄이 길어지고, 종아리 근육들이 길어진다. 넙다리뒤근, 엉덩근 및 엉덩관절 근육과 같은 근육의 부분적인 이완은 더 정상적인 보행 및 자세를 가능하게 한다. 만약 넙다리곧은근이 구축되면, 단지 이완을 위하여 사용할 수는 없지만 무릎뼈 위의 정지부위(무릎관절 폄근으로 활동하는 부위)가 정강뼈 몸쪽의 뒤쪽면으로 정지부위를 이동할 수 있다. 앞정강뼈와 뒤정강뼈의 긴 힘줄은 길게 분리되고, 힘줄의 일부는 발의 다른 쪽으로 이동시켜서 이마면 안에서 발목관절과 목말관절을 안정화시키기 위하여 '등자' 모양을 제공하기 위함이다.

뼈 외과술 (Bony surgery)

넙다리뼈 앞방향경사와 정강뼈 염전은 뼈의 돌림성 변형으로, 뼈를 수평적으로 절단하기, 뼈의 꼬임을 풀고 치료하는 동안 뼈가 새로운 정렬을 유지할 수 있도록 금속판과 나사를 이용하여 고정하는 것과 같은 외과적 절차로 치료할 수 있다. 또한 외적 고정은 돌림성 변형을 수정하는데 사용될 수 있다. 발의 뼈 부정렬은 발 뼈에 다양한 뼈절단술을 수행하여서 수정할 수 있다. 가장 일반적인 시술은 뒤꿈치가 길어지도록 뒤꿈치뼈를 절단하고 뼈가 길어지도록 틈을 만들어 그 사이에 뼈 조작을 이식하고 발을 내적으로 돌리는 것이다.

또한 관절주머니 구축은 뼈의 외과술로 개선될 것이다. 따라서 심한 무릎관절 관절주머니 구축은 넙다리 먼쪽면의 앞쪽 무릎뼈가 멀어지게 한다. 구축이 부드러우면 성장이 지속하도록 관리할 수 있다. 이런 경우, 꺽쇠 혹은 8자판을 먼쪽 넙다리 성장판의 앞면을 삽입한다. 뼈 성장이 관절구축된 앞쪽으로 되는 것으로 막고 뒤쪽으로 지속되도록 한다. 앞뒤로 노인 꺽쇠는 길이성장을 예방하고, 다리길이 차이를 수정하는데 사용된다.

과거에 외과의사들은 케이스가 다르면 외과수술절차도 다르게 하였다. 더 최근에 특히 외과의사의 자신감이 증가함에 따라 동일한 경우에서도 뼈와 근육에 다른 절차를 수행하는 경향이 있다. 종종 단일사건 다단계외과술(single event multi-level surgery)라고 하는데 단지 한번의 수술에서 요구되는 의도들이다.

근력강화 (Strengthening)

뇌성마비에서 약화의 중요성을 이해하였으니, 근육에 능동적으로 근력강화하는 물리치료 프로그램에 대한 연구가 고려되어야 한다(Damiano 와 Abel, 1998; Damiano 등, 1995, 2002; Dodd 와 Taylor, 2005; Dodd 등, 2002, 2003). 일반적으로 진행성 저항성 근력강화 프로그램의 원칙을 사용하는데, 뇌성마비 아동은 근력강화로 25%까지 증가한다고 증명되었다(많은 다른 질환에서 사용하는 것과 동일한).
그런 프로그램은 더욱 일상적으로 사용해야 한다.

보행 분석 (Gait analysis)

임상보행분석 (Clinical gait analysis)

가장 명백하게 사용하는 임상보행분석은 복잡하고 다단계 정형외과 수술을 계획하기 위해서이다. 대부분의 경우에서, 이미 외과의는 외과수술이 요구된다는 것을 알고 있고, 보행분석의 목적은 어떤 결합의 외과적 수술이 개별 아동에게 가장 효과적일지를 결정하기 위함이다. 또한 많은 센터에서 임상적 감사의 일환으로 성과평가를 위하여 외과수술이후 1~2년 사이에 종종 예후분석을 수행할 것이다. 이런 과정을 아동을 관리하는데 경험적 이득을 제공하고, 서비스 규정 수준을 유지하고 개선하는데 중요하다. 또한 보행분석은 보툴리늄 독소 주사, 물리치료, 보조기처방 및 더 일반적인 진행과정 선별하기 등을 계획하는데 사용된다. 불행하게도, 보행분석에 요구되는 비용, 유용성 및 시간은 일상적인 임상목표를 위하여 사용하기에는 비싸다.

우리는 임상보행분석이 외과적 의사결정을 어떻게 지지하는지 중점을 둘 것이다. 보행분석은 보행자료를 수집하고, 포괄적인 신체검사를 수행하고 결과에 관한 생체역학적 분석을 제공하는 과정의 일부분이다. 외과적 수술이 필요한지 실제로 결정하고 어떤 과정이 포함되어야 하는지 결정하는 것은 의학적 영상, 환자의 과거력, 심리사회적 배경 및 외과의의 경쟁 및 지지 정도와 같은 수많은 다른 사건들을 고려할 필요가 있지만, 그것은 이 교재의 관점 밖이다.

임상보행분석은 환자에게 전달되는 서비스가 안정적이고 최고의 질이라는 것을 확인하는 기본틀인 임상관리 안에서 이루어진다. 이것은 사용되는 모든 기술이 잘 설립되어야 하고 정밀한 연구의 대상이 되도록 근거중심연습의 위탁을 포함한다. 이것은 혁신과 실험을 실시하는 학문적 환경에서 보행분석과는 다르다.

자료 캡처 (Data capture)

대부분 임상서비스는 이 교재 어딘가에서 설명하고 있는 기술을 사용하는 소급성-반사 표지에서 측정된 위치에 기초하여 양질의 운동학 및 운동역학적 자료를 획득하는데 중점을 둔다. 보존적 보행모델(conventional gait model, CGM)(Baker 와 Rodda, 2003; Davis 등, 1991; Kadaba 등, 1990; Ounpuu 등, 1996)은 최선의 기록이고 가장 일반적인 접근법이다(4장 참조). 다른 모델을 사용하지만, 아직은 임상적 기준의 엄격한 요구를 만족시키기 위한 임상연습에서 어떤 것이 더 타당한지 의문이다. 또한 많은 센터들은 전체 운동역학적 자료나 소형 표지설정과 함께 근전도 자료를 수집할 것이다.

일반적으로 아동들은 이상적인 보행패턴을 성취하기 위하여 먼저 맨발로 최소한의 보행 보조도구를 사용하고 일어서기와 앉기를 한다. 이 정보는 그들의 신체 능력을 알 수 있는 최선의 징후를 제공한다. 다음으로 평소 보행을 어떻게 하는지 알아보기 위하여 발목-발보조기 및 기타 평소 보행보조도구를 착용한 채 보행을 검사한다. 전체 3차원 보행분석 자료를 수집할수록, 아동 보행의 질 좋은 표준화된 비디오 기록을 수집하는데 중요하다.

임상적 검사 (Clinical examination)

보행분석과 더불어, 전체 임상검사를 실시한다. 근육과 관절구축을 알아보기 위하여 다양한 관절의 움직임 범위를 평가한다. 일반적으로 근육검사는 보존적 5점척도로 등급을 매기고(Kendall 과 Kendall, 1949), 종종 아동이 근육 활동을 조절할 수 있는지 선택적인 각도의 단순한 평가를 함께 실시한다. Tardieu 검사(Boyd 와 Graham, 1999)는 강직을 측정하고, 수정된 애쉬워스척도(Bohannon 와 Smith, 1987)는 강직을 측정하는데 참고하고 휴식 긴장의 측정을 한다. 또한 넙다리 앞방향경사와 정강뼈 염전과 같은 뼈의 부정렬을 측정한다. 그런 임상검사의 결과에 대한 일례를 그림 6.3에서 설명하고 있다. 임상검사의 결과는 보행분석 자료를 해석하는 절차를 도와주는 추가적인 정보를 제공한다.

해석 (Interpretation)

다단계 수술에 관한 적절한 절차를 선택하는데 자료를 제공하기 위하여, 해석의 목적은 아동의 보행패턴에 가장 영향을 미치는 손상을 기록하는 것이다. 이 과정은 오리엔테이션, 표시, 집단화 및 보고 등 4단계로 구성되어 있다.

오리엔테이션 (Orientation)

임상인이 처음으로 해야 할 일은 아동의 일반적인 인상과 보행하는 법을 파악한다. 이것은 진단(여기서는 뇌성마비라고 가정하자), 운동유형, GMFCS분류 및 부위별 분류 등에 관한 지식이 필요할 것이다. 기능적 평가질문지(Functional Assessment Questionnaire, Novacheck 등, 2000) 혹은 기능적 운동척도(Functional Mobility Scale, Harvey 등, 2007)와 같은 아동의 일반적인 기능수준을 평가하는 척도를 사용할 것이다. 또한 아동의 의학적 및 외과적 과거력과 정확한 이유에 관한 개요는 보행분석을 위하여 참고하는 것이 중요하다. 오리엔테이션의 마지막 부분은 보행패턴의 전반적인 영향을 수집하기 위하여 비디오를 시청하는 것이다. 평가를 하는 동안, 아동이나 가족에게 분석하는 동안 보행패턴이 평소 보행을 표현하도록 부탁한다.

또한 자료에 집중하는 것이 필수적이다. 몇 개의 보행으로부터 자료를 그린 그래프는 아동이 얼마나 많은 다양성을 표현하는지 이해하도록 재검토해야 한다. 전형적인 보행은 정형화된 분석을 위하여 선택한 후, 모든 보행에 관한 특징을 검토해야 한다. 또한 수집한 자료(보행자료 및 임상검사)에서 측정오류를 분류할 필요가 있다. 비디오와 운동역학적 자료를 비교하는 게 일반적이다. 비디오는 2차원자료이고, 3차원 자료는 우리가 보는 것을 설명할 수 있지만 그 자료를 반박하지는 않는다.

표시 (Mark-up)

다음 단계는 자료를 살펴보고, 보행특성(gait features)을 정의하는 것이다. 이것은 신경근육뼈대계 손상 없는 사람들의 기준자료와 차이를 발견하는 영역이다. 많은 보행 분석가들은 머리로 이것을 하지만, 이런 특징을 표시하기 위하여 실제로 그래프에 주석을 다는 것이 매우 유용하고(그림 6.4), 표 6.4에 기호를 설명하고 있다.

집단화 (Grouping)

보행특성을 확인하면, 다음 과정은 특별한 손상 유무를 확인하고 임상검사에서 관련성을 찾는 과정이다. 특별한 손상에 대한 근거를 표 6.5에서 설명하고 있다.

	왼쪽	오른쪽
엉덩관절 폄 범위(Thomas)	7° 폄	8° 폄
엉덩관절 굽힘근 근력	5 (2)	5 (2)
엉덩관절 폄근 근력 (무릎관절 0°)	5 (2)	5 (2)
엉덩관절 폄근 근력 (무릎관절 90°)	5 (2)	5 (2)
엉덩관절 벌림 범위 (엉덩관절 0°, 무릎관절 0°)	44° 벌림	53° 벌림
엉덩관절 벌림 범위 (엉덩관절 0°, 무릎관절 90°)	검사 안함	검사 안함
엉덩관절 벌림근 근력	5 (2)	5 (2)
엉덩관절 안쪽돌림 범위	41° 안쪽돌림	33° 안쪽돌림
가쪽돌림 범위	31° 가쪽돌림	42° 가쪽돌림

	왼쪽	오른쪽
넙다리 앞방향경사	11° 안쪽돌림	12° 안쪽돌림

	왼쪽	오른쪽
무릎관절 폄 범위(관절주머니)	5° 젖힘	10° 젖힘
다리오금 각도	27° 굽힘	26° 굽힘
순수 다리오금 각도	20° 굽힘	25° 굽힘
동적 다리오금 각도	43° 굽힘	40° 굽힘
무릎관절 굽힘 근력	5 (2)	5 (2)
무릎관절 폄근 근력	5 (2)	5 (2)
넙다리네갈래근 지연	0° 굽힘	0° 굽힘
던칸–엘리(느림)	해당없음	해당없음
던칸–엘리(빠름)	해당없음	해당없음

	왼쪽	오른쪽
발등굽힘근 근력	4 (2)	4 (2)
혼란(+/–)	음성	음성
발등굽힘(무릎관절 90°)	5° 발바닥 굽힘	4° 발등 굽힘
발등굽힘(무릎관절 0°)	5° 발바닥 굽힘	4° 발등 굽힘
발바닥굽힘근 강직(타르디외척도)	10° 발바닥 굽힘	3° 발등 굽힘
발바닥굽힘근 긴장(애쉬워스척도)	0	0
발바닥굽힘근 근력(무릎관절 90°)	4 (2)	4 (2)
안쪽번짐근 근력	5 (2)	5 (2)
가쪽번짐근 근력	4+ (2)	4 (2)

	왼쪽	오른쪽
정강근 염전	20° 폄	13° 폄

	왼쪽	오른쪽
허벅지–뒤꿈치 각도	0°	2° 폄
뒤꿈치–앞발 각도	14° 안쪽번짐	16° 안쪽번짐
발목관절 꿈치들린휜발/발꿈치뼈	경한 꿈치들린 휜발	중립
뒤발 밖굽이/안굽이	중립	경한 안굽이
편평발/휜발	중립	경한 편평발
앞발 벌림/모음	중등도 모음	중등도 모음

	왼쪽	오른쪽
체중(kg)	31kg	
신장(cm)	133cm	
진성 다리길이(cm)	69cm	69cm
외견상 다리길이(cm)	75cm	75cm

그림 6.3 • 임상보행분석을 위한 전형적인 신체검사. ▭ 상자는 관절가동범위 측정, ▭ 상자는 근력, ▭ 상자는 신경학적 징후, 그리고 ▭ 는 뼈 혹은 관절주머니 변형이다.

보고 (Reporting)

마지막 단계는 임상인에게 의뢰하기 위하여 자료를 보고서로 작성하는 것이다. 이 과정은 윤곽을 잡고 가능한 한 단순하게 손상목록을 작성하고 근거자료 및 분석한 자료를 설명하는 표시가 된 보행특성의 포함하여 보고서를 작성한다.

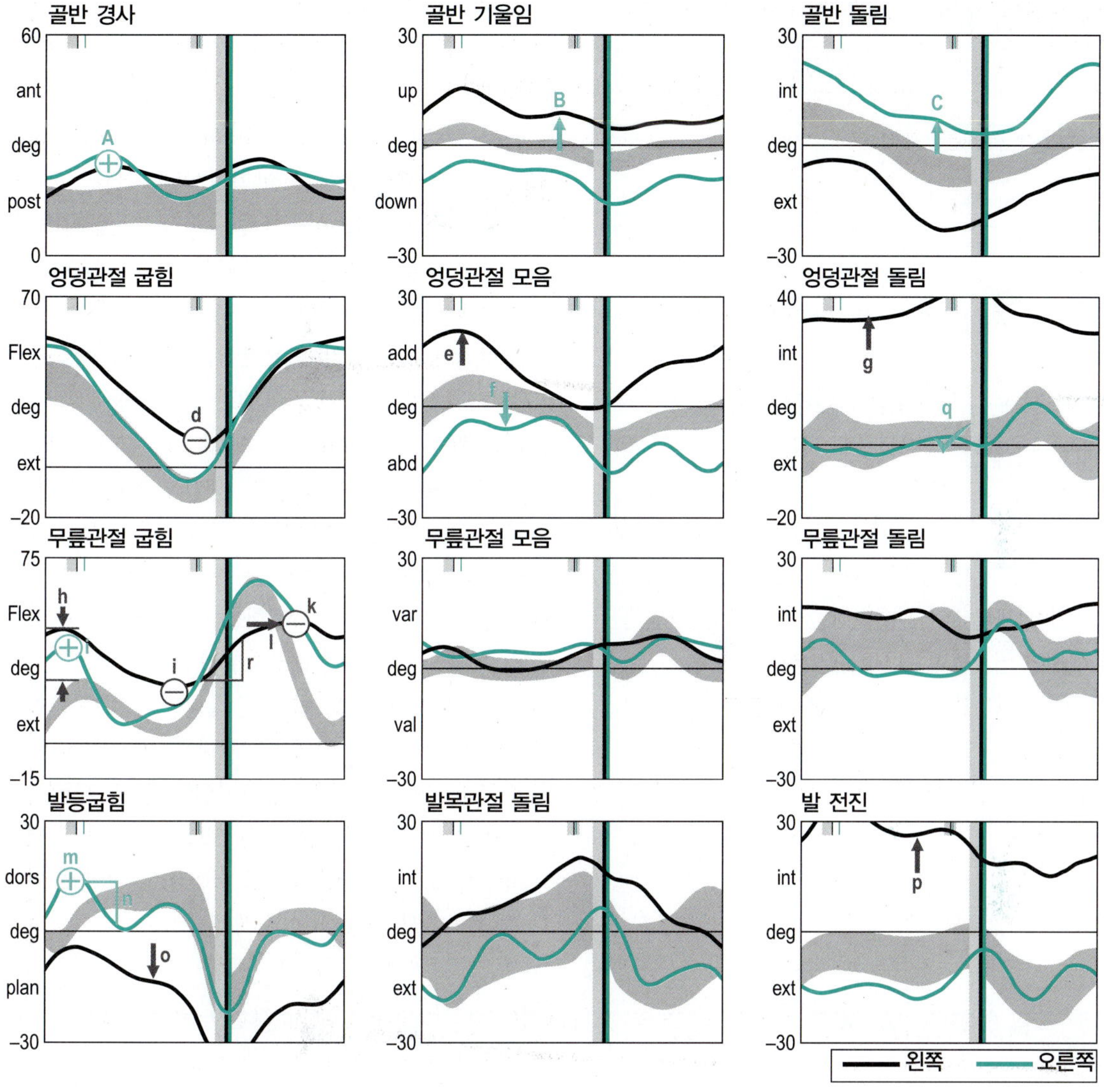

그림 6.4 • 보행패턴의 특징을 정의하기 위하여 표기를 묘사한 그래프.

결론 (Conclusion)

전 세계 곳곳에서 뇌성마비 아동을 대상으로 외과 수술을 계획할 때 필수요소 중 하나로 현재 고려되는 것이 보행분석이다. 매우 일반적인 보행패턴은 시각적으로 확인할 수 있지만, 아동마다 손상정도가 다양하기 때문에 보행분석이 중요하다. 뇌손상으로 인한 신경계의 직접적인 영향이 원인일지라도, 아동은 근육과 관절구축, 뼈 부정렬, 및 근육약화가 발생한다. 현재는 보행능력을 개선하거나 강직관리, 보조기, 물리치료 및 정형외과적 수술 등으로 퇴화를 예방하기 위한 수많은 선택을 한다. 아동에게 적용할 복잡한 수술을 평가하기 위하여 보행분석이 가장 일반적으로 사용된다. 외과의가 보행분석을 요구할 때, 그들은 수술은 자신이 있지만, 개별 아동보행에 가장 영향을 미치는 특별한 손상에 대하여 알 필요가 있기 때문이다. 보행자료 안에 특성을 정의하고 그 특성이 임상검사와 관련성을 확인할 수 있다.

표 6.4 표기를 위한 기호

기호	의미
⊖	너무 적음(보행주기의 특정 기간 동안에)
⊕	너무 많음(보행주기의 특정 기간 동안에)
↓	너무 적음(보행주기 내내)
↑	너무 큼(보행주기 내내)
↕	가동범위 증가
÷	가동범위 감소
◸ or ◿	비정상적 경사
→	너무 늦음
←	너무 이름
↔	기간 증가
▶ ◀	기간 감소
✓	정상 제한안에
?	가능한 인위구조
⬭	다른 특성(특성 주변에 동그라미)

오른쪽을 녹색, 왼쪽을 검은색을 사용하여 차트에 기호를 삽입한다.
대문자는 양쪽의 특성을 한다
(골반의 특성을 포함하는)

요점 (Key points)

- 뇌성마비는 뇌손상이 원인이지만 강직, 약화, 근육 및 관절 구축, 그리고 뼈 부정렬 등을 포함하는 광범위한 손상을 야기한다.
- 흔듦기에 일반적인 보행편위는 꿈치들린휜발, 무릎관절과 엉덩관절의 과도한 굽힘, 그리고 발처짐이다.
- 디딤기에 일반적인 보행편위는 뒤꿈치닿기가 약하거나 없음 그리고 엉덩관절과 무릎관절 과도한 굽힘 등이다.
- 뇌성마비 아동은 그들의 손상정도와 그 손상을 보상하는 방법에 따라 특징적이고 독특한 보행패턴을 가지고 있다.
- 보행능력을 개선하고 퇴화를 예방하기 위하여 보튤리늄 독소, 선택적 뒤신경뿌리절개술, 경질막 바클로펜, 물리치료, 보조기, 근력강화프로그램 및 정형외과적 수술 등의 포괄적인 방법을 사용한다.
- 복잡한 정형외과적 수술을 계획하는데 보행분석을 사용할 수 있다. 그 목적은 보행자료와 임상검사의 특성으로부터 가장 크게 보행능력에 영향을 미치는 손상을 확인하기 위함이다.

표 6.5 그림 6.3에서 설명하고 있는 넙다리 앞방향경사가 있는 아동의 일부 특성과 보충자료 목록

특성	설명
g.	보행주기 내내 왼쪽 엉덩관절 안쪽돌림의 너무 큼
p.	보행주기 내내 발의 안족 전진이 너무 큼
c.	보행주기내내 왼쪽 골반의 가쪽돌림이 너무 큼 엉덩관절의 안쪽 돌림을 부분적으로 보상

보충자료	왼쪽	오른쪽	설명
엉덩관절 안쪽돌림 범위	5°	35°	
엉덩관절 가쪽돌림 범위	0°	30°	
넙다리 앞방향경사	30°	10°	임상검사로부터

손상 : **왼쪽 넙다리 앞방향경사**
근거 : **명확**
보행에 미치는 영향 : **중요**

뇌졸중에서 보행평가
(Gait assessment in stroke)

전 세계적으로 매년 1,500만 명의 뇌졸중 환자가 발생하고, 그들 가운데 500만 명이 영구적인 장애를 경험한다(WHO, 2010). 미국의 경우 매년 700,000 명의 새로운 뇌졸중 장애인이 발생한다. 미국 통계청에 따르면, 뇌졸중은 사망원인 3위이며 심각한 장기 장애를 야기하는 원인이라고 한다. 미국은 매년 뇌졸중 관리에 682억 달러를 지불하는 것으로 추정된다(질병관리본부, 2010).

뇌졸중은 일반적으로 보행기능부전이 나타나는데, 신경학적 손상으로 인한 일차적인 손상뿐만 아니라 무용과 신체적 비활동으로 인한 이차적인 심혈관 및 근육뼈대계 손상이 원인이 된다. 근육약화, 긴장성 기능부전, 운동조절 손상, 연부조직 유연성 감소, 및 심혈관계 기능 감소가 주요 원인이다(Carr 과 Shepherd, 2003). 보행능력 회복은 뇌졸중 이후 생존자가 가장 일반적으로 주장하는 개인의 재활목표이다(Bohannon 등, 1988). 보행은 독립생활과 완전한 사회접근성을 위하여 중요하게 생각된다. 따라서 언제든지 가능한 재활 전문가들은 뇌졸중 생존자의 관리를 위하여 보행검사와 재활을 실시한다.

시공간적 변수들
(Temporal and spatial parameters)

일반적으로 뇌졸중 발병 후 보행은 느리고 비대칭적이며(Hesse 등, 1997; Olney 와 Richards, 1996; Roth 등, 1997; Woolley, 2001), 분속수가 감소되고(Woolley, 2001), 이러한 특징은 대상자간에 혹은 대상자 내에서도 매우 다양하다(Olney 와 Richards, 1996; Wooley, 2001). 일부 연구자들은 편마비형 보행 편위는 보행속도가 느려지기 때문이라고 하였다(Carlsoo 등, 1974; Lehmann 등, 1987; Mizrahi 등, 1982; Roth 등, 1997; Wagenaar 와 Beek, 1992; Woolley, 2001). Roth와 동료들(1997)은 25명의 뇌졸중 환자를 대상으로 보행속도와 18개의 기타 시간적 보행변수 간에 상관성을 연구하였다. 연구결과 대부분의 변수들이 뇌졸중 이후에 보행속도 변화와 관련이 있었으나 기타 시간적 보행 변수가 모두 관련이 있는 것은 아니었고, 저자들은 임상적 보행검사가 비대칭성와 손상측 다리의 디딤기와 흔듦기 기간과 비율에 관한 설명변수와 함께 보행속도를 포함하여야 한다고 제안한다. 많은 기타 시공간적 변수들도 뇌졸중 발병 후에 달라지는데, 양다리지지기 증가, 비-손상측 디딤기간 증가, 마비측 다리 한발짝 길이 감소, 넓어진 기저면, 팔자걸음(toe-out) 각도 증가 등이 이에 포함된다(Carr 과 Shepherd, 2003; Montgomery, 1987; Olney 와 Richards, 1996; Perry, 1969; Shumway-Cook 과 Woollacott, 2007; Woolley, 2001).

Balasubramanian과 동료들(2009)은 동일연령의 건강한 대조군과 뇌졸중군을 손상정도(심한 손상, 중등도 손상, 경한 손상), 걸음 대칭성(긴군, 짧은군, 대칭군), 및 낙상위험(동적보행지수 19점 이하군과 19점 초과군) 등을 다양하게 하여 시공간 보행변수를 비교하였다. 저자들은 편마비 보행동안에 한걸음길이, 흔듦기, 후기-흔듦기, 큰걸음길이를 정상보행과 비교하였다. 보행하는 동안 뇌졸중 환자군은 마비측 흔듦기가 비-마비측 보다 다양하게 증가하였다. 기타 시공간 변수의 다양성에 대한 양다리 간의 차이는 손상정도가 가장 심한 군에서 나타났다. 더 느린 보행군(보행속도, 0.4 m/s)은 동일 연령군과 비교하여 보행너비가 유의하게 감소되었다. Patla 등(2002)은 뇌졸중 발병 이후 장애물을 피하고 균형을 유지하기 위하여 걸음길이, 너비, 높이의 개선이 중요한 보행전략이라고 제언하였다. Balasubramanian과 동료들(2009)은 각 집단 간의 보행특성을 비교하여서 보행특성이 기능에 미치는 영향을 알아보았다. 그들은 뇌졸중 환자군에서 걸음길이가 증가하고 보행너비가 감소할수록 보행능력이 떨어진다고 보고하였다(심한 편마비, 비대칭적 걸음 및 동적보행지수 19점 이하). 저자들은 보행너비 감소 및 기타 보행변수의 증가는 보행능력의 손상과 깊은 관련성을 보여준다고 궁극적으로 제안하였다.

운동학 (Kinematics)

다음은 뇌졸중 발병 후 일반적인 보행 편위를 설명한 것이다(Brandstater 등, 1983; Burdett 등, 1988; Carr 과 Shepherd, 2003; Lehmann 등, 1987; Moore 등, 1993; Moseley 등, 1993; Olney 와 Richards, 1996; Pelissier 등, 1997; Perry, 1969; Shumway-Cook 와 Woollacott, 2007; Woolley, 2001).

디딤기 동안 마비측 다리에서 출현하는 보행 편위는 다음과 같다:

- 전방 추진력 감소
- 몸통 앞굽힘 및 약한 엉덩관절 폄 그리고/혹은 엉덩관절 굽힘구축으로 말기 디딤기에 엉덩관절 폄 부족
- 가쪽 골반 이동 감소 혹은 증가
- 엉덩관절 모음 그리고/혹은 굽힘에서 엉덩관절의 불량한 위치
- 약한 엉덩관절 모음근으로 인한 트렌델렌부르그 파행
- 강직성 엉덩관절 모음근 그리고/혹은 약한 엉덩관절 굽힘근의 대용근으로 인한 가위 다리
- 초기 그리고/혹은 후기 디딤기의 과도한 무릎관절 굽힘
- 중간-디딤기의 전진동안 무릎관절 젖힘
- 뒤꿈치닿기 부재 혹은 부적절이 있는 꿈치바깥들린휜발 자세
- 안굽이 발
- 중간-디딤기의 전진동안 발등굽히 감소
- 발가락 떼기에서 부적절한 발목관절 발바닥굽힘
- 비대칭성 걸음길이

흔듦기 동안 마비측 다리에서 출현하는 보행 편위는 다음과 같다:

- 부적절한 골반 앞돌림
- 비-마비측 다리의 디딤기에서 도약(vaulting)
- 엉덩관절 휘돌림, 엉덩관절 가쪽돌림 및/혹은 모음과 같은 비정상적인 대용과 부적절하고 지연된 엉덩관절 굽힘
- 지나친 엉덩관절 굽힘
- 지나친 몸통 폄
- 초기 흔듦기의 부적절한 무릎관절 굽힘
- 흔듦기의 지연된 무릎관절 굽힘
- 특히 뒤꿈치닿기 이전에 무릎관절 폄 조절 불량
- 발목관절/발끔치들린휜발 혹은 꿈치바깥들린휜발
- 발처짐/발가락 끌림 혹은 지나친 발등굽힘
- 과도한 모멘트로 인한 흔듦기 조절 불능

Moseley 등(1993), Moore 등(1993), 그리고 동료들은 디딤기와 흔듦기 모두 보행 편위가 선택적인 근육활동 및 협응능력이 없고 근수축이 부적절하다고 일괄하여 가정한다.

Olney와 동료들(1991)은 뇌졸중 생존자들을 대상으로 느린, 중간, 및 빠른 보행 속도에서 양다리 관절 각도를 측정하였다. 관절각도 크기 혹은 관절가동범위는 모든 보행속도에서 다르게 나타났다. 임상적으로 유의하게 고려되어야 할 사항은 마비측 다리의 흔듦기 동안 무릎관절 굽힘 감소와 디딤기의 엉덩관절 폄 감소이다. 또한 비-마비측 최대 발목관절 발바닥굽힘과 보행속도의 상관성을 입증하였다. Hesse와 동료들(1997)은 뇌졸중 발병 초기의 보행에서 비-손상측 다리와 손상측 다리의 타이밍, 한걸음 길이, 무게중심점의 안가쪽 이동, 무게중심점 이동패턴 등의 유의한 차이를 처음으로 기술하였다. Bensoussan 등(2006)은 운동학 및 운동역학적 보행 초기 특성을 평가한 Hesse의 연구를 확대하여서 강직성 꿈치바깥들린휜발을 가진 뇌졸중 환자 3명과 대조군 3명을 비교하였다. 그들은 뇌졸중 환자에서 다음과 같은 비대칭 움직임전략을 관찰하였다: 비-마비측 다리의 초기 보행에서 마비측 다리의 지지기 감소, 비-마비성 다리에 체중지지를 크게 한 비대칭성 체중분포, 마비측과 비교하여 비-마비측의 더 명백한 추진력, 꿈치바깥들린휜발을 보상하기 위하여 초기 흔듦기동안 무릎관절 굽힘 증가, 그리고 마비측 다리 발바닥 초기닿기.

Lu 등(2010)은 기능이 뛰어난 만성 뇌졸중(보행 보조도구 없이 100m 보행 및 버그균형척도 50점 초과) 환자를 대상으로 양 다리를 대상으로 3개의 다른 높이의 장애물을 넘어서 8m를 보행하는 연구를 실시하였다. 기능이 뛰어난 뇌졸중 환자는 동일 연령의 대조군과 비교하여 관절 운동학에서 유의한 차이를 보였는데, 장애물 넘기, 발가락 장애물 거리, 그리고 앞발의 골반 뒤경사 없음 등의 특징을 보였다. 그러나 보행속도는 유의한 차이가 없었다. 저자들은 기능수준이 높은 뇌졸중 환자는 골반뒤경사 증가 및 흔듦기 발들기를 포함하는 특별한 양쪽 대칭전략을 보인다고 보고하였다. 이 전략은 뒷다리가 더 뒤쪽으로 위치하도록 하고 장애물 넘기 동안에 발가락이 잘 들리게 하며 걸려 넘어지지 않도록 한다.

운동역학 (Kinetics)

보행의 시공간변수와 유사하게, 뇌졸중 발병 후 힘 패턴은 대상자간 뿐만 아니라 마비측과 비-마비측 다리사이에서 매우 다양하다고 설명되고 있다(Carlsoo 등, 1974; Hesse 등, 1993; Marks 와 Hirschberg, 1958; Woolley, 2001; Wortis 등, 1951). 뇌졸중 환자는 초기닿기에서 수직부하 감소 및 다양한 양의 부하를 양 다리에서 보여주었다(Marks 와 Hirschberg, 1958; Wortis 등, 1951). Hesse와 동료들(1993)은 초기닿기에 수직부하는 비-마비측과 비교하여 마비측 다리에서 증가하고, 초기닿기 이후에 체중부하의 지연이 나타나며, 미성숙한 체중 제거 및 말기 디딤기에 발밀기의 수직력 감소 등을 증명하였다. Iida와 Yamamuro (1987)는 뇌졸중 환자군은 대조군과 비교하여 중력중심점의 안쪽-가쪽 이동너비가 더 유의하게 증가하였다. 또한 그들은 손상정도가 더 심한 뇌졸중 환자는 이러한 차기아 더 뚜렷하다고 기술하였다.

보행근육의 활동패턴은 뇌졸중 환자를 포괄적으로 연구하였다. 뇌졸중 환자간의 그리고 한 환자의 양다리사이에 근육 흥분양과 위상패턴이 매우 다양하였다 (Carlsoo 등, 1974; Dimitrijevic 등, 1981; Peat 등, 1976; Richards와 Knutsson, 1974; Takebe 와 Basmajian, 1976; Woolley, 2001). 편마비 보행특성에 관한 재검토에서, Woolley (2001)는 뇌졸중 발병 후에 일반적인 근육 흥분성 변화는 마비측 근육의 흥분성 감소 및 양다리에서 근육의 디딤기 및 흔듦기에 근육의 흥분이 늦게 출현하고 흥분기간이 지연된다고 결론 내렸다. Peat와 동료들(1976)은 뇌졸중 환자의 마비측 근육활동은 디딤기 체중부하 이후에 동시에 정점으로 흥분하는 경향이 있다고 보고하였다. 몇몇 연구들은 EMG 패턴을 기준으로 분류하였지만 (Dimitrijevic 등, 1981; Knutsson과 Richards, 1979; Waters 등, 1982), 임상에서 훈련을 위해 사용하기에 포괄적인 해석은 불가능하다.

Nasciutti-Prudente와 동료들(2009)은 만성 뇌졸중 환자의 근육 토크와 보행속도의 관련성을 검사하였다. 그들은 뇌졸중 이후에 마비측 무릎관절 굽힘근만이 보행속도를 예견하는데 유의한 영향을 미친다고 보고하였다. 마비측 무릎관절 굽힘근은 보행속도와 61%의 차이를 보였고, 마비측 무릎관절 근력은 경증에서 중등도 만성 뇌졸중 환자의 보행속도를 중등도 이상 설명할 수 있는 것으로 알려진 선행연구들과 동일한 결과이었다(Flansbjer 등, 2006).

전형적인 뇌졸중 환자의 보행은 건강한 정상성인과 비교하여 동일한 속도에서 신진대사 에너지 소비율이 50%-67% 증가한다고 하며(Corcoran 등, 1970), 마비측 다리는 보행의 역학적 과제를 약 40% 수행하는 것으로 조사되었다(Olney 등, 1991). Bowden과 동료들(2006)은 뇌졸중 환자를 대상으로 편마비의 정도가 마비측 다리의 앞-뒤 지면반발력에 미치는 영향을 검사하였다. 그들은 총 추진력 중에서 마비측 다리는 심한 편마비 환자는 16%, 중등도 편마비 환자는 36%, 그리고 경한 편마비 환자는 49%를 생산한다고 보고하였다.

뇌졸중 환자에서 염려되는 임상 문제점 중 하나는 비-마비측 다리의 엉덩관절 하이킹, 끌어당김 혹은 무릎관절 젖힘과 같은 보행 보상작용의 가능한 효과이다. Kerrigan과 동료들(1999)은 뇌졸중 이후 강직성 마비와 뻣뻣한 다리 보행을 하는 환자를 대상으로 엉덩관절, 무릎관절, 그리고 발목관절에서 발생하는 토크를 3면에서 추정하였다. 그들은 비-마비측 다리의 평균 스트레스를 정상 대조군과 비교하였다. 일반적으로, 비-마비측 토크값의 평균 최대값은 대조군과 비교하여 유의한 차이가 없었으며, 시간이 경과하면 생체역학적 손상의 위험이 최소화 된다고 보고하였다. 따라서 임상인을 직관적으로 예상하고 계산하여야 한다. 임상인은 장기간 뇌졸중의 보상작용이 미칠 영향을 정확히 예상하기 위하여 더 많은 연구가 필요하다.

임상관리 (Clinical management)

재활분야에서 이미 확립된 것처럼, 다른 환경이나 사회에서도 안전한 보행자의 보행을 위하여 1.1-1.5 m/s의 보행속도가 필요하다. 불행하게도, 재활센터에서 퇴원한 뇌졸중 환자 중 약 7%만이 안전하게 길을 건너갈 수 있는 속도로 쉬지 않고 500m를 걸을 수 있다. 안전한 지역사회 보행을 회복하기 위한 최선의 연습을 확립하기 위하여 더 많은 연구가 필요하다.

많은 뇌졸중 환자들은 직접적으로 혹은 독립적으로 편측 보행보조도구를 선택한다. Kuan과 동료들(1999) 뇌졸중 환자 15명과 동일-연령층의 건강한 대조군 9명을 대상으로 지팡이 유무가 그들의 공간적 보행변수에 미치는 영향을 알아보았다. 그들은 뇌졸중 환자가 걸을 때 지팡이를 사용하면 시간적 변수보다 공간적 변수에 더 큰 영향을 미친다고 보고하였다. 보행주기는 지팡이 사용과 상관없이 유사하게 나타났다. 지팡이를 사용하는 뇌졸중 환자는 지팡이 없이 보행할 때와 비교하여 마비측에서 말기 디딤기 동안 골반경사, 엉덩관절 벌림 및 발목관절 가쪽번짐을 증가시키고, 전-흔듦기 동안에 엉덩관절 폄, 무릎관절 폄 및 발목관절 발바닥굽힘을 증가시키며, 흔듦기 동안에 엉덩관절 모음, 무릎관절 굽힘 및 발목관절 발등굽힘이 증가하는 것으로 조사되었다. 저자들은 뇌졸중 환자는 지팡이를 사용하면 디딤기동안에 무게중심점 이동과 발밀기를 향상시키고 흔듦기에서 휘돌림을 감소시킨다고 결론지었다.

보조기도 뇌졸중 발병 후에 일반적으로 처방되는 보조기기이다. Lewallen과 동료들(2010)은 특히 고정관절형 후엽 스프링 발목관절-발 보조기(posterior leaf spring ankle foot orthosis)를 사용하는 13명의 뇌졸중 환자를 검사하였다. 그들은 고정형 AFO를 착용하면 걸음길이와 보행속도가 유의하게 감소한다는 것을 알 수 있었다. 또한 고정형 보조기는 동일한 경사도를 오를 때보다 내려올 때 보행속도가 더 느려지는 것으로 나타났다. Lewallen과 동료들(1987)은 개선된 보행속도와 AFO를 착용한 디딤기 간의 관련성을 검사하였다. 5° 발등굽힘된 보조기를 착용하고 보행할 때 5° 발바닥굽힘된 보조기를 착용할 때 혹은 보조기를 착용하기 않고 보행할 때와 비교하면 보행속도가 증가하고 뒤꿈치닿기가 증가하는 것으로 나타났다. 발목관절 중립보조기의 영향을 연구되지 않았다.

임상인은 뇌졸중 이후에 신발이 보행과 균형에 미치는 잠재적인 영향을 궁금해 하였다. 노인에서는 부적절한 신발이 낙상 위험요인으로 확인되었다(Menz와 Lord, 1999; Menz 등, 2006; Sherrington 과 Menz, 2003). 신발선택은 중요하므로 더 많은 연구가 필요하다(Hesse 등, 1996; Ng 등, 2010). Ng와 동료들(2010)은 느슨한 슬리퍼를 착용하고 실내 보행을 할 때와 꼭 맞는 신발과 맨발로 보행할 때를 비교하였다. 대상자 중 23%가 적절한 신발 착용에 관한 조언을 받아들였다고 보고하였다. 저자들은 적절한 지면단기, 안정성 및 고유수용성감각 입력을 위하여, 납작한 뒤꿈치, 단단한 뒤꿈치, 얇고 단단한 중간볼, 신발끈 혹은 기타 고정물 그리고 미끄러짐에 대한 적절한 저항이 필요하다고 결론지었다.

요점 (Key points)

- 임상인은 뇌졸중 환자 내와 환자 간의 보행 다양성을 숙지하여야 한다.
- 10m보행검사와 같은 표준화된 임상프로토콜을

사용하여 측정하는 보행속도는 필수 임상검사 중 하나이다.

- 보행 속도를 개선하기 위하여, 무릎관절 굽힘 근력은 뇌졸중 이후 중요한 검사 중 하나이고, 중재목표가 된다.
- 뇌졸중 이후 보행중재는 환자 개인의 보행기능부전에 기초하여 개별적으로 이루어져야 한다.
- 중재방법은 유연성, 근력, 및 과제-특이적 보행활동을 개선하는 것이 포함되어야 한다.
- 보행훈련은 트레드밀과 지면보행 모두 혼합하여 사용하는데 특히 다양한 기능적 활동에서는 보행속도와 안정성에 유의해야 한다.
- 뇌졸중 환자의 개별 목표를 설정할 때 환경적인 제한점을 고려하여야 한다.
- 지팡이, 보조기, 신발을 포함한 보조기기는 개인의 보행 특성에 영향을 미칠 수 있다. 정확하게 보행특성에 미치는 영향을 아직 알지 못한다. 보행분석은 이러한 도구들의 최적 사용을 결정하는데 도움이 된다.

파킨슨병의 보행 평가 (Gait assessment in Parkinson's disease)

파킨슨병은 피라미드바깥길계통의 질환 중 하나로, 뇌의 바닥핵이 퇴행되어서 발생하며 일반적으로 운동기능과 보행에 영향을 미친다. 파킨슨병은 유럽에서 65세 이상 노인 1.8%의 유병률이 추정되고(de Rijk 등, 2000), 질병이 진행될수록 삶의 질이 중요한 감소를 보인다(de Boer 등, 1996). 파킨슨병의 정확한 원인 기전은 완전히 알 수 없지만, 도파민계 신경의 유의한 감소 및 루이소체 증가와 관련이 있으며, 뇌 안에 작은 구면단백질 침착이 중요한 화학적 메신저의 활동을 방해하는 것으로 나타났다. 파킨슨병의 진단은 다음의 증상이 2개 이상 존재할 때이다: 떨림, 경직, 자세성 불안정 및 운동못함증. 운동못함증은 움직임이 결핍되거나 없는 것으로 경직으로 인한 느리고 숙련되지 못한 움직임, 움직임 결핍 혹은 부재, 그리고 동결로 알려진 움직임 시작의 어려움 등으로 구분된다.

파킨슨병에서 조기 보행분석은 보행속도와 한걸음길이 같은 시공간적 특성을 중점을 두었고, Knutsson (1972)은 파킨슨병의 시공간적 보행변수를 알아보기 위하여 처음으로 보행분석기술을 사용하였다. Murray 등(1978)은 44명의 남성 파킨슨병 환자를 대상으로 편안한 보행속도와 빠른 보행동안에 인체의 다분절 이동패턴을 기록하기 위하여 빛단속사진을 사용하여 처음으로 보행의 운동변수를 평가하였고, 그들의 보행패턴의 양적으로 분석하고 다음의
비정상 특성을 확인하였다:

1. 보행주기와 분속수는 일반적으로 정상이지만, 큰걸음길이와 속도는 매우 크게 감소된다.
2. 보행너비가 약간 증가한다.
3. 엉덩관절, 무릎관절 및 발목관절에서 모두 가동범위가 감소하는데, 주로 관절 폄이 감소된다.
4. 팔흔들기가 크게 감소된다.
5. 대부분의 환자가 체간과 골반이 반대쪽으로 뒤틀리지 않고 돌아간다.
6. 머리, 뒤꿈치 및 발가락의 수직 귀도가 모두 감소하고, 특징적으로 고개를 '까딱거리는' 움직임이 나타난다.

대부분 파킨슨병 보행은 구부정하고 질질 끄는 특성이 있다(Samii 등, 2004). 파킨슨병 보행은 후기 디딤기동안 폄이 감소되고 중간 흔듦기동안 굽힘이 감소하며 몸통은 앞쪽으로 경사된 것이 특징이다(그림 6.5). '질질 끄는' 보행은 발이 초기닿기에 앞으로 이동하기 때문에 발생한다. 일부 환자들은 발바닥 전체로 초기닿기를 하며, 다른 환자들은 뒤꿈치닿기를 하지만 발은 정상보다 훨씬 더 수평이다. 또한 일부 환자들은 중간 흔듦기에서 발을 질질 끌며 걷는다. 대부분의 보행패턴과 달리 처음 2~3발짝은 안정적이지만, 점점 큰걸음이 작아진다. 그림 6.5는 동일-연령 및 동일-성별인 정상인과 비교하여 파킨슨병 환자는 흔들리지 않는 상태에서 보행을 하는 것을 설명하고 있다.

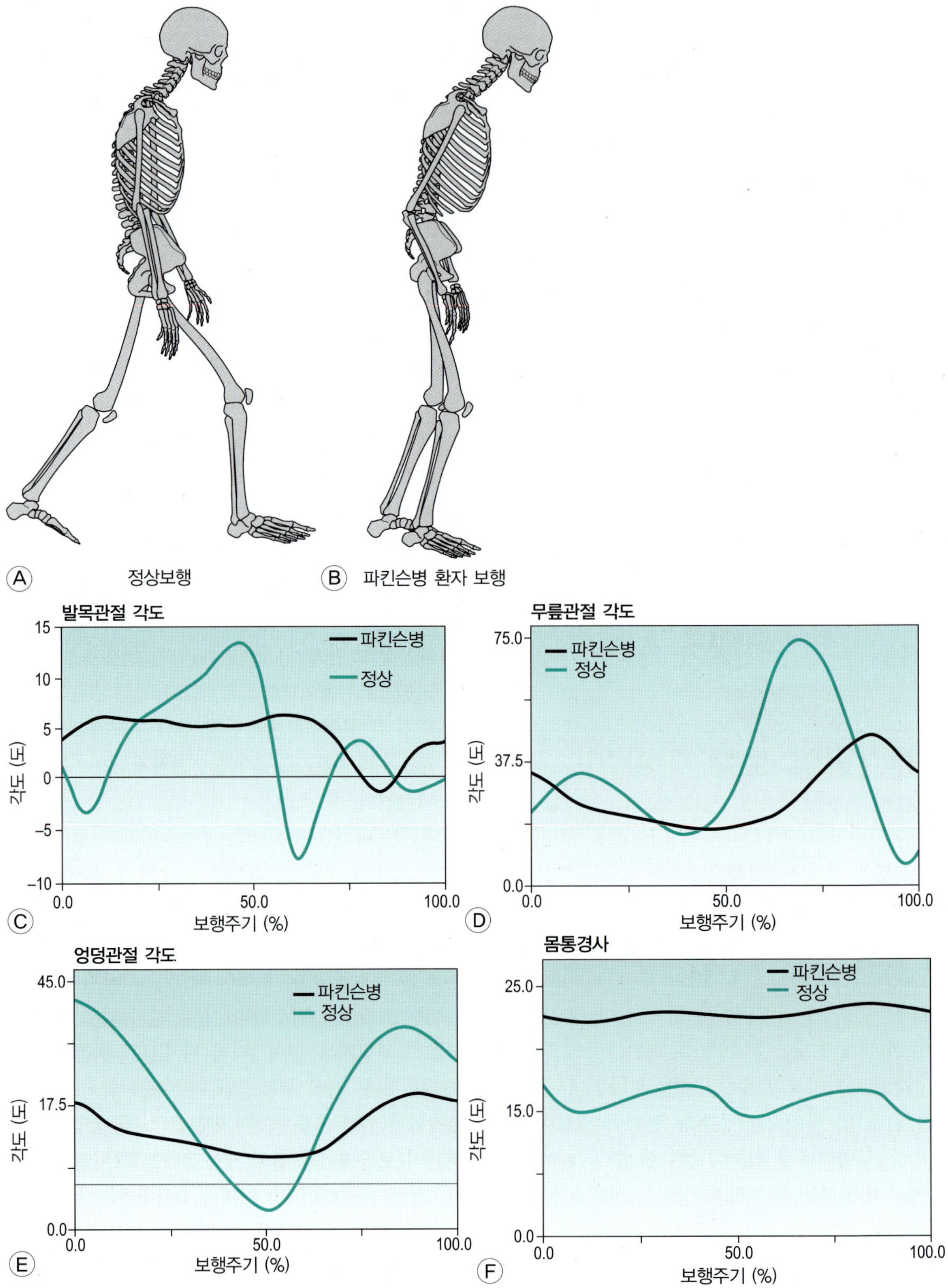

그림 6.5(A–F) • 파킨슨병 환자와 동년배의 정상인을 대상으로 걷는 동안 발목관절, 무릎관절, 엉덩관절 및 몸통 시상면 각도.

임상관리 (Clinical management)

파킨슨병 환자를 위한 가장 타당성 있는 치료 중 하나는 도파민의 식이성 전구물질인 L-도파이다. L-도파는 도파민으로 전한되어서 경직의 운동증후군과 움직임을 시작하고 지속하는 능력을 개선한다(운동느림증)(Durrieu, 1998; Stowe 등, 2008; van Hilten 등, 2007). L-도파는 증상이완에 기여하는 단기 반응(몇 시간)과 장기반응(며칠 혹은 몇 주)을 모두 가지고 있다고 알려졌다. 새로운 치료법을 적용받는 환자들은 전형적으로 '밀월기간'을 경험하는데, L-도파는 수 년동안 유의하게 효과가 있다. 시간이 지나면서 이 밀월기간이 끝나고 환자는 더 광범위하게 손상되기 시작한다. 파킨슨병은 진행성 질환이기 때문에, 환자는 약의 단기효과가 끝나갈 때 불안정한 운동 및 자율신경계 증후군을 경험하는데(Morris 등, 2001), 일반적으로 파킨슨병은 이러한 특징적인 on-off 기간을 경험한다.

Morris 등(1996)은 L-도파의 효과가 on기간일 때 환자는 보행속도와 한걸음 길이가 모두 증가하기 때문에 보행변수는 투약효과가 on기간과 off기간에 불안정하게 반복된다는 것을 알았다. O'Sullivan 등(1998)은 L-도파는 보행속도는 유의하게 증가시키지만, 분속수에는 영향을 미치지 않는다고 하였고, 더 후에 실시된 연구에서 Defebvre 등(2002)은 L-도파가 큰걸음 길이를 증가시킨다고 보고하였다. Ferrarin 등(2004)는 몸통 경사를 알아보기 위하여 보행분석을 실시하였고, L-도파가 on기간일 때 파킨슨병 환자의 구부정한 보행패턴 감소 혹은 앞쪽 경사의 유의한 감소를 알 수 있었다.

보행분석과 함께 임상평가를 사용하였다. 수정된 파킨슨병등급척도(Unified Parkinson's Disease Rating Scale, UPDRS)는 파킨슨병의 손상정도를 평가하는 타당한 도구로 일반적으로 사용된다(글상자 6.1). UPDRS는 4개의 하위항목이고 구성되어 있다. 보행분석과 가장 큰 관련성이 있는 하위항목은 II부와 III부이다. II부는 낙상, 보행시 동결 및 보행을 포함하는 on-of기간 모두에서 일상생활동작을 평가한다.

> **글상자 6.1**
>
> **수정된 파킨슨병 등급 척도**
>
> - I부 : 정신, 행동, 및 감정
> - II부 : 일상생활동작
> - III부 : 운동검사
> - IV부 : 치료 합병증(지난 주에)

III부는 운동능력을 평가하고 의자에서 일어서기, 자세, 보행, 자세안정성 및 신체 운동느림증 및 저운동증 등이 포함된다.

파킨슨병 환자의 보행개시 문제점 (Gait initiation problems in people with Parkinson's disease)

파킨슨병의 가장 취약한 점 중 하나는 동결 혹은 운동차단으로 알려진 움직임 개시에 곤란이다(Halliday 등, 1998). Giladi 등(1992)은 990명의 파킨슨병 환자를 대상으로 연구하였는데, 운동차단 318명이었고, 보행개시는 86%가 차단되었으며, 돌기는 45%, 출입구는 25%, 차도는 23%가 차단을 보여주었다. 따라서 보행개시는 가장 많은 대상자가 운동차단의 영향을 받으며, 파킨슨병 환자는 27%로 조사되었다.

Hass 등(2005)은 손상 정도에 따른 파킨슨병 환자의 보행개시 및 동적균형조절을 관찰하였다. 그들은 균형손상이 심한 환자보다 경한 환자에서 압력중심점과 무게중심점의 최대 거리가 한다리지지기의 끝에서 유의하게 증가하는 것을 알았다. 두 집단 간의 COP-COM거리 차이는 자세조절이 손상된 파킨슨병 환자가 낙상예방이 적응된 임상적으로 감지되는 균형손상이 없는 환자보다 더 짧은 COM-COP거리를 보이는 것으로 나타났다. Hass 등(2005)은 이런 방법의 평가가 파킨슨병의 보행과 균형을 개선하기 위하여 설계된 중재의 영향을 평가하는데 유용한 정량적 지표라는 것을 증명하였다.

Jiang과 Norman(2006)는 파킨슨병 환자를 대상으로 시각 및 청각 신호가 보행개시에 미치는 영향을

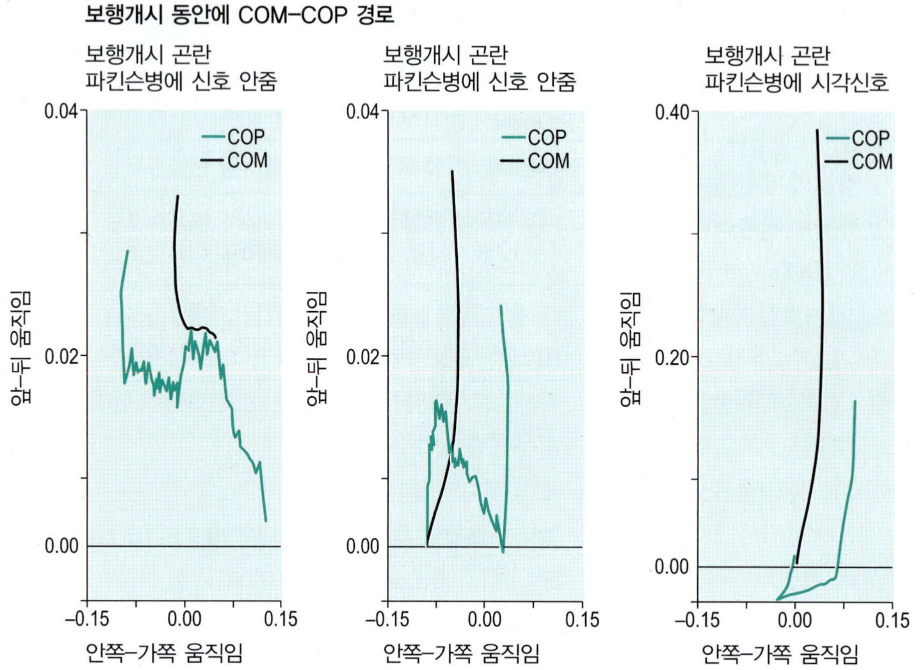

그림 6.6 • 무게중심점과 압력중심점의 움직임

알아보았다. Jiang과 Norman은 파킨슨병 환자에서 동결의 유무가 최대 전방 추진력에 평균 차이를 알아보았다. 또한 Jiang과 Norman은 다른 신호간에 최대 수평력의 차이를 알아보았다. 청각신호는 대상자의 평균 걸음시기와 간격을 맞추어서 율동적인 소리를 제공하였다. 시각신호는 대상자의 첫걸음 길이와 전체 높이를 조정하여 바닥에 대조적인 수평선을 제공하였다. 그들은 수평선으로 제공된 시각신호가 보행개시를 개선하였고, 청각신호는 효과가 없었다고 보고하였다. 가정에서는 대조적인 수평선을 제공한 훈련을 실시할 수 있으나 지역사회에서는 유용한 방법이 아니다.

보행개시 혹은 '동결'로 인한 어려움을 극복하는데 도움을 주기 위하여 일반적으로 휴대용 신호 보조기기를 사용한다. McCandless 등(2011)는 파킨슨병 환자를 대상으로 휴대용 신호기기가 그들의 보행개시 어려움에 미치는 영향 및 접근성을 연구하였다. 그들은 레이저 지팡이, 소리 메트로놈, 진동 메트로놈, 보행 스틱 및 신호 없음 등의 5가지 조건을 대입하여 무작위로 검사하였다. 한걸음길이 및 앞/뒤 및 안/가쪽 COM-COP 움직임이 동결군과 비-동결군 간에 유의한 차이가 있었다. 레이저 지팡이 및 보행스틱을 사용할 때 COM-COP 움직임이 유의하게 개선되었고, 동결군은 레이저 지팡이를 사용할 때 한걸음이 더 크게 개선되었다. 연구대상자들은 자신이 지각한 보조도구의 효과를 등급을 매겼는데, 레이저 지팡이를 사용할 때 보행을 개시하고 유지하는데 만족스러운 유의한 개선이 있었다고 보고하였다. 그림 6.6은 신호 없음, 레이저 지팡이 및 동일-연령-동일-성별 등의 3조건하의 보행개시시 COM-COP 패턴을 설명한 것이다. 신호가 있는 조건은 COP의 안/가쪽 이동 및 COM의 앞쪽 이동이 개선되었지만, 동일연령, 동일-성별인 정상인과 비교하면 앞쪽 움직임이 상당히 부족한 상태이다.

결론 (Conclusion)

고정상태 보행과 보행개시에 대한 보행분석은 파킨슨병을 평가하는데 민감한 도구 중 하나로 포괄적으로 사용되고 있다. 일반적인 보행패턴을 확인하고, 환자의 다양성을 고려하는데 특히, off-치료기간을 고려한다. 그러나 임상에서 보행분석에 기초한 평가는 소수의 특수 클리닉에 제한된다.

요점 (Key points)

- 몸통 기울임 및 엉덩관절 굽힘/폄은 임상적 성과평가로 유용하지만, 시공간적 변수도 임상적 표지로 적합하다.
- 임상인은 파킨슨병 환자간의 차이와 동일한 환자에서도 on-기간과 off-기간의 차이를 고려하여야 한다.
- 파킨슨병 환자는 고정상태 보행 및 보행 개시를 모두 평가하는 것이 중요하다.
- L-도파는 경직의 운동증후군 및 움직임을 시작하고 유지하는 능력을 개선한다.
- 보행보조도구 및 시각신호를 주는 보조도구는 보행 특성 및 보행개시를 개선하는 것으로 나타났다. 그러나 향후 연구에서 지역사회에서 가장 효과적인 보조도구를 알아봐야 할 것이다.

근이영양증의 보행평가 (Gait assessment in muscular dystrophy)

근이영양증(muscular dystrophy, MD)은 진행성 신경근질환의 하위집단으로 구분하는 질환으로, 유전적 소견이 있는 비-염증성 근육병을 말한다. 듀시엔느 근이영양증(Duchenne muscular dystrophy)이 가장 일반적으로 아동기에 발병하는 신경근육병으로 남자 1:3500-6000의 이환률을 가지며, 질환이 진행되면서 보행 역학의 진행성 퇴화를 야기한다(Bushby 등, 2010). 근육 약화가 결합된 영향으로 건강한 근육조직이 사망하고 지방과 섬유조직이 근육을 대체하여 축적됨으로 인하여 저신장성을 보이며, 이로 인한 출생이후 20년 동안 DMD 아동 특유의 자세 및 움직임 패턴의 변화를 상대적으로 예견할 수 있다(Rahbek 등, 2005).

DMD의 발병시기와 진행속도에 따라서 손상정도는 다양하지만, 전형적으로 임상적 특성은 팔이 약해지기 2-3년 전에 보통 다리를 움직이는 능력이 기능적으로 퇴화된다. DMD 아동은 관절 배열 및 근육 흥분패턴을 수정하여 더 약한 근육집단을 보상하는 법을 학습하여서 초기에 보상패턴이 지속적으로 관찰된다. 질병의 진행 초기에, DMD 아동은 흔듦기 동안 더 쉽게 발을 전진하고 보행으로 인한 에너지 소비를 감소시키기 위하여 보행 운동학이 변경되기 때문에 보행속도가 크게 감소한다(Campbell 등, 2012; Perry 와 Burnfield, 2010). DMD 아동에서 출현하는 전형적인 운동 적응 전략은 가우어징후(Gower's sign)라고 하는데, 앉은 자세에서 일어설 때 엉덩관절 폄을 보조하기 위하여 허벅지를 팔로 미는 특징이 있다(Campbell 등, 2012).

이러한 보상적인 움직임 패턴과 함께 2~5세에 잠행성으로 발병하기 때문에 DMD와 관련된 조기 손상은 진단이 지연되는 경우가 대부분이다. 전형적인 발달과정과 DMD아동의 비정형적인 발달과정 사이의 차이점을 확인하는 필수적인 검사방법 중 하나는 시간이 경과함에 따라서 근력과 관절가동범위의 변화를 선별하는 것이다. 연령에 상관없이 관절 가동성의 변화를 상대적으로 객관적인 평가는 각도계를 이용한 측정 혹은 기능적 움직임 패턴의 분석 등이다. 그러나 소아는 신뢰할만한 객관적인 근력측정이 어렵다. 5세 이상의 아동은 전통적인 도수근력검사(manual muscle testing, MMT)를 이용하여 일련의 근력 측정이 가능하다. 더 높은 연령의 아동은 특별한 근육집단의 근력 감소를 측정하는 대안으로 정량적 근력검사(quantitative muscle testing, QMT)를 사용하는 것이 변경된 보행 역학을 더 정확하게 해석하는 방법이다. QMT 측정은 압력측정계를 사용하여 등척성 힘생산 능력을 측정하므로써 근길이, 관절각도 및 속도의 항상성을 확인하면서 특정 근육집단의 수축력을 직접적으로 평가하기 위하여 사용한다(Stuberg와 Metcalf, 1988). 신뢰할 수 있는 QMT를 제공하기 위하여 질적 협력, 동기부여, 주의집중 및 기구에 대한 이해가 바탕이 되는 특별한 기기가 추가로 요구된다.

가장 일반적으로 DMD의 진단은 2~5세에 이루어지는데, 보행에 관한 미성숙이 조기의 특징적인 징후 중 하나이다. 조기 임상적 특성은 걷기를 주저하거나, 움직임이 점점 서툴러져 종종 넘어지고, 동년배와 비교하여 선 자세를 취하기가 어려우며 뒤꿈치닿기가 발생하지 않는 등의 보행의 조기 병역학이 일반적으로 출현한다(Campbell 등, 2012). Sutherland 등(1981)는 DMD 아동의 보행장애를 초기, 전이 및 후기 보행자로 구분하여, 21명의 어린이를 대상으로 보행변수를 검사한 결과, 질환의 진행을 예견하는 인자로써 분속수, 흔듦기 때 발등굽힘 및 골반앞경사 등의 3가지 보행 특성이 91%의 정확도를 보인다는 결과가 나왔다. 양성 가우어징후와는 별개로 대부분 주목되는 조기 보행변화는 달라진 분속수, 흔듦기 때 엉덩관절 굽힘 약간 증가, 그리고 분속수가 계속 감소함에 있어서 발생하는 발처짐과 함께 발등굽힘 감소 등이 있다. 이러한 보행패턴의 변화와 관련하여 지면반발력은 초기 한다리지지기동안 무릎관절의 앞쪽으로 지나가는데 이는 근육약화가 원인이며 가장 주목되는 근육은 넙다리네갈래근이다. D'Angelo 등(2009)은 비교적 동질한 21명의 DMD 아동(평균연령 72±8.2개월)의 보행 검사한 결과, 부하반응기에 골반의 과도한 앞경사 및 비정상적인 무릎관절 패턴이 나타났다고 보고하였다. 또한 그들은 동연배의 대조군과 비교하여 DMD아동은 큰걸음길이가 유의하게 감소하였고, 보행너비가 증가하고 과도한 굽힘과 벌림 운동패턴이 흔듦기 동안에 출현하였다고 보고하였다. Gaudreault 등(2010)은 더 높은 연령인 7~15세의 아동을 대상으로 보행속도가 보행패턴에 미치는 영향을 알아본 결과, 동년배 및 동일 성별군과 비교하여 분속수는 증가하고, 한걸음길이는 감소하였으며, 엉덩관절 폄 모멘트는 감소하였고, 무릎관절 폄 모멘트는 최소이거나 없었으며, 뒤꿈치닿기에서 발등굽힘이 감소하거나 나타나지 않는 것으로 조사되었다. Gaudreault 등(2009)는 DMD 아동 11명(평균연령 9.2±2.6)을 대상으로 보행하는 동안 발바닥굽힘 구축이 나타났고, 폄근 힘의 유의한 약화에도 불구하고 독립적으로 보행할 수 있는 아동을 발바닥굽힘근이 늘어날 때 순수 발바닥굽힘근 모멘트가 증가하였고 COP의 앞쪽 기울임도 증가하였다고 보고하였다.

보행 후기단계에서, DMD아동들은 보행의 병역학에 관한 주목할만한 악화가 나타난다. 지속적으로 증가하는 큰볼기근의 약화를 보상하기 위하여 기능적으로 디딤기동안 엉덩관절 폄이 제한되고 골반앞경사가 증가한다. 중간볼기근 약화로 인하여 디딤기동안에 골반 배열을 유지하지 못하는 것을 양성 트렌델렌부르그 징후(한다리디딤기동안에 비-체중지지 엉덩관절이 떨어짐)라고 하는데, 트렌델렌부르그 보행패턴은 체중부하 쪽으로 몸통이 가쪽굽힘되는 것이 특징이며, 어깨의 동요가 증가하고 기저면이 넓어진다. 보행에서 이러한 변화는 한다리지지기동안 무릎관절 앞쪽과 엉덩관절 뒤쪽으로 힘선이 유지되고 궁극적으로 엉덩관절과 무릎관절 폄근의 근력약화가 증가함에 따라 보상작용의 일환으로 바로 선 자세를 유지하는데 도움을 주기 위하여 관절의 깊은 구조들에 의존하게 된다.

DMD아동을 대상으로 중요한 관리사항 중 하나는 신뢰할만한 예상으로 독립보행을 금지하는 것이다. Sienke-Thomas 등(2010)은 부하반응기에 무릎관절 굽힘의 감소는 보행능력 상실이 임박했음을 지적하는 것이라고 하였고, Bakker 등(2002)는 엉덩관절 폄근과 발등굽힘의 근력감소가 주요 예견인자라고 하였다. Siegel (1986)는 엎드린 자세에서 능동 항중력 엉덩관절 폄의 뒤짐각(90°로 굽혀진 엉덩관절에서 시작) 및 앉은 자세에서 능동 무릎관절 폄(90°로 굽혀진 무릎관절에서 시작)은 90°를 넘어서면, 독립보행의 상실은 몇 개월 안에 발생할 것이다. 다른 연구에서는 도수근력검사에서 엉덩관절 폄근이 3등급 이하이거나 발목관절 발등굽힘근이 4등급 이하일 때 독립보행을 금지가 임박한 것을 지적한다고 하였고(Mc Donald 등, 1995), 다리근력의 감소는 약 50% 이상에서 나타나며 4개의 표준 계단을 오를 때 시간이 지연된다고 보고하였다(Brooke 등, 1989).

임상관리 (Clinical management)

DMD에 대한 의학적 및 약학적 관리의 발달은 DMD 진단을 받은 아동들이 성인까지 성장하는 숫자가 증가하게 하였고 질환과정의 본질적인 변화를 야기하였다. 의학의 발전으로 보행의 금지 시기가 지연되었고, 구축발달이 지연, 외과수술 횟수 감소, 장하지보조기 사용 감소, 옆굽음증의 이환률 감소, 등척추 배열 외과술 감소, 폐기능 감소지연, 청년기까지 생존자 증가 등을 야기하였다. Mexley 등(2010)은 2000년대에 수년 동안 생존자의 평균 연령이 30세까지 증가하였고, 현재는 생존자의 평균연령이 더 증가할 것이라 보고하였다. 그들은 1990년에서 1999년 사이는 2000년에서 2009년 사이와 비교하여 거의 5년이 증가하였다고 보고하였다. DMD아동의 예방관리는 더 정밀해졌고, 생존 가능자는 지속적으로 증가하고 있으며, 퇴행임박에 관한 징후의 주의깊은 보해패턴 관찰이 중요하다.

여명동안 DMD 아동의 관리 욕구를 더 이해하기 위하여, 선천성 근이영양증의 국제 표준 케어 협회는 2009년 11월 벨기에의 브루쉴에서 3일 동안 워크숍을 개최하였으며, 관련전문가와 DMD에 직접적으로 영향을 받는 그들의 가족으로부터 정보에 기초하여 합의문을 발표하였다(Wang 등, 2010).

DMD는 다발성 진행성 신경근장애의 일종으로 보행 특성이 달라지는 것이 특징이다. 근이영양증 아동의 보행 병역학에 영향을 미치는 원인요인을 이해하여야 최적의 삶의질을 지지하고 개개인의 독립보행을 연장할 수 있는 필수적인 정보를 얻을 수 있다.

요점 (Key points)

- 불충분한 넙다리네갈래근은 골반앞경사 증가, 디딤기동안 엉덩관절 폄 제한 및 꿈치들린휜발 자세 등의 보상성 자세적응에 영향을 미치는 주요 요인이다.
- 체중부하 힘선의 무릎관절 앞쪽 및 엉덩관절 뒤쪽으로 이동, 발바닥굽힘근의 단단함 등이 폄근 힘 생성 능력이 유의하게 감소함에도 불구하고 독립보행의 지지에 도움이 된다.
- 독립보행의 금지 시기를 확실하게 예견할 수 있다.
- 의학적 관리의 발달은 DMD 아동이 아동에서 성인으로 기대수명을 증가를 보장한다.

참고문헌 (References)

Baker, R., Rodda, J., 2003. All you ever wanted to know about the conventional gait model but were afraid to ask (CD-ROM). Women and Children's Health, Melbourne.

Baker, R., Jasinski, M., Maciag-Tymecka, I., et al., 2002. Botulinum toxin treatment of spasticity in diplegic cerebral palsy: a randomized, double-blind, placebo-controlled, dose-ranging study. Dev. Med. Child Neurol. 44 (10), 666–675.

Bakker, J.P., de Groot, I.J., Beelen, A., et al., 2002. Predictive factors of cessation of ambulation in patients with Duchenne muscular dystrophy. Am. J. Phys. Med. Rehabil. 81, 906–912.

Balasubramanian, C.K., Neptune, R.R., Kautz, S.A., 2009. Variability in spatiotemporal step characteristics and its relationship to walking performance post-stroke. Gait Posture 29, 408–414.

Bensoussan, L., Mesure, S., Viton, J., et al., 2006. Kinematic and kinetic asymmetries in hemiplegic patients' gait initiation patterns. J. Rehabil. Med. 38, 281–294.

Bohannon, R.W., Smith, M.B., 1987. Interrater reliability of a modified Ashworth scale of muscle spasticity. Phys. Ther. 67 (2), 206–207.

Bohannon, R.W., Andrews, A.W., Smith, M.B., 1988. Rehabilitation goals of patients with hemiplegia. Int. J. Rehabil. Res. 11, 181–183.

Bowden, M.G., Balasbramanian, C.K., Neptune, R.R., et al., 2006. Anterior-posterior ground reaction forces as a measure of paretic leg contribution in hemiparetic walking. Stroke 37, 872–876.

Boyd, R.N., Graham, H.K., 1999. Objective measurement of clinical findings in the use of botulinum toxin type A for the management of children with cerebral palsy. Eur. J. Neurol. 45 (Suppl. 96), 10–14.

Brandstater, M.E., de Bruin, H., Gowland, C., et al., 1983. Hemiplegic gait: analysis of temporal variables. Arch. Phys. Med. Rehabil. 64, 583–587.

Brooke, M.H., Fenichel, G.M., Grigs, R.C., et al., 1989. Duchenne muscular dystrophy: patterns of clinical progression and clinical effects of supportive therapy. Neurology 39, 475–481.

Burdett, R.G., Borello-France, D., Blatchly, C., et al., 1988. Gait comparison of subjects with hemiplegia walking unbraced, with ankle-foot orthosis, and with Air-Stirrup Brace. Phys. Ther. 68, 1197–1203.

Bushby, K., Finkel, R., Birnkrant, D.J., et al., 2010. Diagnosis and management of Duchenne muscular dystrophy Part 1. Lancet Neurol. 9, 177–189.

Campbell, S.K., Palisano, R.J., Orlin, M.N., 2012. Physical Therapy for Children, fourth ed. WB Saunders/ Elsevier, St. Louis, MO.

Carlsoo, S., Dahllof, A., Holm, J., 1974. Kinetic analysis of the gait in patients with hemiparesis and in patients with intermittent claudication. Scand. J. Rehabil. Med. 6, 166–179.

Carr, J.H., Shepherd, R.B., 2003. Stroke Rehabilitation: Guidelines for exercise and training to optimize motor skill. Elsevier, London.

Centers for Disease Control and Prevention, Stroke Fastats. Online: www.cdc.gov/nchs/fastats/stroke (accessed 9.12.10.).

Corcoran, P.J., Jebsen, R.H., Brengelman, G.L., et al., 1970. Effects of plastic and metal leg braces in speed and energy cost of hemiparetic ambulations. Arch. Phys. Med. Rehabil. 51, 69–77.

D'Angelo, M.G., Berti, M., Piccinini, L., et al., 2009. Gait pattern in muscular dystrophy. Gait Posture 29, 36–41.

Damiano, D.L., Abel, M.F., 1998. Functional outcomes of strength training in spastic cerebral palsy. Arch. Phys. Med. Rehabil. 79 (2), 119–125.

Damiano, D.L., Vaughan, C.L., Abel, M.F., 1995. Muscle response to heavy resistance exercise in children with spastic cerebral palsy. Dev. Med. Child Neurol. 37 (8), 731–739.

Damiano, D.L., Dodd, K., Taylor, N.F., 2002. Should we be testing and training muscle strength in cerebral palsy? Dev. Med. Child Neurol. 44 (1), 68–72.

Davis, R., Jameson, E.G., Davids, J.R., et al., 1991. A gait analysis data collection and reduction technique. Hum. Mov. Sci. 10, 575–587.

Day, S.M., Wu, Y.W., Strauss, D.J., et al., 2007. Change in ambulatory ability of adolescents and young adults with cerebral palsy. Dev. Med. Child Neurol. 49 (9), 647–653.

de Boer, A.G., Wijker, W., Speelman, J.D., et al., 1996. Quality of life in patients with Parkinson's disease: development of a questionnaire. J. Neurol. Neurosurg. Psychiatry 61 (1), 70–74.

de Rijk, M.C., Launer, L.I., Berger, K., et al., 2000. Prevalence of Parkinson's disease in Europe: A collaborative study of population-based cohorts. Neurology 54 (11), S21–S23.

Defebvre, L.J.P., Krystkowiak, P., Blatt, J.L., et al., 2002. Influence of pallidal stimulation and levodopa on gait and preparatory postural adjustments in Parkinson's disease. Mov. Disord. 17 (1), 76–83.

Dimitrijevic, M.R., Faganel, J., Sherwood, A.M., et al., 1981. Activation of paralysed leg flexors and extensors during gait in patients after stroke. Scand. J. Rehabil. Med. 13, 109–115.

Dobson, F., 2007. Classification of Gait Patterns in Children with Hemiplegic Cerebral Palsy. School of Physiotherapy, University of Melbourne, Melbourne.

Dobson, F., Morris, M.E., Baker, R., et al., 2006. Clinician agreement on gait pattern ratings in children with spastic hemiplegia. Dev. Med. Child Neurol. 48 (6), 429–435.

Dobson, F., Morris, M.E., Baker, R., et al., 2007. Gait classification in children with cerebral palsy: a systematic review. Gait Posture 25 (1), 140–152.

Dodd, K., Taylor, N., 2005. Strength Training for Young People with Cerebral Palsy. La Trobe University, Melbourne.

Dodd, K., Taylor, N., Damiano, D., 2002. A systematic review on the effectiveness of strength training programs for people with cerebral palsy. Arch. Phys. Med. Rehabil. 83, 1157–1164.

Dodd, K., Taylor, N., Graham, H., 2003. A randomized clinical trial of strength training in young people with cerebral palsy. Dev. Med. Child Neurol. 45, 652–657.

Durrieu, G., 1998. Early combination therapy with levodopa and dopamine agonist for preventing motor fluctuations in Parkinson's disease. Cochrane Database Syst. Rev 2, CD001311.

Eames, N.W.A., Baker, R., Hill, N., et al., 1999. The effect of botulinum toxin A on gastrocnemius length: magnitude and duration of response. Dev. Med. Child Neurol. 41 (4), 226–232.

Elder, G.C., Kirk, J., Stewart, G., et al., 2003. Contributing factors to muscle weakness in children with cerebral palsy. Dev. Med. Child Neurol. 45 (8), 542–550.

Ferrarin, M., Rizzone, M., Lopiano, L., et al., 2004. Effects of subthalamic nucleus stimulation and -dopa in trunk kinematics of patients with Parkinson's disease. Gait Posture 19 (2), 164–171.

Flansbjer, U., Downham, D., Lexell, J., 2006. Knee muscle strength, gait performance, and perceived participation after stroke. Arch. Phys. Med. Rehabil. 87, 974–980.

Foran, J.R., Steinman, S., Barash, I., et al., 2005. Structural and mechanical alterations in spastic skeletal muscle. Dev. Med. Child Neurol. 47 (10), 713–717.

Fry, N.R., Gough, M., McNee, A.E., et al., 2007. Changes in the volume and length of the medial gastrocnemius after surgical recession in children with spastic diplegic cerebral palsy. J. Pediatr. Orthop. 27 (7), 769–774.

Gage, J.R., Schwartz, M.H., Koop, S.E., et al., 2009. The Identification and Treatment of Gait Problems in Cerebral Palsy. Clinics in Developmental Medicine. Mac Keith Press, London.

Gaudreault, N., Gravel, D., Nadeau, S., 2009. Evaluation of plantar flexion contracture contribution during the gait of children with Duchenne muscular dystrophy. J. Electromyogr. Kinesiol. 19, 180–186.

Gaudreault, N., Gravel, D., Nadeau, S., et al., 2010. Gait patterns comparison of children with Duchenne muscular dystrophy to those of control subjects considering the effect of gait velocity. Gait Posture 32, 342–347.

Giladi, N., McMahon, D., Przedborski, S., et al., 1992. Motor blocks in Parkinson's disease. Neurology 42, 333–339.

Halliday, S.E., Winter, D.A., Frank, J.S., et al., 1998. The initiation of gait in young, elderly, and Parkinsons disease subjects. Gait Posture 8, 8–14.

Harvey, A., Graham, H.K., Morris, M.E., et al., 2007. The Functional Mobility Scale: ability to detect change following single event multilevel surgery. Dev. Med. Child Neurol. 49 (8), 603–607.

Hass, C., Waddell, D., Fleming, R., et al., 2005. Gait initiation and dynamic balance control in Parkinson's disease. Arch. Phys. Med. Rehabil. 86 (11), 2172–2176.

Hesse, S.A., Jahnke, M.T., Schreiner, C., et al., 1993. Gait symmetry and functional walking performance in hemiparetic patient prior to and after a 4-week rehabilitation programme. Gait Posture 1, 166–171.

Hesse, S., Luecke, D., Jahnke, M.T., et al., 1996. Gait function in spastic hemiparetic patients walking barefoot, with firm shoes and with ankle-foot orthosis. Int. J. Rehabil. Res. 19, 133–141.

Hesse, S., Reiter, F., Jhanke, M., et al., 1997. Asymmetry of gait initiation in hemiparetic stroke subjects. Arch. Phys. Med. Rehabil. 78, 719–724.

Hill, K., Ellis, P., Bernhardt, J., et al., 1997. Balance and mobility outcomes for stroke patients: A comprehensive audit. Aust. J. Physiother. 43, 173–180.

Hullin, M., Robb, J., Loudon, I., 1996. Gait patterns in children with hemiplegic spastic cerebral palsy. J. Pediatr. Orthop. 5, 247–251.

Iida, H., Yamamuro, T., 1987. Kinetic analysis of the center of gravity of the human body in normal and pathological gait. J. Biomech. 20, 987–995.

Jahnsen, R., Villien, L., Aamodt, G., et al., 2004. Locomotion skills in adults with cerebral palsy. Clin. Rehabil. 18, 309–316.

Jiang, Y., Norman, K.E., 2006. Effects of visual and auditory cues on gait initiation in people with Parkinson's disease. Clin. Rehabil. 20 (1), 36–45.

Kadaba, M.P., Ramakrishnan, H.K., Wootten, M.E., 1990. Measurement of lower extremity kinematics during level walking. J. Orthop. Res. 8 (3), 383–392.

Kendall, H., Kendall, F., 1949. Muscles Testing and Function. Lippincott Williams & Wilkins, Baltimore, MD.

Kerrigan, D.C., Frates, E.P., Rogan, S., et al., 1999. Spastic paretic stiff-legged gait: biomechanics of the unaffected limb. Am. J. Phys. Med. Rehabil. 78, 354–360.

Knutsson, E., 1972. An analysis of parkinsonian gait. Brain 95 (3), 475–486.

Knutsson, E., Richards, C., 1979. Different types of disturbed motor control in gait of hemiparetic patients. Brain 102, 405–430.

Kuan, T., Tsou, J., Fong-Chin, S., 1999. Hemiplegic gait of stroke patients: the effect of using a cane. Arch. Phys. Med. Rehabil. 80, 777–784.

Lance, J., 1980. Pathophysiology of spasticity and clinical experience with baclofen. In: Feldman, R., Young, R., Koella, W. (Eds.), Spasticity: Disordered Motor Control. Year Book Medical Publishers, Chicago, IL, pp. 485–495.

Lehmann, J.F., Condon, S.M., Price, R., et al., 1987. Gait abnormalities in hemiplegia: their correction by ankle-foot orthoses. Arch. Phys. Med. Rehabil. 68, 763–771.

Lewallen, J., Miedaner, J., Amyx, S., et al., 2010. Effect of three styles of custom ankle foot orthoses on the gait of stroke patients while walking on level and inclined surfaces. American

Academy of Orthotists and Prosthetists 22, 78–83.

Lu, T.W., Yen, H.C., Chen, H.L., et al., 2010. Symmetrical kinematic changes in higher function in older patients post-stroke during obstacle-crossing. Gait Posture 31, 511–516.

Marks, M., Hirschberg, G.G., 1958. Analysis of the hemiplegic gait. Ann. N. Y. Acad. Sci. 74, 59–77.

McCandless, P., Evans, B., Richards, J., et al., 2011. The effectiveness and acceptability of different cueing devices for people with Parkinsons disease and gait initiation difficulties. Physiotherapy 97 (Suppl. S1), eS772.

McDonald, C.M., Abresch, R.T., Carter, G.T., 1995. Profiles of neuromuscular diseases: Duchenne muscular dystrophy. Am. J. Phys. Med. Rehabil. 74 (Suppl.), 570–592.

Menz, H.B., Lord, S.R., 1999. Footwear and postural stability in older people. J. Am. Podiatr. Med. Assoc. 89, 346–357.

Menz, H.B., Morris, M.E., Lord, S.R., 2006. Footwear characteristics and risk of indoor and outdoor falls in older people. Gerontology 52, 174–180.

Mizrahi, J., Susak, Z., Heller, L., et al., 1982. Variation of time-distance parameters of the stride related to clinical gait improvement in hemiplegics. Scand. J. Rehabil. Med. 14, 133–140.

Montgomery, J., 1987. Assessment and treatment of locomotor deficits in stroke. In: Duncan, P., Badke, M.E. (Eds.), Stroke Rehabilitation: The Recovery of Motor Control. Mosby, St. Louis, MO.

Moore, S., Schurr, K., Wales, A., et al., 1993. Observation and analysis of hemiplegic gait: swing phase. Aust. J. Physiother. 39, 271–278.

Morris, M.E., Matyas, T.A., Iansek, R., et al., 1996. Temporal stability of gait in Parkinson's disease. Phys. Ther. 76 (7), 763–777.

Morris, M.E., Huxham, F., McGinley, J., et al., 2001. The biomechanics and motor control of gait in Parkinson disease. Clin. Biomech. (Bristol, Avon) 16 (6), 459–470.

Moseley, A., Wales, A., Herbert, R., et al., 1993. Observation and analysis of hemiplegic gait: stance phase. Aust. J. Physiother. 39, 259–267.

Moxley, R., Pandya, S., Ciafolnoi, E., et al., 2010. Change in natural history of Duchenne muscular dystrophy with long-term corticosteroid treatment: implications for management. J. Child Neurol. 25 (9), 1116–1129.

Murphy, K., Molnar, G., Lankasky, K., 1995. Medical and functional status of adults with cerebral palsy. Dev. Med. Child Neurol. 37, 1075–1084.

Murray, M.P., Sepic, S.B., Gardner, G. M., Downs, W.J., 1978. Walking patterns of men with parkinsonism. Am. J. Phys. Med. 57, 278–294.

Nasciutti-Prudente, C., Oliveira, F.G., Houri, S.F., et al., 2009. Relationships between muscular torque and gait speed in chronic hemiparetic subjects. Disabil. Rehabil. 31, 103–108.

Ng, H., McGinley, J.L., Jolley, D., et al., 2010. Effects of footwear on gait and balance in people recovering from stroke. Age Ageing 39, 507–510.

Novacheck, T.F., Stout, J.L., Tervo, R., 2000. Reliability and validity of the Gillette Functional Assessment Questionnaire as an outcome measure in children with walking disabilities. J. Pediatr. Orthop. 20 (1), 75–81.

O'Sullivan, J.D., Said, C.M., Dillon, L.C., et al., 1998. Gait analysis in patients with Parkinson's disease and motor fluctuations: Influence of levodopa and comparison with other measures of motor function. Mov. Disord. 13 (6), 900–906.

Olney, S.J., Richards, C., 1996. Hemiparetic gait following stroke. Part 1: Characteristics. Gait Posture 4, 136–148.

Olney, S.J., Griffin, M.P., Monga, T.N., et al., 1991. Work and power in gait of stroke patients. Arch. Phys. Med. Rehabil. 72, 309–314.

Ounpuu, O., Davis, R., Deluca, P., 1996. Joint kinetics: Methods, interpretation and treatment decision-making in children with cerebral palsy and myelomeningocele. Gait Posture 4, 62–78.

Palisano, R., Rosenbaum, P., Walter, S., 1997. Development and reliability of a system to classify gross motor function in children with cerebral palsy. Dev. Med. Child Neurol. 39 (4), 214–223.

Palisano, R.J., Hanna, S.E., Rosenbaum, P.L., et al., 2000. Validation of a model of gross motor function for children with cerebral palsy. Phys. Ther. 80 (10), 974–985.

Palisano, R.J., Rosenbaum, P., Bartlett, D., et al., 2008. Content validity of the expanded and revised Gross Motor Function Classification System. Dev. Med. Child Neurol. 50 (10), 744–750.

Patla, A.E., Niechwiej, E., Racco, V., et al., 2002. Understanding the roles of vision in the control of human locomotion. Exp. Brain Res. 142, 551–561.

Peat, M., Dubo, H.I.C., Winter, D.A., et al., 1976. Electromyographic analysis of gait: hemiplegic locomotion. Arch. Phys. Med. Rehabil. 57, 421–425.

Pelissier, J., Perennou, D., Laassel, E.M., 1997. Lab analysis of gait in hemiplegic adults: review of literature. Ann. Readapt. Med. Phys. 40, 297–313.

Perry, J., 1969. The mechanics of walking in hemiplegia. Clin. Orthop. Relat. Res. 63, 23–31.

Perry, J., Burnfield, J.M., 2010. Gait Analysis: Normal and Pathological Function, second ed. Slack Inc., Thorofare, NJ, p. 168.

Rahbek, J., Werge, B., Madsen, A., et al., 2005. Adult life with Duchenne muscular dystrophy: observations among an emerging and unforseen population. Pediatr. Rehabil. 8 (1), 17–28.

Richards, C., Knutsson, E., 1974. Evaluation of abnormal gait patterns by intermittent light photography and electromyography. Scand. J. Rehabil. Med. 3, 61–68.

Rodda, J.M., Graham, H.K., Carson, L., et al., 2004. Sagittal gait patterns in spastic diplegia. J. Bone Joint Surg. Br. 86 (2), 251–258.

Rosenbaum, P., Paneth, N., Leviton, A., et al., 2007. A report: The definition and classification of cerebral palsy, April 2006. Dev. Med. Child Neurol. 49 (Suppl. 2), 8–14.

Roth, E.J., Merbitz, C., Mroczek, K., et al., 1997. Hemiplegic gait relationships between walking speed and other temporal parameters. Am. J. Phys. Med. Rehabil. 76, 128–133.

Rozumalski, A., Schwartz, M.H., 2009. Crouch gait patterns defined using k-means cluster analysis are related to underlying clinical pathology. Gait Posture 30 (2), 155–160.

Samii, A., Nutt, J.G., Ransom, B.R., 2004. Parkinson's disease. Lancet 363 (9423), 1783–1793.

Sherrington, C., Menz, H.B., 2003. An evaluation of footwear worn at the time of fall-related hip fracture. Age Ageing 32, 310–314.

Shortland, A.P., Harris, C.A., Gough, M., et al., 2002. Architecture of the medial gastrocnemius in children with spastic diplegia. Dev. Med. Child Neurol. 44 (3), 158–163.

Shumway-Cook, A., Woollacott, M.H., 2007. Motor Control: Translating Research into Clinical Practice, third ed. Lippincott Williams & Wilkins, Philadelphia, PA, pp. 299–329.

Siegel, I.M., 1986. Muscle and its Diseases: An Outline Primer of Basic Science and Clinical Method. Year Book Medical Publisher, Chicago, IL.

Sienko-Thomas, S., Buckon, C.E., Nicorici, A., et al., 2010. Classification of the gait patterns of boys with Duchenne muscular dystrophy and their relation to function. J. Child Neurol. 25 (9), 1103–1109.

Stanley, F.J., Blair, E., Alberman, E., 2000. Cerebral Palsies: Epidemiology and Causal Pathways. Mac Keith Press, Cambridge.

Stowe, R., Ives, N., Clarke, C.E., et al., 2008. Dopamine agonist therapy in early Parkinson's disease. Cochrane Database Syst. Rev. 2, CD006564.

Stuberg, W.A., Metcalf, W.K., 1988. Reliability of quantitative muscle testing in health children and in children with Duchenne muscular dystrophy using a hand-held dynamometer. Phys. Ther. 68 (6), 977–982.

Sutherland, D.H., Davids, J.R., 1993. Common gait abnormalities of the knee in cerebral palsy. Clin. Orthop. Relat. Res. 288, 139–147.

Sutherland, D.H., Olshen, R.A., Cooper, L., et al., 1981. The pathomechanics of gait in Duchenne muscular dystrophy. Dev. Med. Child Neurol. 23 (1), 3–22.

Takebe, K., Basmajian, J.V., 1976. Gait analysis in stroke patients to assess treatments of foot-drop. Arch. Phys. Med. Rehabil. 57, 305–310.

Thompson, N.S., Taylor, T.C., McCarthy, K.R., Cosgrove, A.P., Baker, R.J., 2002. Effect of a rigid ankle-foot orthosis on hamstring length in children with hemiplegia. Dev. Med. Child Neurol. 44 (1), 51–57.

van Hilten, J.J., Ramaker, C.C., Stowe, R., et al., 2007. Bromocriptine/levodopa combined versus levodopa alone for early Parkinson's disease. Cochrane Database Syst. Rev 4, CD003634.

Wagenaar, R.C., Beek, W.J., 1992. Hemiplegic gait: a kinematic analysis using walking speed as a basis. J. Biomech. 25, 1007–1015.

Wang, C.H., Bonnemann, C.G., Rutkowski, A., et al., 2010. Consensus statement on standard of care for congenital muscular dystrophies. J. Child Neurol. 25 (12), 1559–1581.

Waters, R.L., Frazier, J., Garland, D.E., et al., 1982. Electromyographic analysis before and after operative treatment for hemiplegic equinus and equinovarus deformity. J. Bone Joint Surg. Am. 64, 284–288.

Wiley, M.E., Damiano, D.L., 1998. Lower-extremity strength profiles in spastic cerebral palsy. Dev. Med. Child Neurol. 40 (2), 100–107.

Winters Jr., T.F., Gage, J.R., Hicks, R., 1987. Gait patterns in spastic hemiplegia in children and young adults. J. Bone Joint Surg. Am. 69 (3), 437–441.

Woolley, S.M., 2001. Characteristics of gait in hemiplegia. Top. Stroke Rehabil. 7, 1–18.

Wortis, B.S., Marks, M., Hirschberg, G.G., et al., 1951. Gait analysis in hemiplegia. Trans. Am. Neurol. Assoc. 76, 181–183.

추천도서 (Further reading)

Opheim, A., Jahnsen, R., Olsson, E., et al., 2009. Walking function, pain and fatigue in adults with cerebral palsy: A 7-year follow-up study. Dev. Med. Child Neurol. 51 (5), 381–388.

근골격계 질환, 의지 및 보조기 착용자의 보행 분석

(Gait analysis in musculoskeletal conditions, prosthetics and orthotics)

7

이번 단원의 목표는 외과적 관리와 보수적인 관리의 효율, 그리고 근골격계 질환의 심한 정도를 결정하기 위해, 어떻게 보행 분석을 사용할 것인가에 대한 예를 제공한다. 이번 단원에서 몇 가지 질환과 관리에 대한 것을 제공한다.

1. 엉덩 관절 전치환술
2. 무릎 골관절염
   a. 보존적 관리
   b. 외과적 관리
3. 절단환자의 보행
4. 보조기 관리

엉덩관절 전치환술
(Total hip replacement)

엉덩 관절 전치환술(THR)은 엉덩 관절의 골관절염으로 인한 기능을 개선하고, 통증을 줄이기 위해 일반적으로 실시한다. 미국 내에서 2006년 231,000명의 THR 수술이 시행되었다(DeFrances 등, 2008). THR 수술의 주요 대상자는 65세 이상의 환자가 대부분(55%)이며, 40%의 환자는 45세에서 64세에 수행되었다(DeFrances 등, 2008). 2030년 정도에는 THR의 발생률은 174%까지 증가해 572,000명까지 증가할 것이며, 매년 96,700명씩 137%가 증가할 것이다(Kurtz 등, 2007).

재활전문가는 THR 후의 발생되는 비정상적 보행을 이해하는 것이 중요하다. 대부분의 연구는 6~18개월 후에 수행되었으며, THR 후의 보행은 정상으로 회복되지 않는다고 결론을 내고 있다. 이러한 연구결과를 지지하고 있는 최근의 메타 분석에서, 걷기 속도와 같은 신체 기능만이 6-8개월에 정상인에 비해 80%까지 회복되고(Vissers 등, 2011), 일부 연구에서는 비정상적 보행 패턴으로 삽입물의 느슨함을 만들어낸다고 하였다(Foucher 등, 2009).

시공간적 요소
(Spatiotemporal factors)

여러 연구들에서 보행 속도, 보폭 수(cadence), 보폭(step length)과 활보 장(stride length)이, 수술 후 1개월(Nankaku 등, 2007), 1년(Perron 등, 2000; Tanaka 등 2010), 그리고 10년(Bennett 등, 2008)에서 감소한다고 하였다. 비록, 수술 후 1개월에 보행 변위가 쉽게 보이기는 하지만, Bennett 등(2008)은 시공간적 요소는 정상으로 돌아가지 않는다는 강한 근거를 제시하였다. Miki 등(2004)과 Nantel 등(2009)은, 보행 속도는 수술 후 6개월과 1년 후 정상적 조절을 보인다는 반대의 결과를 제시하였다. 하지만, 이러한 연구의 평균 연령은 49세에서 52.6세 사이이며, THR의 일반적인 대상자 보다 젊은 연령이었다.

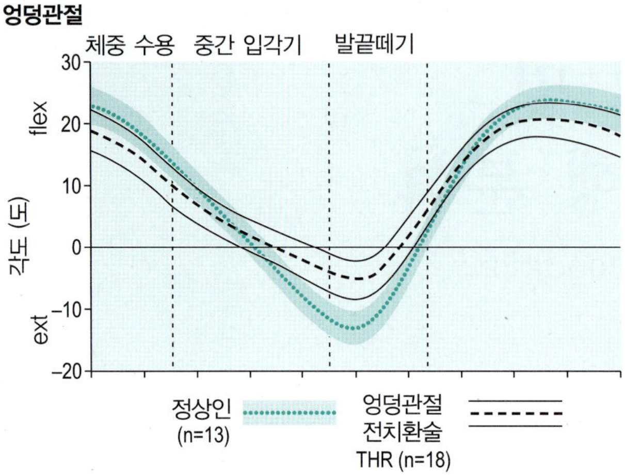

그림 7.1 • 시상면에서 엉덩관절의 가동범위가 감소되고, 입각기 후반부 동안 엉덩 관절 폄이 감소된 것을 보임 (Perron 등, 2000).

운동형상학 (Kinematics)

여러 연구에서 엉덩관절과 관련된 시상면에서 동작이 감소된 것을 관찰하였으며, 이러한 관절 동작이 감소된 것은 발뒤꿈치 밀기(push off) 시, 엉덩관절 폄근의 피크 값이 정상인의 같은 연령대보다 감소하게 한다(그림 7.1) (Beaulieu 등, 2010; Bennett 등, 2008; Foucher 등, 2007; Perron 등, 2000). Bennett 등(2008)과 Perron 등(2000)은, 입각기 말기 동안의 엉덩관절의 폄이 안 되는 것은 보행 속도 감소와 관련이 있다고 하였다. 여러 연구들에서 엉덩관절 폄의 감소는 엉덩관절 폄근의 약화보다는 엉덩관절 앞쪽 구조물(예, 엉덩관절 굽힘근)의 구축 또는 수동적 저항과 관련 있다고 하였다(Miki 등, 2004; Nantel 등, 2009;, Perron 등, 2000).

같은 연령대의 정상인에 비해 수술측 다리(Nankaku 등, 2007; Perron 등, 2000)의 한발 지지기 동안, 최대 모음 각도(Beaulieu 등, 2010; Perron 등, 2000)가 감소하며, 몸통의 동측 외측 굽힘이 유의하게 증가한다. 두 가지 모두의 변위는 엉덩관절 벌림근에 요구되는 힘의 감소로 인한 전략으로 간주되며, 체중심을 돌림축 근처로 옮김으로 인한, 한발 지지기동안 관상면에서 골반을 안정화하기 위함이다. Nankaku 등(2007)은 몸통의 외측 굽힘은 에너지 소비를 증가시키는 것으로 결론지었다. Beaulieu 등(2010)은 몸통의 외측 굽힘은 균형을 개선하기 위한 시도라고도 하였다.

운동역학 (Kinetics)

운동형상학의 변화와 같이 운동역학도 같이 변화된다. Perron 등(2000)과 Miki 등(2004)은 0–20%의 보행 주기인 부하 반응기 동안의 엉덩관절 폄 모멘트 감소를 보고하였으며, 걷기 속도의 감소와 관련이 있다고 하였다. 엉덩관절 폄의 범위 감소는 보행 속도에 영향을 준다는 운동형상학적 결과와 같이 엉덩관절 폄근의 근력도 정상적 보행 패턴으로 회복하는데 중요한 요소로 제시되고 있다. 또한, 안쪽 엉덩관절 벌림 모멘트의 감소가 중간 입각기에서 발생하며, 이는 엉덩 관절 벌림근의 약화로 제시하였다(Beaulieu 등, 2010; Foucher 등, 2007; Perron 등, 2000). 하지만, 이러한 엉덩관절 벌림근의 약화가 수술 이전에 통증을 피함으로 인해, 사용하지 않아서 발생하는 위축이거나, 수술의 후유증인지 확인되지는 않았다. THR의 외측면 수술접근은 중간볼기근의 회복을 포함해야 하지만, 뒤쪽 접근법의 수술을 사용하면 벌림근을 건드리지 않게 되어, 많은 환자들이 뒤쪽 수술 접근법을 사용한다(Beaulieu 등, 2010). 엉덩관절 의지는 자연적 넙다리뼈보다 외반 각도가 큰 경우 굽힘 모멘트를 감소하기 위해 사용한다. 이러한 것은 엉덩관절 벌림근의 역학적 단점을 가지게 한다. 엉덩관절 가쪽 돌림근 모멘트의 감소가 엉덩관절 벌림근의 약화를 유발한다는 여러 연구보고가 있다(Beaulieu 등, 2010; Foucher 등, 2009; Perron 등, 2000). 이러한 모멘트는 삽입물의 최대 뒤틀림 모멘트를 결정하게 하며, 삽입물의 안정성에 중요한 요소가 된다(Foucher 등, 2009).

부가적인 임상 관련성
(Additional clinical relevance)

엉덩관절 손상과 비정상적인 보행 패턴이 오랫동안 지속되면 2-3개월의 재활 프로그램 동안 재평가를 고려해야 한다(Nantel 등, 2009). 정상적인 보행 패턴의 회복 목표를 수행하기 위해 장기간의 추적 평가(예, 6개월 또는 1년)를 수행해야 한다. 정상적 보행 회복은 넘어짐을 예방하고 좀 더 도전적인 활동에서 손상의 위험을 감소시켜준다(Nantel 등, 2009). 초기와 장기간의 중재는 엉덩관절 굽힘근 팽팽함(tightness) 감소와, 폄근과 벌림근 강화에 초점을 두어야 한다. 보행의 재훈련은 정상적 보행 패턴과 대칭성을 확보하는데 도움이 되며, 잠재적으로 전반적 예후 개선에도 도움이 된다.

요점 (Key points)

- 일차성 THR과 재발성 THR이 향후 20년 동안 크게 증가할 것으로 예측된다.
- 대부분의 연구들은 THR 후의 보행은 정상적으로 되지 않는다고 한다.
- 재활은 엉덩관절 폄 유연성 개선, 폄근과 벌림근 근력 강화와 보행의 대칭성에 초점을 두어야 한다.
- 연구자들은 엉덩관절 범위와 정상 보행을 위한 근력 결함, 삽입물의 스트레스 감소와 전반적 기능의 회복을 위해, 좀 더 장기간의 추적 관찰을(예, 6개월 또는 더 이상)해야 한다고 제안한다.

무릎 골관절염에서 보행 분석
(Gait analysis in knee osteoarthritis)

Peat 등(2001)은 55세 이상의 인구에서 25%는 무릎 통증을 경험하고 있으며, 이러한 환자의 50%는 방사선학적 검사에서 무릎 골관절염을 보인다고 하였다. 무릎 골관절염은 무릎관절 바깥쪽 구역보다도 안쪽 구역에서 더 발생되며, 약 10:1의 비율로 안쪽 구역이 더 많이 발생한다. 이러한 것은 관상면에서의 무릎관절의 역학적 부분으로 설명할 수 있으며, 정상적 보행을 하는 동안 60-80%가 안쪽 구역에 부하가 발생하며(Andriacchi, 1994; Baliunas 등, 2002; Hurwitz 등, 2002), 무릎 안쪽 구역의 골관절염이 있는 환자의 안쪽 구역 부하가 100%까지 발생한다(Schipplein과 Andriacchi, 1991).

안쪽 구역의 무릎 골관절염의 안쪽과 바깥쪽 구역의 부하 분배는 무릎의 내반 기형과도 많은 관련이 있으며, 입각기 동안의 무릎에 가쪽 모음 모멘트가 발생하는 것이 원인으로 보인다. 무릎의 모음 모멘트는 관상면 상에서 무릎관절의 회전 중심 안쪽으로 지면 반발력이 발생하게 된다. 그러므로 무릎 골관절염의 보행 분석에서는 안쪽 관절 부하량을 간접적으로 측정하는 것을 사용한다(Goh 등, 1993; Prodromos 등, 1985).

Kim 등(2004)은 같은 연령대 및 성별이 유사한 정상집단에 비하여 무릎 골관절염 환자의 안쪽 구역의 모음 모멘트는 50%까지 증가한다고 보고하였다(그림 7.2). Kim 등(2004)은 무릎 모음 모멘트의 증가는 통증과 기능 감소와 관련성이 있다고 하였다. 무릎이 내반된 위치는 모음 모멘트를 유발하게 되며, 이는 내반 기형을 만들거나 모음 모멘트가 내반 기형을 만드는지는 불분명하다. 하지만, 내반 기형과 무릎 안쪽 구역의 골관절염의 모음 모멘트와 역학적 관련성이 있는 것은 사실이다(Andriacchi, 1994; Crenshaw 등, 2000; Hurwitz 등, 1998).

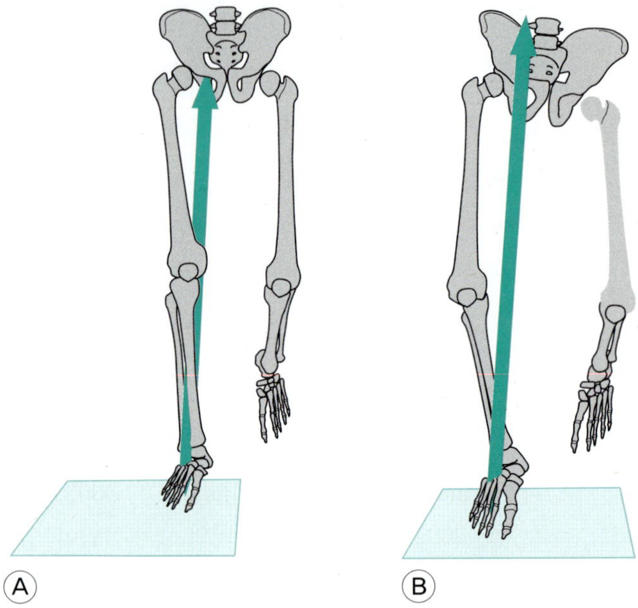

그림 7.2 • 무릎 모음 모멘트 (A)통증과 질병이 없는 사람, (B)안쪽 구역의 무릎 골관절염 환자.

외과적 관리 (Surgical management)

무릎 안쪽 골관절염의 여러가지 외과적 관리 방법이 있다. 여기에 포함되는 것은 무릎관절성형술(TKA), 무릎 전치환술, 부분 전치환술과 정강뼈 위쪽 절단술(high tibial osteotomy, HTO)이다. 이러한 모든 방법의 목적은 내반 기형을 교정해 줌으로써 무릎 안쪽 구역의 과도한 부하를 줄여줌으로 통증 감소와 기능 개선을 목적으로 한다. 모든 수술적 절차는 병리학적 관절이 가능한 최상의 해부학적 정렬을 가질수 있도록 하며, 무릎 모음 모멘트를 줄임으로 통증과 병적인 부분을 개선하는 것이다.

무릎관절 성형술 (Total knee arthroplasty)

2008년 영국과 웨일스에서는 71,527명의 TKA가 수행되었으며(영국 웨일스 국립 관절 등록소, 2009), 2005년에서 2030년까지 크게 증가할 것으로 예상된다(Kurtz 등(2007)은 TKA 환자는 2030년에 미국 내에서 매년 증가해서 348만명까지 증가될 것이라 하였다). 이러한 외과적 수술의 목적은 통증을 줄여주고, 정렬을 회복해주고, 무릎의 관절 가동 범위와 안정성을 개선해 환자의 삶의 질을 개선하는 것이다(Ranawat 등, 2005).

이러한 환자들은 일반적으로 수술 후의 몇 주에서 몇 개월간 재활을 실시하게 되므로, 수술 적응증과 기능에 미치는 영향을 이해하는 것은 재활전문가에게 중요하다. 특히, 많은 보행과 관련된 연구에서 TKA는 운동형상학과 운동역학 변수 변화의 원인이 된다고 보고하고 있다. 대부분의 연구는 회복 후의 장기간에 대한 연구를 시행하였으며, 수술 후 6개월 이상으로 정의하였다.

운동형상학 (Kinematics)

무릎관절 전치환술 후의 무릎관절의 운동형상학에 관한 많은 체계적 보고가 있다. 이러한 연구에서 무릎관절 가동범위가 정상인에 비해서 전반적으로 감소한다고 하고 있으며, 부하 반응기 동안의 무릎 굽힘이 감소한다고 한다(Milner, 2009)(그림 7.3). 한 개의 체계적 보고서에서는 부하 반응기동안 정상인은 16.0–

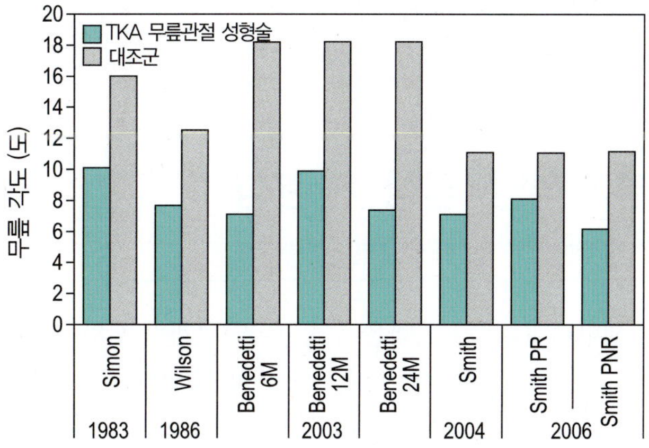

PR = 슬개골 리서페이싱 PNR = 슬개골 리서페이싱 없음

그림 7.3 • 무릎관절 성형술 환자 집단과 정상 집단의 단면 연구에서 체중 수용기 동안 발 닿기에서 최대 무릎 굽힘 사이의 무릎 굽힘 정도. Springer Science and Business Media의 허가를 받음.

19.7° 의 굽힘에 비해 TKA 환자에서는 9.8–16° 의 무릎 굽힘을 보고하였다(Milner, 2009). 또 다른 체계적 보고에서는 입각기 동안 최대 무릎 굽힘과 부하 반응기 사이의 무릎관절 가동 범위는 3.0–11.2° 로 전혀 다른 결과를 제시하였다. 또한, TKA 환자는 유각기 동안 무릎 굽힘이 감소되며, 일반적으로 뒤꿈치 닿기에서 무릎 각도가 증가한다(McClelland 등, 2007; Milner, 2009).

운동역학 (Kinetics)

TKA 후의 무릎관절의 운동역학을 측정하는 것은 일반적으로 시상면에서 실시한다. 정상인의 경우, 보행의 입각기 동안 이상성 모멘트(biphasic moment) 패턴이 발생한다. 무릎을 지나는 외적 모멘트는 폄을 만들고, 굽힘 모멘트로 빠르게 바뀐다. 그런 다음 무릎이 다시 폄을 하게하고, 입각기 끝에서 무릎을 굽히게 한다(McClelland 등, 2007). 내적 모멘트는 다리의 근육이 외적 모멘트에 대한 반대작용을 함으로서 발생된다.

TKA 후의 정상적 이상성 모멘트는 일반적으로 보이지 않는다(McClelland 등, 2007). 하지 정렬 상태에 따라 다르지만, 굽힘 모멘트 또는 폄 모멘트는 입각기 동안 보인다. 외적 굽힘 모멘트가 입각기에서 발생하면, 넙다리네갈래근은 더 많은 양의 내적 모멘트를 만들어 낸다. 이러한 것을 넙다리네갈래근 과사용 패턴이라고 한다. 외적 폄 모멘트가 입각기에서 발생하면, 넙다리네갈래근의 활동이 없어진다. 이러한 것을 넙다리네갈래근 회피 패턴이라고 하며, 일반적으로 앞쪽 십자 인대 기능과 관련이 있다고 한다(Timoney 등, 1993). 두 가지 모두 TKA 환자에서 발생한다(그림 7.4) (McClelland 등, 2007).

넙다리네갈래근 회피 패턴은 무릎 폄 모멘트를 감소하기 위하여 엉덩관절 또는 발목관절에서 보상작용을 하는 것이 임상적으로 중요하다. 결과적으로 정상

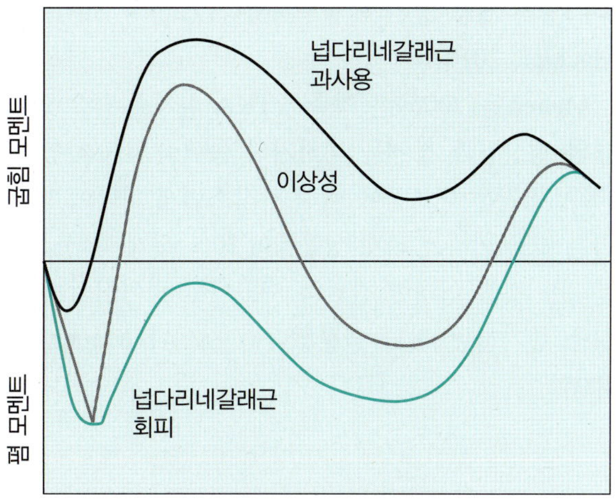

그림 7.4 • 넙다리네갈래근 회피와 넙다리네갈래근 과사용 패턴(McClelland 등, 2007).

인에 비해 TKA 환자는 엉덩관절 폄이 일반적으로 증가한다(Mandeville 등, 2007).

부가적인 임상 관련성 (Additional clinical relevance)

넙다리네갈래근 근력은 수술 후 3~12개월 후의 기능 수행력과 관련성이 있다. Yoshida 등(2008)은 넙다리네갈래근의 근력이 개선되면 일어서서 걷기 검사에서 빠른 속도를 보여주었으며, 계단 오르기 검사와 6분 걷기 검사에서 통계적으로 유의한 차이를 보고하였다($p < 0.05$).

폄의 가능한 가동범위는 입각기와 걷기 동안의 우세측 다리로 결정된다. Harato 등(2010)은 양측성 관절염환자와 한쪽 TKA 환자의 체중지지 전략을 비교하였다. 연구 결과 입각기 동안 충분한 폄 가동 범위를 가진 환자는 수술한 쪽 다리를 우세측으로 사용한다. 하지만, 폄 가동 범위가 감소된 경우 반대측에 더 많은 체중 지지를 하며, 퇴행의 속도가 빠르게 증가하였다(Harato 등, 2010). TKA 환자의 운동역학적 특징 중 하나는 환자의 체중 증가와 같이 무릎관절에 받는 압박력도 증가하였다. 또 다른 연구에서 체중 증가는 무릎관절 전치환술 환자의 2년 후에서 일반적으로 증가한다고 하였다. 특히, TKA 환자 106명중 70명은 6.4 kg의 체중 증가가 발생하였다(Zeni과 Snyder-Mackler, 2010).

Mauer 등(2005)은 양측성 TKA 환자를 같은 연령대의 정상인과 장애물 피하기의 능력을 비교하였다. TKA 집단은 대조군에 비해 갑작스럽게 바닥에 발생하는 빛을 피하는 과제 성공률이 30% 적게 나타났다. 분명한 것은 이러한 결과는 재활에서 넘어짐의 위험성을 증가하는 것과 연관있다는 것이다(Mauer 등, 2005).

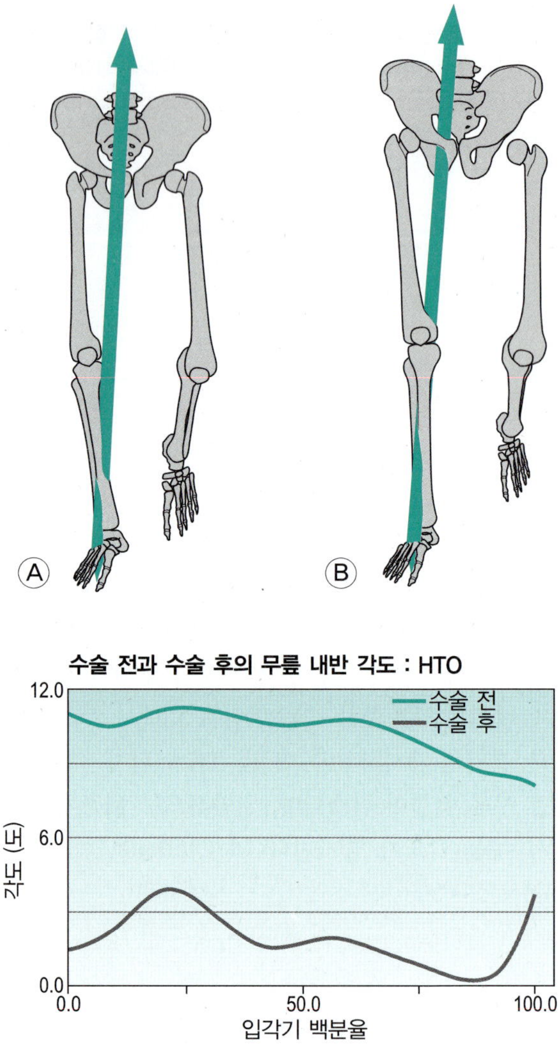

그림 7.5 • 몸쪽 정강뼈 절골술 전과 후.

몸쪽 정강뼈 절골술 (High tibial osteotomy, HTO)

몸쪽 정강뼈 절골술은 무릎관절의 내반 각도를 줄이고 뼈 정렬을 바꾸어주기 위한 또 다른 외과적 절차이다. HTO의 목적은 무릎의 바깥쪽 구역과 안쪽 구역 사이의 부하량을 나누어주게 한다. 무릎관절염의 절골술은 2가지 종류가 있는데, 쐐기(wedge)를 열게 하거나 닫게 한다. 열린 쐐기(opening wedge)는 정강뼈를 자르고 두면을 분리한다. 쐐기 모양의 공간을 뼈사이에 삽입한다. 닫힌 쐐기(closing wedge)는 두 개의 자른면과 쐐기 모양의 뼈를 제거한다. 그런 다음 양쪽의 끝부분을 원하는 각도로 만들어 낸다. 양쪽 수술 모두 뼈를 고정하는 것이 필요하고, 이때 판(plate)과 나사(screw)를 일반적으로 사용한다. HTO는 환자가 너무 젊어 무릎관절 전치환술을 연장하는 방법으로 사용하기도 한다. Prodromos 등(1985)은 내반 기형을 동반한 무릎 골관절염환자 HTO의 임상적 결과의 다양성을 조사하였다. 이들은 관상면에서 무릎 모음 모멘트에 의해 수술의 성공 또는 실패를 예측할 수 있다고 하였으며, 높은 모멘트를 가진 경우 결과가 좋지 않으며, 기형의 재발률은 낮은 모멘트 환자 집단에 비해 높게 발생한다고 하였다. Briem 등(2007)은 안쪽 구역 무릎 골관절염을 위한 HTO을 사용하여 외반 각도의 양을 교정한 연구를 하였다. 연구 결과, 전반적인 신체 기능이 개선되었다. 하지만, 수술 후 1년 뒤의 무릎 정렬에서 수술 후 집단에서 적게 개선되었으며, 높은 모멘트를 보여주었다.

또한, 2개 또는 그 이상의 치료법사이의 보행 분석은 어떤 종류의 치료를 받을지를 단순하게 양적화 할 수 있는 장점이 있다. 이런 경우, 비교는 치료 전의 자료와 정상적인 대조군의 결과를 비교하여야 한다. 그림 7.5는 HTO 수술이 외적 모음 모멘트를 성공적으로 줄이고, 내반 각도를 11°에서 1.5°로 변화를 주는 것을 보여준다.

무릎 골관절염의 보존적 관리 (Conservative management of knee osteoarthritis)

무릎 골관절염의 보존적 관리는 체중 감량, 환자 교육, 근력 강화, 의지와 약물 중재를 포함한다. 이런 모든 것은 각각의 장점을 가지고 있다(Zhang 등, 2008). 체중 감량과 관련된 최근 연구에서 157명의 비만환자가 16주 동안 13.5%의 체중 감량을 하였다. 이 결과로 7%의 부하량이 감소되었으며, 12%의 무릎 벌림근 모멘트가 감소되고, 13%의 하지 충격량이 감소되었다(Aaboe 등, 2011). 이 결과는 다른 연구자(Messier 등, 2000, 2005)에서도 체중 감량의 유사한 결과를 보여주었으며, 기능과 보행 개선과 통증 감소, 장애 감소를 보여주었다. 또한, 환자교육과 근력강화는 긍정적 효과를 보여주었으며, 기능 개선과 보행 개선을 보여주었다(Zhang 등, 2008).

무릎 골관절염의 보조기적 관리는 보행 동안 관절 힘의 개선으로 연구되었다. 무릎 보조기(직접적 보조기 관리)와 쐐기 깔창(wedged insoles)(간접적 보조기 관리)은 안쪽 구역의 골관절염에서 많이 사용하는 관리방법이다. 양쪽 모두 무릎에 적용되는 외적 힘에 영향을 주며 직접적인 힘의 적용 방법 또는 간접적으로 지면 반발력의 변화를 만들어 낸다.

무릎 외반 보조기의 목적은 통증이 심한 구역의 부하를 감소시키고, 굽힘 모멘트를 몸쪽과 먼쪽을 통하여 내반 기형을 감소시켜준다(Pollo, 1998). 여러 연구에서 안쪽 구역 무릎 골 관절염을 위해 외반 무릎 보조기를 사용하여, 환자들이 통증 감소와 신체 기능의 향상을 경험한다고 보고되고 있으며(Hewett 등, 1998; Kirkley 등, 1999; Lindenfeld 등, 1997; Matsumo 등, 1997; Richards 등, 2005), 안쪽 구역의 부하가 감소된다고 보고되고 있다(Jones 등, 2006; Pollo 등, 2002). 외반 보조기의 사용은 어느 정도의 논쟁의 요소가 있다. 두 개의 중요한 생역학적 결과를 내반 각도와 무릎 모음 모멘트가 부하 반응기 동안 측정하였다. 보조기는 내반 기형을 3°까지 감소시키며, 14.5%까지 모음 모멘트를 감소시켜 통증감소를 제공하게 된다(Jones 등, 2006).

발의 외측 쐐기의 사용은 또다른 치료법으로 제안되고 있다. 외측 쐐기 깔창은 외측면을 두껍게 하고, 발뒤꿈치에 외반 모멘트를 적용하며, 외반위치로 움직이게 해준다. 외측 쐐기는 입각기 초기에 무릎의 최고 모음 모멘트 값을 감소시키며 통증을 줄여준다(Butler 등, 2007; Jones 등, 2006; Keating 등, 1993; Shimada 등, 2006; Toda 등, 2001). 하지만, Kakihana 등(2007)은 무릎 골관절염 환자에서 18%정도의 환자에서 외측 쐐기에 의한 내반 모멘트 감소의 불일치성을 보고하였다.

양쪽 무릎의 보조기와 쐐기 깔창은 임상적 장점과

역학적 장점이 있으며, 무릎 모음 모멘트와 내반 각도 감소의 긍정적 효과가 있다.

요점 (Key points)

- TKA의 발병률은 2005년에서 2030년까지 현저하게 증가할 것으로 기대된다(Kurtz 등, 2007).
- TKA 환자는 같은 연령대의 정상인보다 전체 관절 가동 범위가 적게 발생하며 걷는다.
- TKA 환자의 보행 비정상은 넙다리네갈래근이 과하게 활동하거나 적게 활동할 수 있다.
- HTO는 많이 사용되는 외과적 중재방법이 되고 있으나, 수술 동안의 정렬 교정이 임상적 예후를 결정하는 중요한 요소가 된다.
- 넙다리네갈래근의 근력 개선은 기능적 수행 개선과 관련이 있다.
- 보존적 절차와 외과적 절차 모두 병리학적 관절의 재정렬을 성취하고, 무릎 안쪽 모멘트 감소를 성취하도록 한다.

의지와 보조기 (Prosthetics and orthotics)

보행 분석은 의지와 보조기에서 중요한 분야이다. 의지를 한 하지의 정렬과 조정은 보행의 객관적 측정을 통해 개선할 수 있으며, 특히 서로 다른 조정과정을 반복하면서 얻을 수 있다. 만약 의지 접촉면이 다르거나 서로 다른 환자의 보행 분석의 개선하기 위한 보조기 처방을 하기 위해 사용할 수 있다. 예를 들어, 발목-발 보조기를 족하수(drop foot)에 서로 다른 발목 정렬에 적용하는 것과 같은 예이다(Lehmann 등, 1987). 서로 다른 보조기 적용을 통해 앞에서 언급한 가설 검증과정이 될 수 있다(Õunpuu 등, 1996).

보조기의 처방과 디자인은 과학적인 면보다 예술적인 면이며, 애석하게도 보조기 도구의 유효한 부분이며 환자에게 고려되는 사항이 아니다. 보행 분석은 보조기의 기능적인 면을 제공하고, 서로 다른 디자인을 비교할 수 있게 해준다. 또한, Saltiel 앞쪽 바닥 반응 보조기(Saltiel anterior floor reaction orthosis)와 같은 이미 도안된 디자인의 개선점을 검증하게 해준다(Harrington 등, 1984). 일부 보조기와 관련된 연구에서 어떠한 역학적 효과의 차이를 증명하는것에 실패하였다. 따라서, 실제 효과가 없는지에 대한 것이 논란이 되고 있거나 이들 작용이 너무 작아 측정에 사용되는 방법이 감지하기 힘들었을 것으로 보인다.

보행 분석은 하지 의지의 수정된 형태 또는 새롭게 개발된 의지의 평가를 위해 사용한다. 의지 디자인이 변경된 효과를 검사하기 위해 사용하며, 체중량 분포(Tashman 등, 1985) 또는 서로 다른 브레이킹 기전(braking mechanisms)의 무릎관절(Hicks 등, 1985) 사용과 같은 것의 변화를 평가한다. 이러한 평가에서 2가지 종류의 측정법이 있다: 동작의 운동형상학적 면과 절단지의 힘과 근육의 모멘트를 걷기동안에 사용가능한 정도인지를 측정한다.

발목관절에 발생하는 출력 힘의 측정은 서로 다른 의지 발 기전을 비교할 때 매우 가치있는 자료가 된다. 의지 발과 자연적인 발의 가장 큰 차이점은 의지 발은 유각기전(pre-swing, 세 번째 구르기(third rocker))에 힘의 발생이 없다. 하지만, 두 번째 구르기 동안 에너지를 저장하고, 세 번째 구르기 단계에서 이완하여 좀 더 자연적인 보행 패턴을 만들어 낸다. 보행 분석은 의지발 기전에 의한 회복과 에너지 저장을 검사하는데 사용하며, 서로 다른 환자군에서 맞는 발의 종류를 결정하는데 사용한다. 예들 들어서, 외상성 절단의 젊은 환자의 경우 노인 혈관성 질환으로 인한 절단환자보다 좀 더 에너지 보존적 발 기전의 장점이 있다.

절단지 보행 (Amputee gait)

절단은 신체의 상 · 하지의 외과적 제거로서 상 · 하지의 소실을 가지고 오며, 이와 동반된 뼈대, 근육 기능과 고유수용감각의 소실이 발생한다. 절단의 주요

부위는 다리에서 발생하며 다양한 수준에서 발생한다: 무릎 위(넙다리뼈절단, transfemoral), 무릎 아래(정강뼈절단, transtibial)와 무릎과 발목(Syme 질병) 또는 발 앞쪽. 양측성 절단은 매우 드문 일이다. 일차적 원인은 혈관성 질환, 외상과 감염이다. 장애, 불편함과 적응의 정도는 절단 종류에 따른 수술 후 개인의 경험에 따라 다르며, 외과의사의 경우 가능한 생리학적 관절을 많이 보존하도록 한다.

하지 절단은 안전하게 걷는 것을 다시 배울 수 있으며, 새로운 생역학적 의지를 편안하게 사용하도록 해야 한다. 의지는 일반적으로 남아있는 절단지 주위를 안전하게 맞추어지게 하는 소켓(socket), 걷기와 달리기 동안의 충격흡수를 도와주는 필론(pylon), 그리고 의지적 발목관절과 발로 구성된다. 넙다리뼈 절단은 컴퓨터 보조된 역학적 무릎관절이 가질 수 있다. 골유착(osseointegration)은 의지를 직접적으로 뼈에 체중지지를 하게 하고, 넙다리뼈 절단에 흔히 사용한다. 상업적으로 사용되는 의지 발목과 발은 다양한 에너지를 저장하게 하며, 보행 주기의 유각기 전에 다시 에너지를 사용하게 한다.

달리기 선수와 같은 서로 다른 용도를 위한 특정 의지가 있다. 양측성 넙다리뼈 절단을 가진 Oscar Pistorius는 장애인 올림픽 400m 달리기 선수로서 선천적으로 종아리뼈가 양측으로 없었으며, '치타'의 별명을 가지고 J 모양의 탄소섬유 의지를 착용하고 달렸다. 2008년 베이징 올림픽까지 Pistorius는 400m 정상인과 계주를 시도했으며, 의지의 불공평한 장점이 발생한다는 여론이 발생했다. 국제 아마추어 선수 연합(Internationl Amateur Athletics Federation, IAAF)에 임명된 Peter Bruggemann 교수는 의지의 생역학적이고 생리학적 검사를 수행하였다. 정상인 달리기 선수와 같은 속도에서 비교하였으며, 치타는 25%까지 에너지 효율이 증가하였으며, 인간의 발목관절보다 3배 많은 에너지 회복이 증가하며, Pistorius는 30%의 더 많은 역학적 장점을 제공한다고 하였다. 이로 인해, IAAF는 치타의 불공평한 기술적 장점과 올림픽에서 Pistorius의 의지는 스포츠 중재 재판소의 결정을 받게 되었다.

다리 절단은 전반적인 보조도구라 불리우는 초기 걷기 보조 도구(EWA)를 사용하여 체중 지지와 걷기 연습을 먼저 한다. EWA는 수술 후 1주부터 시작하며, 부종 감소와 절단 부위의 빠른 치유를 도와주며 기능적 의지 사용을 위한 수술과 회복 기간을 줄여준다. EWA는 단단한 틀(frame)과 절단지 부위를 뜨게 해주는 공압성 소매(pneumatic sleeve)로 구성된다. 여러 종류의 EWA가 있으며 절단 부위에 따라 다르게 적용한다. 넙다리뼈 절단에서는 무릎관절(관절성과 비관절성)의 움직임이 가능한 것을 사용한다. 연구에 의하면 넙다리뼈 절단에서 EWA를 사용함에 따른 무릎관절에서 굽힘과 폄, 또는 생리학적 무릎관절의 폄 유지(절단 후 공압성 보조도구, Pneumatic Post Ampu tation-PPAM, Ortho Europe)를 하여 자연적인 걷기 패턴을 촉진한다는 어떠한 장점도 분명하지 않다고 하였다(절단지 가동성 보조도구, Amputee Mobility Aid - AMA, Ortho Europe). 재활 후 퇴원하는 시기에 정강뼈 절단 환자는 AMA 또는 PPAM을 사용하게 되면 걷기 수행력이 유의하게 개선되었으며, 초기 재활 동안의 EWA 적용한 경우와 비교하여 서로 다른 보행 패턴임에 불구하고 시공간적 또는 운동형상학적 변수에서는 어떠한 차이를 보이지 않았다(Barnett 등, 2009).

시공간적 변수 (Temporal-spatial parameters)

다리 절단은 수정된 보행 패턴을 경험하게 되며, 한쪽 절단의 경우 손상측과 비손상측 사이의 비대칭적 특성을 가지게 된다. 정강뼈 절단과 넙다리뼈 절단의 경우 같은 연령대의 걷기보다 느리게 걷고, 같은 거리를 걸을 때 더 많은 에너지를 소비한다. 넙다리뼈 절단 환자가 평지를 보행할 경우 정강뼈 절단 환자보다 1.0~1.3 m/s 정도 느리게 걷게 된다. 노인과 혈관 절단자의 경우, 젊고 외상성 절단자의 경우보다 느리게 걷는다. 절단 수준에 따라 에너지 소비량은 다르게 발생하며, 의지의 무게, 내적 재질, 그리고 정렬에 따라 다르게 나타난다. 한쪽 절단자는 정상측 하지와 비교해서 입각기 시간을 덜 가지게 되며, 더 많은 보행수를 만들어 낸다.

운동형상학 (Kinematics)

정강뼈 절단의 경우 발목관절 가동범위의 감소가 발생하며, 의지 발목/발 복합체가 능동적 발바닥 굽힘을 만들어 내지 않는다. 일반적으로 사용하는 종자골-힘줄지지 소켓(patellar- tendon bearing socket)의 모양은 무릎관절 가동범위를 제한하며, 특히 계단을 내려가는 것과 같은 복잡한 과제를 수행할 때 굽힘을 제한한다. 정강뼈 절단과 넙다리뼈 절단은 이중지지기 끝에서 유각기 동안의 발바닥 굽힘이 나타나지 않는다. 발뒤꿈치 떼기를 위한 필요한 에너지 발생 없이 절단부위 몸쪽 근육이 불충분한 발목관절 기능을 위해 보상하게 한다. 이러한 보상은 엉덩관절 근육이 하게 된다. 무릎 주위의 근육은 정강뼈 절단(장단지근의 경우 제외)의 경우 손상되지 않지만, 운동형상학적으로 적응이 발생한다.

그림 7.6은 47세 정강뼈 절단 남성 환자의 다방향 굽힘(multiflex) 발을 이용한 시상면의 엉덩관절, 무릎관절, 그리고 발목관절의 1.26초 동안(분당 95보폭수)의 걷기 주기를 보여준다. 활보 장(stride length)은 1.45m, 속도는 1.15 m/s로 정상범위에 가깝게 나타났다. 엉덩관절과 무릎관절의 범위는 정상 범주 안에서 나타났다. 발목관절의 범위는 정상에 가깝게 나타났지만, 유각기 전의 발바닥 굽힘 움직임은 낮고 느리게 나타났다. 이러한 것은 정상인에서 볼 수 있는 능동적 발바닥 굽힘이라기 보다는, 탄력성 발 기전으로부터 부하가 제거됨으로서 발생되는 수동적 움직임이다.

일부 연구에서 정강뼈 절단자는 정상적 입각기의 무릎 굽힘이 부족하다고 하였다(Powers 등, 1998; Sanderson과 Martin, 1997). 이러한 것은 보행 주기 동안의 무릎 폄근의 약화로 인한 원심성 수축능력이 부족해서 발생하거나 넘어짐에 대한 불안정한 느낌

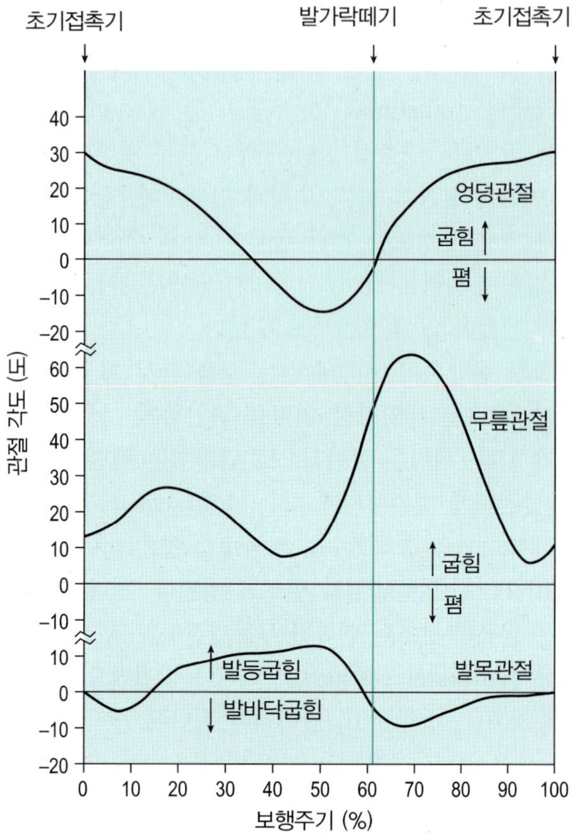

그림 7.6 • 정강뼈 절단에서 걷기 동안 시상면에서 엉덩관절, 무릎관절과 발목관절 각도. 발목 각도는 약간 비정상적으로 보임. 약어는 그림 2.5 참조.

또는 의지 결합부위의 불안정성으로 발생한다. 무릎 폄근은 비사용과 약화의 결과로 근위축이 많이 발생한다. 무릎을 폄상태를 유지하는 것은 초기 이중 지지기에서 단일지지기의 이행 기간 동안의 안정성을 촉진하게 된다. 엉덩 관절의 운동형상학적 특성은 정상범위에 있지만, 유각기전의 엉덩 관절 폄은 감소하게 된다. 이러한 적응 과정은 느린 걷기 속도와 관련이 있으며, 보폭수 감소, 골반 전방경사 증가, 엉덩관절 굽힘근 구축 또는 이러한 요소의 결합과 관련이 있다.

그림 7.7은 17세 넙다리뼈 절단 여성 환자의 수압식 무릎 기전을 사용한 시상면에서의 엉덩관절, 무릎관절과 발목관절을 보여준다. 넙다리뼈 절단은 비컴퓨터화 의지 무릎관절로, 입각기 시 무릎 굽힘이 나타나지 않는다. 유각기의 무릎 굽힘의 양은 정상 범위와 비슷하게 나타난다. 엉덩관절 각도는 유각기 전에 폄

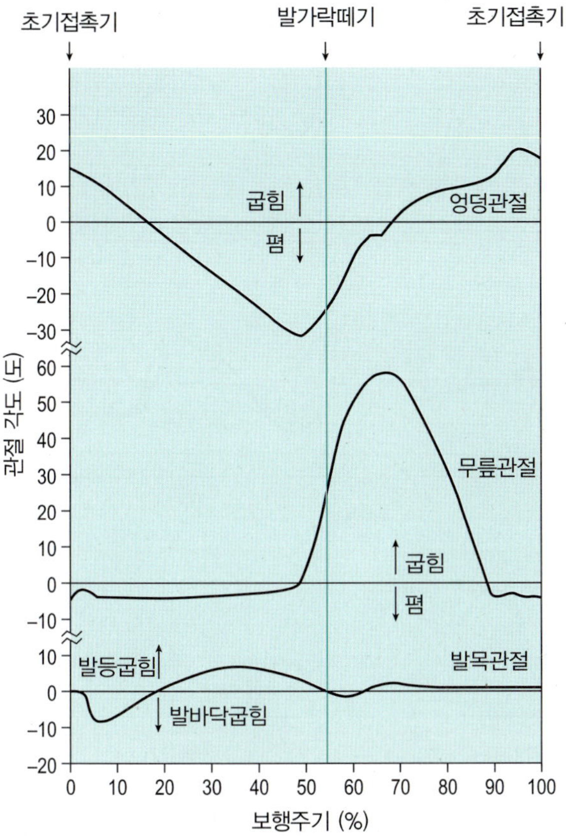

그림 7.7 • 넙다리뼈 절단에서 걷기 동안 시상면에서 엉덩관절, 무릎관절과 발목관절 각도. 초기 접촉기 전과 발가락 떼기 바로 전에 주로 무릎에서 과폄의 비정상이 보임. 약어는 그림 2.5 참조.

을 증가시키므로 정상적 패턴을 보여주며, 발가락 떼기 후에 엉덩관절 굽힘을 증가시킨다. 하지만, 엉덩관절은 유각기 후반부에서 무릎 기전이 폄으로 멈추게 되고 유각기 다리의 모멘트가 넙다리쪽으로 이동할 때 갑작스럽게 엉덩관절의 굽힘을 증가시킨다. 의지발의 유연성은 발목 동작의 정상적 패턴을 만들어내지만, 이러한 움직임들은 정상보다 적게 나타난다.

운동역학 (Kinetics)

절단으로 인해 발생하는 내적 적응에 대한 부분을 운동역학을 검사할 때, 관절 모멘트와 다리 절단 부위의 힘을 반영해야 한다. 손상측 다리의 추진력과 충격은 감소되며, 이러한 것은 평지 걷기에서 비손상측 다리와 같지 않아 발생하는 충격과, 제어에 필요한 힘과 관련하여, 발바닥 굽힘근의 힘 발생 소실과 관련이 있다. 손상측에 발생하는 수직성 지면 반발력은 힘이 감소하면서 편평해지며, 정상인에서 보이는 "두 개의 혹"의 형상을 볼 수 없다. 이는 걷기 속도가 느려지면서 발생한 것이지만, 절단부위/소켓 사이에서의 부하량을 감소시키려는 시도로 인한 것이기도 한다.

정강뼈 절단 또는 넙다리뼈 절단 수준에서 근력 소실과 관련된 내적 관절 모멘트와 힘은 일부 보상성 적응과 관련이 있다. 그림 7.8은 8명의 넙다리뼈 절단 환자가 서로 다른 2개의 무릎 의지 C-Leg®(무릎의 미세 조절 기능)과 Mauch SNS®(컴퓨터화 조절되지 않는 의지)를 착용하고, C-Leg®은 1.11±0.1 m/s의 속도와 0.66±0.04m 보폭 길이(step length), Mauch SNS®1은 0.70±0.06m 보폭 길이(step length)로 조절하고, 시상면에서 엉덩관절, 무릎과 발목을 보여준다: (a)각도, (b)관절 모멘트, 그리고 (c)관절 파워. 엉덩관절은 유각기 전에 엉덩관절 굽힘근을 구심성으로 수축하여, 능동적 발바닥굽힘이 없는 경우, 발이 끌리지 않게 하기 위해 중요한 역할을 한다. 이 때 많은 엉덩관절 굽힘 모멘트와 힘의 발생(H3으로 표기 됨)이 정상인에 비해 환측에서 보인다. 무릎관절 모멘트와 힘은 입각기 동안 일반적으로 낮거나 0에 가깝게 발생된다. 손상 측 무릎을 좀 더 폄상태로 유지하는 것은 무릎관절과 지면 반발력 벡터 사이의 지레팔을 짧게 하여, 적은 무릎관절 모멘트와 관절 힘을 만들어 낸다. 발목관절 모멘트와 힘은 발목-발 복합체 의지의 역학적 제한점으로 인해 운동역학적 변수에서 영향을 받는다.

발목 의지의 능동적 발바닥 굽힘이 없고 불충분한 힘의 발생이 발바닥 굽힘근에서 발생하지 않기 때문에 다리 절단환자에서 발목 모멘트가 주로 감소되게 나타난다. 의지(A1)에 의한 적은 힘의 흡수가 일반적으로 보이며, 중간 입각기에서 말기 입각기에 발등굽힘을 하면서 에너지 흡수를 할 수 있는 의지발에 영향을 준다. 역학적 에너지 확보에 따른 발목 힘의 발생이 유각기 전(A2)에 최소화된다.

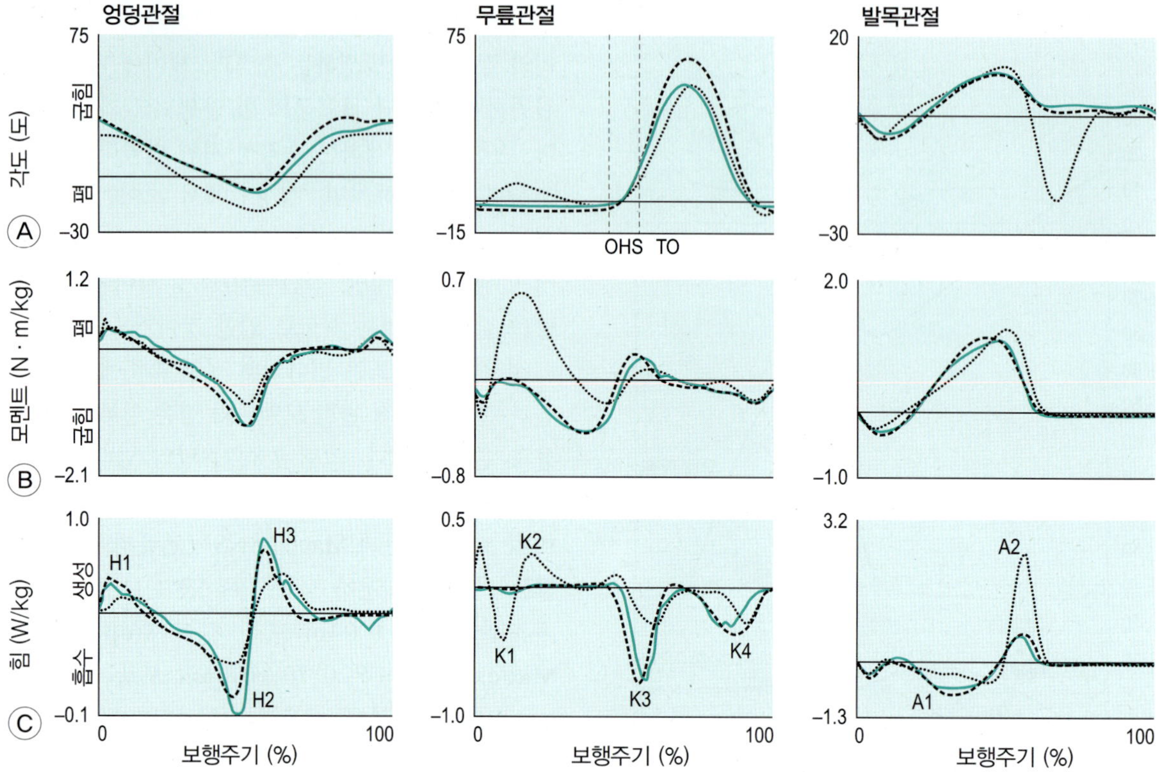

그림 7.8 • C-Leg®(실선)과 Mauch SNS®(짧은 실선) 착용자, 그리고 정상인(점선)의 운동형상학 그리고 운동역학(Segal 등, 2006). 모든 대상자의 대표적 평균 (a)각도 커브, (b)모멘트 커브, 그리고 (c)힘의 커브를 엉덩관절, 무릎관절과 발목관절에서 조절된 걷기 속도(1.11±0.1m/s)에서 보여줌.
H1 = 초기 입각기에서 최대 시상면 엉덩관절 힘 (+)
H2 = 중간 입각기에서 최대 시상면 엉덩관절 힘 (–)
H3 = 후기 입각기에서 최대 시상면 엉덩관절 힘 (+)
K1 = 초기 입각기에서 최대 시상면 무릎관절 힘 (–)
K2 = 중간 입각기에서 최대 시상면 무릎관절 힘 (+)
K3 = 후기 입각기에서 최대 시상면 무릎관절 힘 (–)
K4 = 후기 유각기에서 최대 시상면 무릎관절 힘 (–)
A1 = 초기 입각기에서 최대 시상면 발목관절 힘 (–)
A2 = 후기 입각기에서 최대 시상면 발목관절 힘 (+)
OHS = 반대편 발뒤꿈치 닿기; TO = 발가락 떼기
양성(+)은 힘의 생성을 나타냄; 음성(–)은 힘의 흡수를 나타냄

정상인과 비교했을 때 다리 절단환자는 변화된 보행 패턴을 보여주지만 의지를 착용하고 안전하고 효율적인 걷기를 다시 학습할 수 있다.

기술의 발전으로 좀 더 편안하고 자연스러운 걷기를 촉진하고, 잘 맞는 의지의 구성요소의 발달과 개선이 초점이 되고 있다. 또 다른 절단 환자, 특히 넙다리뼈 절단과 노인, 혈관성 절단 환자의 보행을 포함한 연구에서 근력과 기능, 그리고 넘어짐 경향을 감소시키는데 초점을 두고 있다.

요점 (Key points)

- 정상인과 비교하여 다리 절단환자는 변형된 보행

패턴을 보이지만, 의지를 착용하고 효율적이며 안전한 방식으로 걷기를 학습한다.

- 기술의 발달은 자연스럽고 안전한 걷기 패턴을 촉진하고 의지 구성요소의 개선과 개발에 초점을 두고 있다.
- 절단 환자, 특히 넙다리뼈 절단과 노인, 혈관성 절단 환자의 보행을 포함한 연구에서 근력과 기능, 그리고 넘어짐 경향을 감소시키는데 초점을 두고 있다.

보조기 관리 (Orthotic management)

플라스틱 발목 발 보조기는 40년간 발목관절의 강직과 약화를 관리하기 위하여 사용해 왔다. 하지만, 기본 디자인은 변하지 않고 있다. 단단한(rigid), PLS (posterior leaf spring), 그리고 경첩형(hinged) 등의 여러 디자인이 있다. 또 다른 형태로, 플라스틱 나선형 발목 발 보조기와 최근에 탄소 섬유 PLS 발목 발 보조기가 소개되고 있다.

단단한 발목 발 보조기는 이름에서 말하듯이 발목과 발의 모든 면상에서의 움직임을 완전히 제한할 목적으로 디자인되었다. 이것은 플라스틱으로 구성하여 종아리 뒤쪽과 발의 가운데 까지 구성될 수 있으며, 때에 따라 발 전체로 연장되어 구성하기도 한다. 단단한 디자인의 보조기의 경우, 발의 정강뼈 움직임을 조절하거나 예방하기 위하여, 앞쪽 정강뼈 스트랩에서 뒤쪽으로 발생하는 힘을 제공함으로서, 발목의 발생하는 지면 반발력의 발등 굽힘 모멘트를 지지하는 효과를 제공한다. 이러한 발목 발 보조기의 단단한 정도가, 발목의 지면 반발력으로부터의 발목의 작용하는 발바닥 굽힘 모멘트를 만들어 낸다. 단단한 발목 발 보조기는 약간의 발바닥 굽힘을 설정함으로서 무릎 굽힘에 대한 제한으로도 사용할 수 있다. 하지만, 과도한 무릎 굽힘을 무릎 보조기로 한다면 좀 더 직접적인 조절방식이 되거나 발목 움직임을 이용한 발목 발 보조기를 사용함으로서 조절하면 좀 더 좋은 선택이 될 수 있다. 지지측 다리로 몸의 진행을 돕게 하거나 자연스러운 동작이 필요한 경우 신발을 추가로 사용한다. 이러한 것은 정강뼈가 발목관절 자체의 불필요한 움직임의 요구 없이 발 위에서 앞쪽으로 진행해야 한다. 이는 발바닥 굽힘근의 원심성 활동을 줄이는 부가적 이득이 발생하며, 보조기를 착용하는 이유이기도 하다. 단단한 발목 발 보조기를 사용하는 임상적 지침은 다음과 같다: 발등 굽힘근과 발바닥 굽힘근의 소실 또는 약화; 입각기와 유각기 동안의 발의 첨내반족(equinovarus)의 결과로 심한 강직; 무릎 폄근의 약화; 그리고 고유수용성감각 소실.

PLS 발목 발 보조기는 유연한 플라스틱 보조기로 유각기 동안의 발등굽힘을 도와주고, 발목관절의 안쪽번짐/바깥쪽번짐의 일부 안정성을 제공해준다. PLS 발목 발 보조기 사용을 위한 임상적 지침은 다음과 같다: 발등굽힘근의 소실 또는 약화; 좋은 엎침/뒤침 안정성; 발목의 내반 또는 외반 소실; 중증도의 강직이 없음; 그리고 무릎의 좋은 안정성.

PLS 발목 발 보조기는 일반적으로 발에서 정강뼈의 횡단면 움직임을 지지하기에 너무 유연하다. 즉, "뒤쪽 지지대(trim line)", 즉 PLS의 재질과 두께에 따라 다르기는 하다(그림 7.9). PLS 발목 발 보조기는 어떠한 능력을 제공하는가에 따라 다르다. 전통적으로 유각기 동안의 발이 떨어지는 것을 예방하기 위해 발등 굽힘을 보조하기 위해 주로 사용한다. 이러한 경우 많은 재질이 발이 발바닥 굽힘이 발생하는 것을 막게 해주어야 하고, 발에서 체중을 지지할 수 있거나 발바닥 굽힘근의 강직성 근육 활동을 제한해주어야 한다. 하지만, 임상적으로 PLS 발목 발 보조기는 입각기 동안의 발바닥 굽힘근의 원심성 동작을 보조하기 위하여 사용한다. 넓은 뒤쪽 지지대의 경우는 발등 굽힘쪽 움직임의 제한을 제공함으로서 지지쪽 다리의 움직임 조절을 개선해 준다.

경첩형 발목 발 보조기는 발등굽힘과 발바닥 굽힘을 자유롭게 허용한다. 하지만, 관상면과 횡단면(앞침/뒤침 그리고 안쪽번짐/바깥쪽번짐)의 움직임을 제한한다. 비록, 움직임이 시상면에서 자유롭게 움직이며, 발등굽힘과 발바닥굽힘의 관절 가동범위 조절이 가능하다. 이러한 발바닥 굽힘과 발등 굽힘 멈춤으로 범위를 조절하는 것이 일부 환자에게 필요한 경우 사

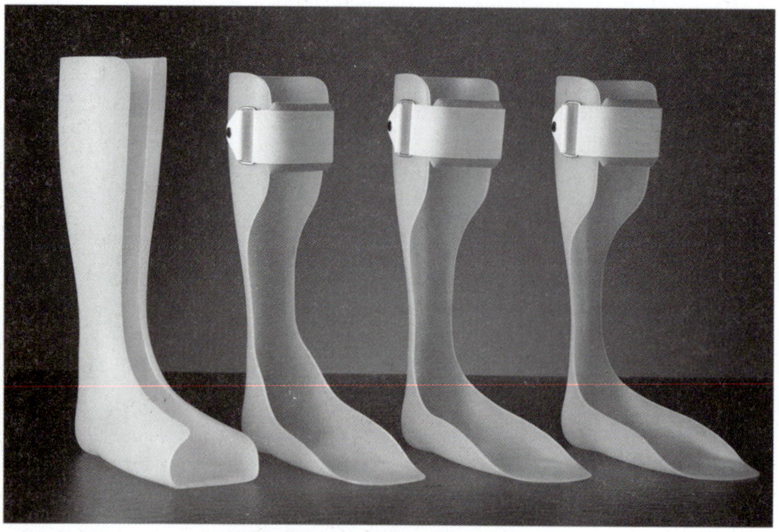

그림 7.9 • Otto Bock 플라스틱 발목 발 보조기 조형물. 맨 왼쪽: 단단한것; 중간: 교체형 뒤쪽지지대; 맨오른쪽: PLS

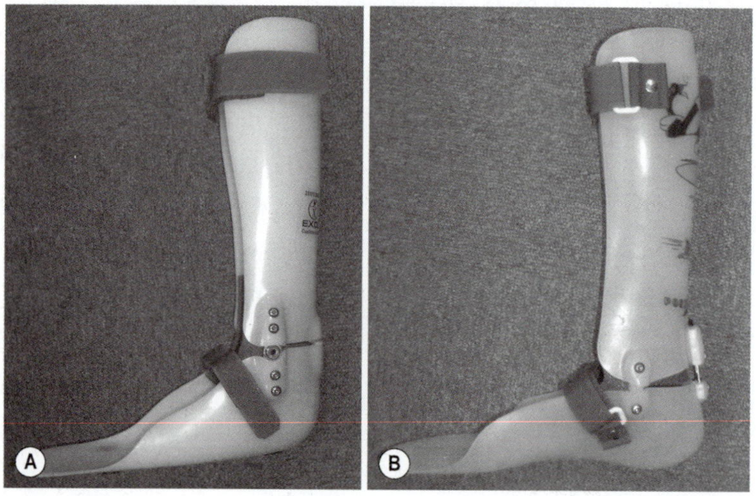

그림 7.10 • (A) 금속 경첩형 발목 발 보조기; (B) 플라스틱 경첩형 발목 발 보조기

용할 수 있다. 발등굽힘 멈춤은 발 위쪽으로 정강뼈가 넘어가는 것을 막아줄 수 있지만, 정강뼈의 앞쪽 움직임을 어느 정도 허용하도록 되어 있다. 일반적인 경첩형 발목 발 보조기는 금속 경첩형(그림 7.10A)과 플라스틱 경첩형(그림 7.10B)이 있다. 금속 경첩형은 단단한 정도가 장점이며, 플라스틱형은 일부 지지하지만 관상면과 횡단면에서 많은 지지를 금속형 만큼 해주지는 못한다. 플라스틱 경첩형은 시상면에서 발바닥굽힘과 발등굽힘에서 약간의 저항성도 제공한다. 이러한 것은 뇌성마비 환자에게 사용하며, 일부 편마비 환자에게도 유용하다.

무릎 발목 발 보조기 (Knee ankle foot orthoses)

무릎 발목 발 보조기는 발목 발 보조기와 무릎 보조기의 장점을 조합하였다. 일반적으로 발목과 무릎 관절의 안정성과 조절이 필요할 때 무릎 조절에 요구되는 많은 모멘트가 필요할 때, 사용한다. 무릎 발목

발 보조기는 전통적인 것과 상품성으로 된 2개로 분류된다. 전통적인 무릎 발목 발 보조기는 가죽과 금속을 사용하며, 스트랩과 패드는 가죽으로 하고 옆의 지지대는 금속으로 되어 있다. 상품성, 또는 비슷하거나 플라스틱 무릎 발목 발 보조기는 경첩부분의 금속으로 연결되어 있는 플라스틱 발목 발 보조기와 비슷한 방식으로 작용한다(그림 7.11). 이러한 보조기는 소아마비, 척수 손상환자, 근육 위축증과 다발성 경화증에서 주로 사용한다.

발 보조기 (Foot orthoses)

발 보조기는 신발 안에 모형이나 틀을 넣어서 발의 위치를 잡아주거나 발 위치의 변화를 목적으로 사용하며, 발의 일부 부분에서 발생하는 통증을 감소시키거나 전체 발의 움직임의 변화 또는 발의 서로 다른 분절사이에서의 움직임 변화를 목적으로 한다.
발 보조기는 발에 직접적으로 영향을 주며, 간접적으로 신체 위 부분인 골반, 허리, 그리고 어깨와 목까지도 영향을 준다.

발 보조기는 많은 모양과 형태가 있으며 기본적으로 에틸 비닐 아세테이트(ethyl vinyl acetate, EVA) 쐐기로 구성 된다; 일부 도구들은 환자 처방에 따른 수정이 필요하거나 필요없거나 상관없이 미리 만들어진 형태로 되어 있다. Lockard (1988)은 신발 안에 넣는 보조도구의 사용과 관련하여 많은 분류를 제시하였다.

이러한 것들은 재질에 따라 다양하게 존재한다. 즉, 부드러운 것, 중간정도의 단단한 것, 또는 단단한 것, 적용하는 절차와 종류에 따라 다르게 사용된다. 즉, 틀을 만들거나 만들지 않고 사용한다. Anthony

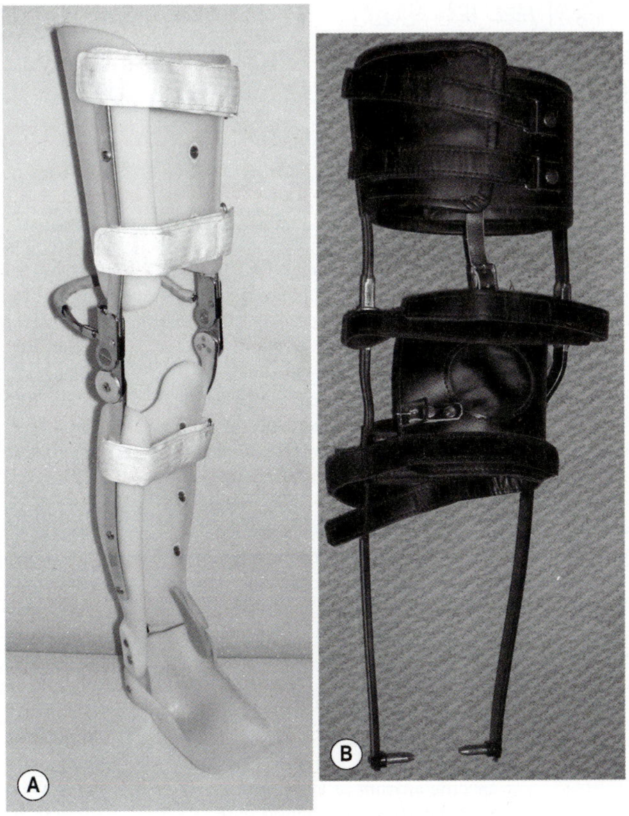

그림 7.11 • (A, B) 무릎 발목 발 보조기(KAFO): (A) 상업성 KAFO; (B) 전통적 KAFO.

(1991)는 보조기를 "보행의 입각기 동안 발생하는 비정상적인 골격계 동작의 원인이 되는 지면 반발력을 제한함으로 발과 다리 관절의 구조적 통합성을 촉진하기 위하여 디자인된 정형적 도구"로 정의하였다. Root 등(1977)은 "발의 기학학적 구조와 힘의 방향, 관절의 안정화와 근육 수축의 감소 조절을 도와주는 것"으로 제안하였다.

발은 분절들이 복잡하게 연결되어 있다. 그러므로, 발과 발목의 움직임은 단일 면에서 회전에 의해서만 발생한다고 설명할 수 없으며, 세 면에서 움직임의 조합으로 이루어진다고 설명해야 한다. 그렇기 때문에 발의 평가와 발 보조기 착용의 동작은 복잡한 생역학적 시스템 중 하나가 된다. 최근까지 발의 분석은 움직임 분석 기술의 제한으로 단일 분절로 고려하여 혼동이 되고 있다. 따라서, 향후 발의 기능과 발 보조기 관리 효과와 관련된 지식이 확장될 것이다.

서로 다른 발목 발 보조기의 배열은 발목관절의 움직임을 제한, 잔존하는 근육 기능의 보조 또는 안전한 범위 안에서 움직임을 허용하는데 사용된다. 발목 발 보조기는 발목, 무릎, 엉덩관절과 골반의 임상적으로 영향을 주는데 효과적이다. 발 보조기는 발과 발목 움직임에 직접적 효과를 주며, 지면 반발력, 그리고 임상적으로 무릎, 엉덩 관절과 골반의 기능과 조절에 영향을 준다. 각 개인의 근육과 관절기능 상태는 좀 더 효과적인 보조기 관리와 연결된다.

요점 (Key points)

- 서로 다른 발목 발 보조기의 배열은 발목관절의 움직임을 제한, 잔존하는 근육 기능의 보조 또는 안전한 범위 안에서 움직임을 허용하는데 사용된다.
- 발목 발 보조기는 발목, 무릎, 엉덩관절과 골반의 임상적 영향을 주는데 효과적이다.
- 발 보조기는 발과 발목 움직임에 직접적 효과를 주며, 지면 반발력, 그리고 임상적으로 무릎, 엉덩 관절과 골반 기능과 조절에 영향을 준다.
- 각 개인의 근육과 관절기능 상태는 좀 더 효과적인 보조기 관리와 연결된다.

참고문헌 (References)

Aaboe, J., Bliddal, H., Messier, S.P., et al., 2011. Effects of an intensive weight loss program on knee joint loading in obese adults with knee osteoarthritis. Osteoarthritis Cartilage 19 (7), 822–828.

Andriacchi, T.P., 1994. Dynamics of knee malalignment. Orthop. Clin. North Am. 25, 395–403.

Anthony, R.J., 1991. The manufacture and use of functional foot orthosis. Karger, Basal, Switzerland.

Baliunas, A.J., Hurwitz, D.E., Ryals, A.B., et al., 2002. Increased knee joint loads during walking are present in subjects with knee osteoarthritis. Osteoarthritis Cartilage 10, 573–579.

Barnett, C., Vanicek, N., Polman, R., et al., 2009. Kinematic gait adaptations in unilateral transtibial amputees during rehabilitation. Prosthet. Orthot. Int. 33, 141–153.

Beaulieu, M.L., Lamontagne, M., Beaule, P.E., 2010. Lower limb biomechanics during gait do not return to normal following total hip arthroplasty. Gait Posture 32, 269–273.

Bennett, D., Humphreys, L., O'Brien, S., et al., 2008. Gait kinematics of age-stratified hip replacement patients – a large scale, long-term follow-up study. Gait Posture 28, 194–200.

Briem, K., Ramsey, D.K., Newcomb, W., et al., 2007. Effects of the amount of valgus correction for medial compartment knee osteoarthritis on clinical outcome, knee kinetics and muscle co-contraction after opening wedge high tibial osteotomy. J. Orthop. Res. 25 (3), 311–318.

Butler, R.J., Marchesi, S., Royer, T., et al., 2007. The effect of a subject-specific amount of lateral wedge on knee mechanics in patients with medial knee osteoarthritis. J. Orthop. Res. 25 (9), 1121–1127.

Crenshaw, S.J., Pollo, F.E., Calton, E.F., 2000. Effect of lateral-wedged insoles on kinetics of the knee. Clin. Orthop. Relat. Res. 375, 185–192.

DeFrances, C.J., Lucas, C.A., Buie, V.C., et al., 2008. 2006 National Hospital Discharge Survey. National Center for Health Statistics, Hyattsville, MD.

Foucher, K.C., Hurwitz, D.E., Wimmer, M.A., 2007. Preoperative gait adaptations persist one year after surgery in clinically well-functioning total hip replacement patients. J. Biomech. 40, 3432–3437.

Foucher, K.C., Hurwitz, D.E., Wimmer, M.A., 2009. Relative importance of gait vs. joint positioning on hip contact forces after total hip replacement. J. Orthop. Res. 27, 1576–1582.

Goh, J.C., Bose, K., Khoo, B.C., 1993. Gait analysis study on patients with varus osteoarthrosis of the knee. Clin. Orthop. Relat. Res. 294, 223–231.

Harato, K., Nagura, T., Matsumoto, H., et al., 2010. Extension limitation in standing affects weight-bearing asymmetry after unilateral total knee arthroplasty. J. Arthroplasty 25 (2), 225–229.

Harrington, E.D., Lin, R.S., Gage, J.R., 1984. Use of the anterior floor reaction orthosis in patients with cerebral palsy. Orthotics and Prosthetics 37, 34–42.

Hewett, T.E., Noyes, F.R., Barber-Westin, S.D., et al., 1998. Decrease in knee joint pain and increase in function in patients with medial compartment arthrosis: a prospective analysis of valgus bracing. Ortopedica 21 (2), 131–138.

Hicks, R., Tashman, S., Cary, J.M., et al., 1985. Swing phase control with knee friction in juvenile amputees. J. Orthop. Res. 3, 198–201.

Hurwitz, D.E., Sumner, D.R., Andriacchi, T.P., et al., 1998. Dynamic knee loads during gait predict proximal tibial bone distribution. J. Biomech. 31 (5), 423–430.

Hurwitz, D.E., Ryals, A.B., Case, J.P., et al., 2002. The knee adduction moment during gait in subjects with knee osteoarthritis is more closely correlated with static alignment than radiographic disease severity, toe out angle and pain. J. Orthop. Res. 20, 101–107.

Jones, R.K., Nester, C.J., Kim, W.Y., et al., 2006. Direct and Indirect Orthotic Management of Medial Compartment Osteoarthritis of the Knee. ESMAC and GCMAS Meeting, Amsterdam, 25–30 September.

Kakihana, W., Akai, M., Nakazawa, K., et al., 2007. Inconsistent knee varus moment reduction caused by a lateral wedge in knee osteoarthritis. Am. J. Phys. Med. Rehabil. 86 (6), 446–454.

Keating, E.M., Faris, P.M., Ritter, M.A., et al., 1993. Use of lateral heel and sole wedges in the treatment of medial osteoarthritis of the knee. Orthop. Rev. 19, 921–924.

Kim, W.Y., Richards, J., Jones, R.K., et al., 2004. A new biomechanical model for the functional assessment of knee osteoarthritis. Knee 11 (3), 225–231.

Kirkley, A., Webster-Bogaert, S., Litchfield, R., et al., 1999. The effect of bracing on varus gonarthrosis. J. Bone Joint Surg. Am. 81, 539–548.

Kurtz, S., Ong, K., Lau, E., et al., 2007. Projections of primary and revision hip and knee arthroplasty in the United States from 2005 to 2030. J. Bone Joint Surg. Am. 89, 780–785.

Lehmann, J.F., Condon, S.M., Price, R., et al., 1987. Gait abnormalities in hemiplegia: their correction by ankle-foot orthoses. Arch. Phys. Med. Rehabil. 68, 763–771.

Lockard, M.A., 1988. Foot orthoses. Phys. Ther. 68 (12), 1866–1873.

Lindenfeld, T.N., Hewett, T.E., Andriacchi, T.P., 1997. Joint loading with valgus bracing in patients with varus gonarthrosis. Clin. Orthop. Relat. Res. 344, 290–297.

Mandeville, D., Osternig, L., Chou, L.S., 2007. The effect of total knee replacement on dynamic support of the body during walking and stair ascent. Clin. Biomech. (Bristol, Avon) 22, 787–794.

Matsumo, H., Kadowaki, K., Tsuji, H., 1997. Generation II knee bracing for severe medial compartment osteoarthritis of the knee. Arch. Phys. Med. Rehabil. 78, 745–749.

Mauer, A.C., Draganich, L.F., Pandya, N., et al., 2005. Bilateral total knee arthroplasty increases the propensity to trip on an obstacle. Clin. Orthop. Relat. Res. 433, 160–165.

McClelland, J.A., Webster, K.E., Feller, J.A., 2007. Gait analysis of patients following total knee replacement: a systematic review. Knee 14 (4), 253–263.

Messier, S.P., Loeser, R.F., Mitchell, M.N., et al., 2000. Exercise and weight loss in obese older adults with knee osteoarthritis: a preliminary study. J. Am. Geriatr. Soc. 48 (9), 1062–1072.

Messier, S.P., Gutekunst, D.J., Davis, C., et al., 2005. Weight loss reduces knee-joint loads in overweight and obese older adults with knee osteoarthritis. Arthritis Rheum. 52 (7), 2026–2032.

Miki, H., Sugano, N., Hagio, K., et al., 2004. Recovery of walking speed and symmetrical movement of the pelvis and lower extremity joints after unilateral THA. J. Biomech. 37, 443–455.

Milner, C., 2009. Is gait normal after total knee arthroplasty? Systematic review of the literature. J. Orthop. Sci. 14, 114–120.

Nankaku, M., Tsuboyama, T., Kakinoki, R., et al., 2007. Gait analysis of patients in early stages after total hip arthroplasty: effect of lateral trunk displacement on walking efficiency. J. Orthop. Sci. 12, 550–554.

Nantel, J., Termoz, N., Vendittoli, P.A., et al., 2009. Gait patterns after total hip arthroplasty and surface replacement arthroplasty. Arch. Phys. Med. Rehabil. 90, 463–469.

National Joint Registry for England and Wales, 2009. 6th Annual Report. Online: www.njrcentre.org.uk/njrcentre/AbouttheNJR/Publicationsandreports/Annualreports/tabid/86/Default.aspx (accessed xxx).

Õunpuu, S., Davis, R.B., DeLuca, P.A., 1996. Joint kinetics: methods, interpretation and treatment decision-making in children with cerebral palsy and myelomeningocele. Gait Posture 4, 62–78.

Peat, G., McCarney, R., Croft, P., 2001. Knee pain and osteoarthritis in older adults: a review of community burden and current use of primary health care. Ann. Rheum. Dis. 60, 91–97.

Perron, M., Malouin, F., Moffet, H., et al., 2000. Three-dimensional gait analysis in women with a total hip arthroplasty. Clin. Biomech. (Bristol, Avon) 15, 504–515.

Pollo, F.E., 1998. Bracing and heel wedging for unicompartmental osteoarthritis of the knee. Am. J. Knee Surg. 11 (1), 47–50.

Pollo, F.E., Otis, J.C., Backus, S.L., et al., 2002. Reduction of medial compartment loads with valgus bracing of the osteoarthritic knee. Am. J. Sports Med. 23 (6), 496–502.

Powers, C.M., Rao, S., Perry, J., 1998. Knee kinetics in trans-tibial amputee gait. Gait Posture 8, 1–7.

Prodromos, C.C., Andriacchi, T.P., Galante, J.O., 1985. A relationship between gait and clinical changes following high tibial osteotomy. J. Bone Joint Surg. Am. 67, 1188–1194.

Root, M.L., Orien, W.P., Weed, J.H., 1977. Normal and Abnormal Function of the Foot. Clin, Biomech 2.

Ranawat, A.S., Ranawat, C.S., Elkus, M., et al., 2005. Total knee arthroplasty for severe valgus deformity. J. Bone Joint Surg. Am. 87, 271–284.

Richards, J.D., Sanchez-Ballester, J., Jones, R.K., et al., 2005. A comparison of knee braces during walking for the treatment of osteoarthritis of the medial compartment of the knee. J. Bone Joint Surg. Br. 87 (7), 937–939.

Sanderson, D.J., Martin, P.E., 1997. Lower extremity kinematic and kinetic adaptations in unilateral below-knee amputees during walking. Gait Posture 6, 126–136.

Schipplein, O.D., Andriacchi, T.P., 1991. Interaction between active and passive knee stabilizers during level walking. J. Orthop. Res. 9, 113–119.

Segal, A.D., Orendurff, M.S., Klute, G.K., 2006. Kinematic and kinetic comparisons of transfemoral amputee gait using C-Leg W and Mauch SNS W prosthetic knees. J. Rehabil. Res. Dev. 43, 857–870.

Shimada, S., Kobayashi, S., Wada, M., et al., 2006. Effect of disease severity on response to lateral wedged shoe insole for medial compartment knee osteoarthritis. Arch. Phys. Med. Rehabil. 87, 1436–1451.

Tanaka, R., Shigematsu, M., Motooka, T., et al., 2010. Factors influencing the improvement of gait ability after total hip arthroplasty. J. Arthroplasty 25, 982–985.

Tashman, S., Hicks, R., Jendrzejczyk, D.J., 1985. Evaluation of a prosthetic shank with variable inertial properties. Clinical Prosthetics and Orthotics 9, 23–28.

Timoney, J., et al., 1993. Return of normal gait patterns after anterior cruciate ligament reconstruction. Am. J. Sports Med. 21 (6), 887–889.

Toda, Y., Segal, N., Kato, A., et al., 2001. Effect of a novel insole on the subtalar joint of patients with medial compartment osteoarthritis of the knee. J. Rheumatol. 28 (12), 2705–2710.

Vissers, M.M., Bussmann, J.B., Verhaar, J.A., et al., 2011. Recovery of physical functioning after total hip arthroplasty: systematic review and meta-analysis of the literature. Phys. Ther. 91, 615–629.

Winter, D.A., 1983. Energy generation and absorption at the ankle and knee during fast, natural, and slow cadences. Clin. Orthop. Relat. Res. 175, 147–154.

Winter, D.A., Sienko, S.E., 1988. Biomechanics of below-knee amputee gait. J. Biomech. 21 (5), 361–367.

Yoshida, Y., Mizner, R.L., Ramsey, D.K., et al., 2008. Examining outcomes from total knee arthroplasty and the relationship between quadriceps strength and knee function over time. Clin. Biomech. (Bristol, Avon) 23 (1), 320–328.

Zeni Jr., J.A., Snyder- Mackler, L., 2010. Most patients gain weight in the 2 years after total knee arthroplasty: comparison to a healthy control group. Osteoarthritis Cartilage 18, 510–514.

Zhang, W., Moskowitz, R.W., Nuki, G., et al., 2008. OARSI recommendations for the management of hip and knee osteoarthritis, Part II: OARSI evidence-based, expert consensus guidelines. Osteoarthritis Cartilage 16 (2), 137–162.

찾아보기

(Index)